OGS NOW

Obstetric and Gynecologic Surgery

8

■担当編集委員
平松祐司
岡山大学大学院医歯薬学総合研究科
産科・婦人科学教授

■編集委員
平松祐司
岡山大学大学院医歯薬学総合研究科
産科・婦人科学教授

小西郁生
京都大学大学院医学研究科
婦人科学産科学教授

櫻木範明
北海道大学大学院医学研究科生殖内分泌・
腫瘍学分野教授

竹田 省
順天堂大学医学部産婦人科学講座教授

骨盤臓器脱の手術
正しい診断と適切な術式の選択

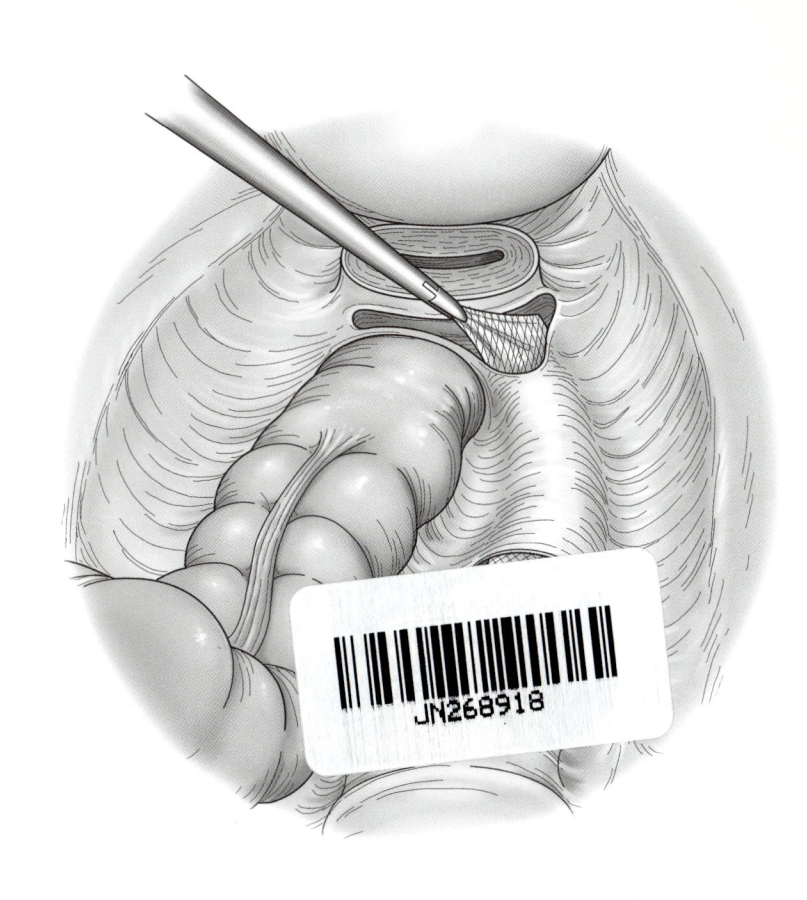

MEDICAL VIEW

本書では，厳密な指示・副作用・投薬スケジュール等について記載されていますが，これらは変更される可能性があります。本書で言及されている薬品については，製品に添付されている製造者による情報を十分にご参照ください。

OGS NOW No.8 Operations for pelvic organ prolapse correct diagnosis and selection of appropriate operation method
(ISBN978-4-7583-1207-3 C3347)

Editor: Hiramatsu Yuji

2011.11.10 1st ed

©MEDICAL VIEW, 2011
Printed and Bound in Japan

Medical View Co., Ltd.
2-30 Ichigayahonmuracho, Shinjukuku, Tokyo, 162-0845, Japan
E-mail ed@medicalview.co.jp

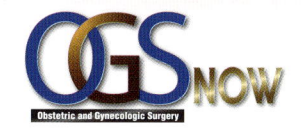

刊行にあたって

　このたびメジカルビュー社から『OGS NOW』を年4回シリーズで刊行することになりました。同社から他科でも同様の手術シリーズが発刊されていますが，産婦人科領域でも，研修医から産婦人科専門医を取得して数年の若い先生を主な対象とした手術シリーズとして企画しました。まず，最初の4巻は産婦人科専門医を目指す医師を対象とした基礎的なものからスタートいたします。

　『OGS NOW』の編集コンセプトとして，次のようなものを考えており，あまり肩の凝らない，しかし内容の充実した手術書を目指しています。

1) 手術手技の確実な習得を目標とし，わかりやすいきめ細かい解説をする。
2) イラストを中心に多くの図表を用い，図説を基調とする。
3) 「疾患をより深く理解し必要十分な手術を行う」，「術後のQOLを損なわないための工夫をする」，「妊孕能温存のために」など，"理解して行う手術"を主眼にする。

　各原稿ともこのコンセプトにのっとり，①術式の特徴とストラテジー，②検査・診断，③治療法の選択，④適応・禁忌，⑤術前準備，⑥手術の流れといった項目建てにし，第一線で活躍されているエキスパートに，わかりやすく考え方，手術手技を解説してもらいます。また，手術手技の記述では，「コツ&注意点」を随所に記載し，層の展開と腔の開放法，合併症回避のための注意点などを掲載しております。

　手術は解剖学に基づいたサイエンスであると同時に，終わりの無い修練を必要とする芸術でもあります。どうか『OGS NOW』を愛読書として，個人であるいは病院で購入していただき，手術の達人を目指していただきたいと思います。

2010年1月吉日

編集委員
平松祐司 岡山大学大学院医歯薬学総合研究科産科・婦人科学教授
小西郁生 京都大学大学院医学研究科婦人科学産科学教授
櫻木範明 北海道大学大学院医学研究科生殖内分泌・腫瘍学分野教授
竹田　省 順天堂大学医学部産婦人科学講座教授

序　文

　わが国の高齢女性人口の増加と共に，骨盤臓器脱（pelvic organ prolapse；POP）の頻度は増加してきており，今後産婦人科医にとっても益々重要な領域になるものと考えられる。

　POPに対する手術はヘルニア修復手術であるために，いかに再発を防ぐかが重要であり，同時に存在することの多い排尿障害に対する配慮も必要である。このためにはまず女性骨盤底の解剖と機能を理解することが必要となる。そして，POPに対する手術を行うには，まずどの部位の損傷か正確に診断し，どのような治療，手術を提供すれば患者さんのQOL改善に繋がるか検討する必要がある。診断には最近，超音波，MRIも使用され，新しい骨盤底の情報も得られるようになり，今後の発展が期待されている。

　術式選択にあたっては，産婦人科で実施してきた伝統的な種々の術式に加え，Tension-free Vaginal Mesh（TVM）手術がわが国に導入されてから，治療法の選択肢が増加した。TVM手術は，2000年にフランスで開催されたメッシュを用いたPOP手術の標準化を目指した会議を契機として誕生したものであるが，性機能，排尿機能を保ちながら骨盤機能を修復でき，再発率も低いことから注目され，わが国でも急速に広がりつつある。

　このように，従来産婦人科で実施されてきた腟式子宮全摘術＋腟会陰形成術といった画一的手術でなく，正確な診断に基づく最適な治療法の提供が求められる時代になってきている。しかし，各種吊り上げ法やTVM手術は，指先の感覚に頼る操作を要するものもあり，骨盤底の靱帯，血管，神経を含めた解剖をよく理解したうえで，hand on handのトレーニングを必要とするものもあり，習得しにくい一面もある。また，各種吊り上げ法，腟閉鎖術についても，経験も見学もしたことのない若手医師が増えている傾向がある。

　今回は，この分野のエキスパートの先生に伝統的各種術式からTVM手術まで，できるだけわかりやすく，ピットフォール，トラブルシューティングも含めて解説頂き，POPの診断から治療までが本書一冊でマスターできることを目指した。本書が研修中の若い産婦人科医だけでなく広くベテラン産婦人科医に愛読され，個々の患者さんに対して最も相応しい手術・治療を提供するために役立てば望外の喜びである。

　最後に，多忙の中，執筆いただいた執筆者各位に深謝申し上げる。

2011年9月

平松祐司

執筆者一覧

- 担当編集委員

    平松　祐司　　岡山大学大学院医歯薬学総合研究科産科・婦人科学教授

- 編集委員

    平松　祐司　　岡山大学大学院医歯薬学総合研究科産科・婦人科学教授
    小西　郁生　　京都大学大学院医学研究科婦人科学産科学教授
    櫻木　範明　　北海道大学大学院医学研究科生殖内分泌・腫瘍学分野教授
    竹田　　省　　順天堂大学医学部産婦人科学講座教授

- 執筆者（掲載順）

    古山　将康　　大阪市立大学大学院医学研究科生殖発達医学・生殖発生発達病態学准教授
    角　　俊幸　　大阪市立大学大学院医学研究科産科婦人科准教授
    福田　武史　　大阪市立大学大学院医学研究科産科婦人科講師
    石河　　修　　大阪市立大学大学院医学研究科産科婦人科教授
    中田　真木　　三井記念病院産婦人科医長
    柏原　宏美　　大阪警察病院産婦人科副医長
    草西　　洋　　大阪警察病院産婦人科顧問
    平松　祐司　　岡山大学大学院医歯薬学総合研究科産科・婦人科学教授
    櫻木　範明　　北海道大学大学院医学研究科生殖内分泌・腫瘍学分野教授
    明楽　重夫　　日本医科大学産婦人科教授
    西　　丈則　　公立那賀病院副院長
    竹田　　省　　順天堂大学医学部産婦人科学講座教授
    安藤　正明　　倉敷成人病センター副院長
    太田　啓明　　倉敷成人病センター産婦人科医長
    金尾　祐之　　倉敷成人病センター産婦人科医長
    永田　一郎　　防衛医科大学校名誉教授
    　　　　　　　埼玉医科大学産婦人科客員教授
    島田　　誠　　昭和大学横浜市北部病院泌尿器科教授
    青木　志保　　昭和大学横浜市北部病院泌尿器科
    小西　郁生　　京都大学大学院医学研究科婦人科学産科学教授
    三橋　直樹　　順天堂大学医学部附属静岡病院産婦人科教授

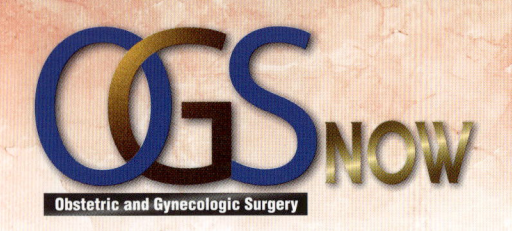

骨盤臓器脱の手術
正しい診断と適切な術式の選択

骨盤臓器脱手術に必要な解剖	古山将康	8
骨盤臓器脱・排尿障害の診断	角 俊幸 ほか	18
骨盤臓器脱（子宮全摘後の腟断端脱を含む）に対する治療法の選択	福田武史 ほか	27
骨盤臓器脱・骨盤底の画像診断	中田真木	32
骨盤臓器脱に対する保存療法	柏原宏美 ほか	44
腟式子宮全摘術（子宮筋腫を含む）	平松祐司	54
子宮脱に対する腟式子宮全摘術	櫻木範明	66
前腟壁形成術	平松祐司	78
後腟壁・会陰形成術	明楽重夫	86
側壁脱の修復法	西 丈則	96
腟断端の吊り上げ法（腟式） Pelvic reconstructive surgery to suspend vaginal apex	古山将康	104

Contents 8

腟断端の吊り上げ法（腹式）	竹田　省	116
腹腔鏡下手術による骨盤臓器脱へのアプローチ		
腹腔鏡下仙骨・腟固定術（laparoscopic sacral colpopexy）		
	安藤正明 ほか	124
産婦人科医の行うTVM手術	永田一郎	134
泌尿器科医の行うTVM手術	島田　誠 ほか	154
腟中央閉鎖術（Le Fort術式）	小西郁生	166
マンチェスター手術	三橋直樹	172
完全腟閉鎖術	平松祐司	178

骨盤臓器脱手術に必要な解剖

大阪市立大学大学院医学研究科生殖発達医学・生殖発生発育病態学
古山将康

術式の特徴とストラテジー

- 骨盤臓器脱（Pelvic Organ Prolapse；POP）の病態は，骨盤底臓器を支持し機能を正常に調節する骨盤底筋群，神経や結合織の傷害や損傷で起こる臓器の位置異常であり，骨盤底のヘルニアである。腟は比較的大きなヘルニア孔であるため，嵌入臓器の疎血・壊死を伴う鼠径ヘルニアや腹壁ヘルニアのような緊急性の高い状態にはなりにくいが，罹患女性のQOLを大きく損なう。高齢社会において適切な診断・治療が求められる。
- 骨盤臓器脱の病態を理解するためには，正常な骨盤底臓器の位置を保つ解剖生理学的なメカニズムを知る必要がある。骨盤底臓器である下部尿路（膀胱，尿道），性器（子宮，腟，会陰），下部消化管（直腸，肛門）は各臓器が基靱帯や仙骨子宮靱帯，内骨盤筋膜のような構造によって骨盤底に連結されて位置が固定される。膀胱，直腸はそれぞれ尿や便を貯留する機能と，それらを随時に排出する機能を繰り返すために，位置の固定のみならず，柔軟に排出口の開閉調節ができなければならない。また子宮も機能的には同様で，妊娠期間は子宮内に成長する胎児を確実に保持し，分娩時にはスムーズに排出させる機能が必要である。これらの機能は解剖学的な支持機構によって担保されるので，骨盤臓器脱の手術を施行する医師は骨盤底臓器の解剖学を十分に理解して欲しい。

手術の実際

骨盤底臓器を支持するコンポーネント

骨盤底臓器は筋膜に包まれ，泌尿器系臓器（下部尿路），生殖器系臓器（子宮，腟），消化器系臓器（下部腸管，直腸，肛門）は互いに連結しながら骨盤底に支持・固定されている。この支持機構を理解するためにいくつかの解剖学的コンポーネントに分けて解説する。

1 内骨盤筋膜（endopelvic fascia）

骨盤底の最上部層は内骨盤筋膜が骨盤底臓器を包み，骨盤壁に付着させている。内骨盤筋膜は組織学的にはコラーゲン，エラスチンと平滑筋の網状の構造であり，膀胱と尿道，子宮と腟，肛門管と直腸をカプセル状に覆う。カプセルはそれぞれの各臓器の平滑筋を囲むようにして密接に付着する[1]。

カプセルの中には脈管系，内臓神経，リンパ節，リンパ管，脂肪を含み，神経・血管の導管としての機能と支持機能の両面をもつと考えられている。

これらは骨盤内臓器を臓側筋膜や骨に接合させ，骨盤壁にシースや中隔として付着させる。この層は臓側筋膜に属しており，あたかも骨盤底臓器と容易に区別できるよ

うな「筋膜」や「靱帯」と表現されるが，それらの線維に富む構造は骨盤内臓器に付着し，区別することが困難であり，構造的な作用はもたないのが特徴である。

内骨盤筋膜は子宮頸部，傍腟結合織に連結し骨盤壁に付着し，上部は子宮動脈の高さで，下部は腟が肛門挙筋に癒合する部位まで延びている[2]。子宮頸部では傍子宮組織，腟の部位では傍腟結合織と呼ばれている部位である。臨床的には，傍腟結合織は基靱帯および仙骨子宮靱帯に属する。仙骨子宮靱帯は手術時にもダグラス窩子宮頸部から直腸をまたぐように視認，触診でき，基靱帯・仙骨子宮靱帯複合体の内側まで組織として区別できる（図1）。

子宮内容除去術などのとき，筋膜構造の弾性の範囲内での可動性を超えて子宮頸部を牽引すると，傍子宮結合織は固くなり，可動性が停止する。同様に子宮摘出後の上部腟管の可動性も傍腟結合織の抵抗によって抑制される。

2 恥骨頸部筋膜と直腸腟筋膜

骨盤底の両側に骨盤筋膜腱弓（Arcus Tendineus Fascia Pelvis；ATFP）が結合織の帯として，恥骨下部で正中よりも1cm両側から坐骨棘まで延びている。

腱弓の前半部は肛門挙筋の内側を走り，この腱弓の3cm上部に肛門挙筋が恥骨に付着する。後方では肛門挙筋腱弓と合流して坐骨棘に付着する。

腟壁の上部3分の2は，傍腟結合織によって骨盤壁両側の骨盤筋膜腱弓に付着する[3]。この付着構造は腟を側方に伸ばし，膀胱と直腸の間で機能的にも重要である。

腟粘膜下の外膜がハンモック状の層として膀胱を支えているが，組織学的に前腟壁の平滑筋層と分離できる構造ではない（恥骨頸部筋膜，pubocervical fascia）。同様な構造が後腟壁と直腸にも存在する（直腸腟筋膜，rectovaginal fascia）（図2）。

腟の遠位端は周囲の構造に直接癒着し，傍腟結合織とは区別される。前腟壁は尿道の後壁と癒合し，肛門挙筋と側方で癒合する。

恥骨頸部筋膜は，わが国では膀胱腟中隔として教育されてきたが，国際的には恥骨頸部筋膜といわれる。分娩時には児頭と恥骨結合で圧迫，伸展されるため，欠損をきたしやすい筋膜で，恥骨頸部筋膜断裂の部位で脱出する部位が異なってくることに注意が必要である[4]。

図1 内骨盤筋膜
臓側腹膜から恥骨頸部筋膜，仙骨子宮靱帯，恥骨結合，骨盤筋膜腱弓に連続している。

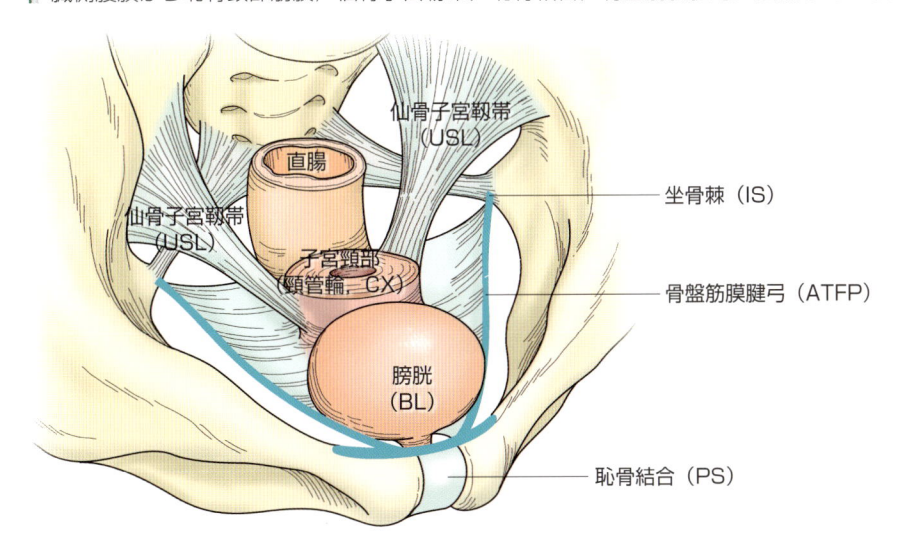

3 骨盤を形成する筋肉群の解剖

　骨盤は骨盤側壁，骨盤底，会陰の筋肉群によって形成される。骨盤側壁の筋肉は内閉鎖筋，梨状筋が主な筋肉である。

　内閉鎖筋は閉鎖孔の骨縁，閉鎖膜の骨盤表面，坐骨，恥骨から生じる扇形の筋肉である。後述の恥骨尾骨筋，腸骨尾骨筋は閉鎖筋膜の線上の肥厚である肛門挙筋腱弓（骨盤筋膜腱弓とほぼ同じ腱弓であるが，恥骨結合に近づくと外側に分離する）を起始部とする[5]。内閉鎖筋の腱は小坐骨孔を通り大転子に付着する。

　梨状筋は仙骨孔の側方の突起から発し，坐骨棘の上方で大坐骨孔を通って骨盤を抜け，円形の腱となって大転子の上縁に入り込む。骨盤底を形成する筋肉群は生理学的に他の骨格筋と異なり，排尿，排便の時以外には常に緊張しており，内骨盤筋膜のネットワークによって骨盤内臓器を牽引・固定している。

　骨盤底は尾骨筋，肛門挙筋が筋膜で包まれて形成される。尾骨筋は坐骨棘，仙棘靱帯，尾骨から発する。肛門挙筋は恥骨尾骨筋と恥骨直腸筋（狭義の肛門挙筋）および腸骨尾骨筋（広義の肛門挙筋に含まれる）からなる。

　恥骨尾骨筋は恥骨枝上部および肛門挙筋腱弓から発する。それらの線維は腟や会陰の正中の構造に融合する。恥骨直腸筋は恥骨の下部から発し，後方に向かい肛門直腸移行部周囲を牽引する。さらに肛門挙筋の後方の腸骨尾骨筋は3～4mmの筋肉の厚さで，坐骨棘と肛門挙筋腱弓から発し，下方正中に向かい直腸の縦筋に線維を送る。これらの筋肉は肛門尾骨縫線の前で融合して肛門挙筋板を形成する。

　骨盤表面は第2～4仙骨神経の支配を受け，会陰表面は陰部神経の支配を受ける。骨盤底の筋肉構造は恥骨から尾骨の方向に，肛門挙筋腱弓の側方向に伸ばされる。筋膜と肛門挙筋の総合した組織を骨盤隔膜と呼ぶ。

　恥骨尾骨筋は厚くU字形で恥骨から肛門をスリング状に支持している（**図3**）[6]。側

図2　内骨盤筋膜による尿道，腟，直腸の固定

子宮（UT）を覆う内骨盤筋膜は仙骨子宮靱帯（USL），基靱帯複合体として線維を仙骨方向に伸ばす。子宮頸部から内骨盤筋膜は前腟壁に付着し，恥骨頸部筋膜（PCF）として恥骨（PS）方向に伸び，腟を骨盤側壁に支持するとともに膀胱（BL），尿道を支える。後腟壁にのびた内骨盤筋膜は直腸腟中隔（RVF）として会陰体（PB）に至る。実線で内骨盤筋膜の伸展を示す。子宮頸部を仙骨方向に支持し，肛門挙筋が泌尿生殖裂孔を恥骨方向に牽引することで羽蓋弁効果が生まれる（矢印）。

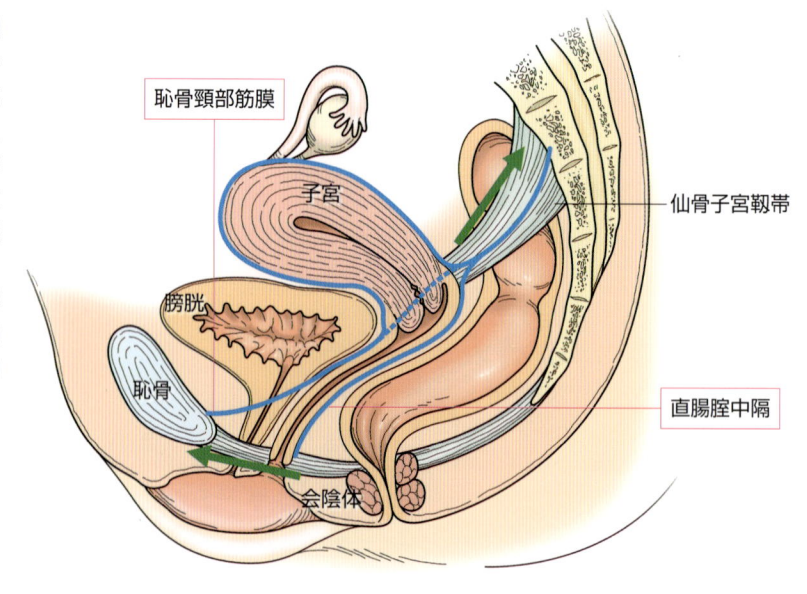

方は腸骨尾骨筋が骨盤壁の肛門挙筋腱弓から幅広く水平に広がって骨盤の開口部を橋渡しし，骨盤内臓器を保持する。

　肛門挙筋の開口部には尿道，腟が貫通し，泌尿生殖裂孔を形成する。骨盤臓器脱はこの裂孔から出現する。肛門もこの裂孔を貫通するが，肛門挙筋は直接肛門に連結しており，肛門は裂孔を貫通する構造にはなっていない。

　したがって裂孔の前部は恥骨，側方は肛門挙筋，後方は会陰体，外肛門括約筋で形成される。肛門挙筋は泌尿生殖裂孔を閉鎖するように働き，後述の羽蓋弁構造の重要な役割を担い，骨盤底を頭側に挙上させる。

4 会陰膜（perineal membrane，泌尿生殖隔膜）

　側方を坐骨恥骨枝，坐骨結節，仙結節靱帯，前方を恥骨結合，後方を尾骨で囲まれた菱形の領域を会陰という。会陰は両側の坐骨結節を結んだ線で2つの三角形の部分に分けることができる。後方を肛門三角，前方を泌尿生殖三角とよぶ。泌尿生殖三角はさらに2つの構成部分（会陰膜によって表層部と深部）分けられる **(図4)**。

　会陰膜（perineal membrane）は骨盤隔膜の下方で，骨盤前部には厚い三角形を

図3　骨盤底筋群（肛門挙筋）
恥骨直腸筋（内側，PRM）と恥骨尾骨筋（外側，PCM）が狭義の肛門挙筋を形成し，その外側の腸骨尾骨筋（ICM）を合わせて広義の肛門挙筋を形成する。

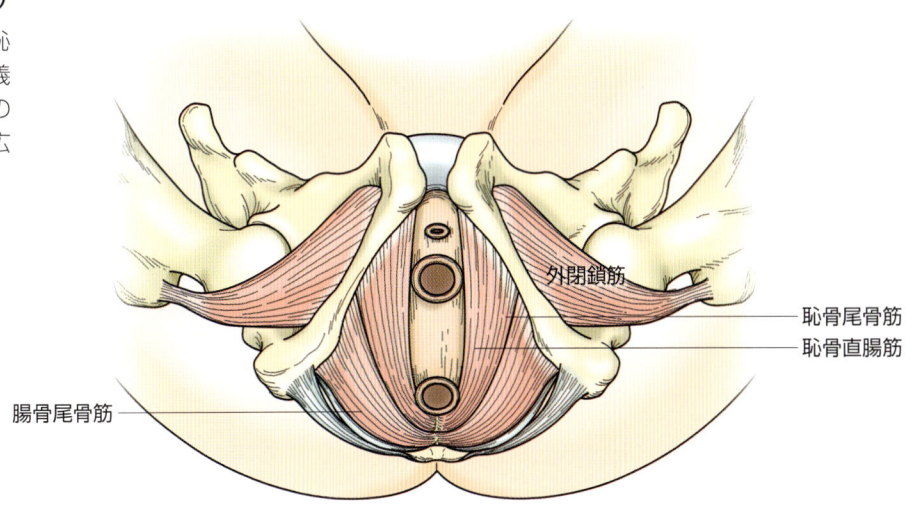

図4　会陰の解剖
会陰膜は肛門挙筋の下部に存在する結合組織の鞘である。肛門三角は肛門挙筋の下部の狭い部分（坐骨肛門窩の前窩陥凹）で疎性結合組織と脂肪でなる（矢印）。

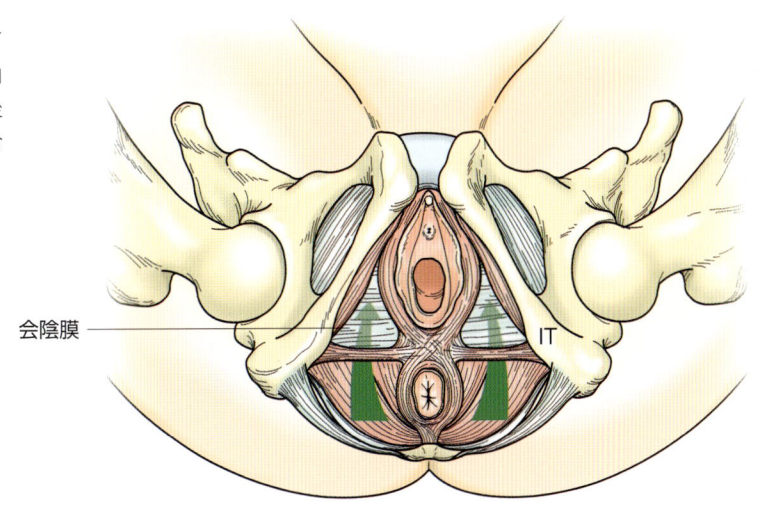

した隔膜が存在する。泌尿生殖隔膜（urogenital diaphragm）ともいわれるが，最近の解剖学的な研究から，DeLanceyらは会陰膜を使用しているようである[7]。会陰膜は処女膜輪の高さに存在し，尿道，腟，会陰体を坐骨恥骨枝に付着させる。会陰膜の直上は尿道の圧縮機構が存在し，尿道腟括約筋が存在する。会陰膜は2つの筋膜層，横断する方向の筋肉からなるとされていたが，連続切片による解析では1枚の結合織の膜であり，直上に筋肉があることがわかった[1]。咳による遠位尿道の圧が最も高く，腹圧に先行して尿道圧を上昇させることができることが解明されつつある[8]。

会陰体（perineal body）は腟口と肛門の間の弾性のある結合織である。立位の女性ではピラミッド型の会陰体は骨盤底に平行で，その尖部は腟の中央の3分の1にある。球海綿体筋，浅会陰横筋，腟横筋，会陰膜，外肛門括約筋，直腸腟中隔，恥骨尾骨筋膜と結合し，ほぼ中央でアンカーとしての役割を担う。会陰体は尿道の閉鎖，腟の下3分の1の支持，肛門の適切な機能に決定的な役割をする。

骨盤底臓器支持の3つの軸と羽蓋弁構造[9]

腟壁の上部3分の2は前述の恥骨頸部筋膜，直腸腟筋膜が腟を前後から挟むように傍腟結合織に付着し，骨盤側壁に牽引されて，3つの軸（上部の垂直軸，水平軸，下部の垂直軸）を形成する[10]（図5）。

1番目の軸は仙骨子宮靱帯部が基靱帯の中後方の筋膜と密に集合し，これらの線維は子宮頸部，上部腟管の内臓筋膜と融合し，S2〜4の前仙骨筋膜へこれらの臓器を牽引することで形成される。上部垂直軸は懸垂線維であり，子宮体下部，頸部，上部腟管を仙骨方向に牽引し挙筋板の上に位置させる。

2番目の軸は水平軸で坐骨棘から恥骨の後方へ伸びる。膀胱，腟上部3分の2，直腸への側方もしくは傍腟支持はこの軸による[4]。この支持は基靱帯・仙骨子宮靱帯複合体のシースから連続しており，坐骨棘のレベルで突然直角に曲がり水平の傍腟支持線維に融合する。

図5 骨盤底臓器支持のための3つの軸
①上部腟管，後腟円蓋が仙骨の方向に牽引される　②恥骨頸部筋膜，直腸腟筋膜は骨盤筋膜腱弓に付着して腟の上部3分の2を骨盤底筋（点線）と平行に保つ　③尿道，下部腟管，肛門は泌尿生殖裂孔（UGH）を貫いて骨盤底に垂直の軸を形成する。

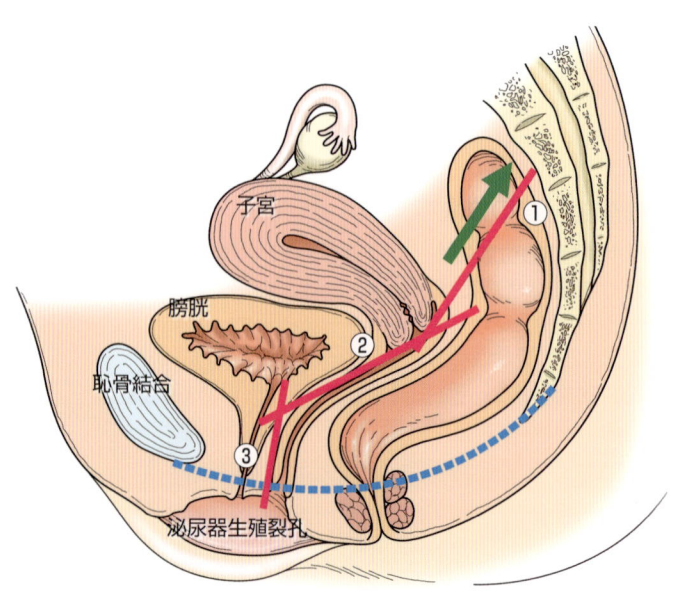

前部が恥骨頸部筋膜，後部が直腸腟筋膜で，骨盤両側壁で白線に付着する。この付着によって腟の上外腟溝が形成される。

後方では恥骨頸部筋膜は子宮頸部に付着し，前方では会陰膜に付着して尿道の支持を担う。

直腸腟筋膜は腟と直腸の間の分離した内骨盤筋膜層である。直腸腟筋膜は骨盤内の前部の臓器，膀胱，尿道，腟と後方の臓器である直腸を分離する。下方では直腸腟筋膜は会陰体に付着する。上方ではダグラス窩，仙骨子宮靱帯に付着する。

会陰体は本質的に仙骨子宮靱帯，直腸腟中隔と連続して仙骨に付着する。

3番目の支持軸は生殖三角，肛門三角に垂直な軸で，腟の下3分の1，尿道，肛門管の垂直軸を形成する。立位の女性ではこれらの臓器は水平の泌尿生殖三角と会陰体に付着する。

腟の下部はその内骨盤筋膜カプセルと恥骨尾骨筋膜が癒合して支持されている（**図6**）。

尿道の遠位端は会陰膜に埋め込まれており，近位は白線に支持される恥骨頸部筋膜にハンモック状に支持されている。

尿道の近位端は内骨盤筋膜と平滑筋からなる恥骨膀胱筋に連続している。

肛門管は恥骨尾骨筋筋膜，会陰体，外肛門括約筋に直接付着することで支持されている。

これらの直接結合は骨盤内臓器の開口に対する圧迫力として作用する。

支持と脱出のメカニズムを単純な系で示すと**図7**のようになる[11]。腟は骨盤内に内向きにへこんだ形で維持されている臓器であり，このへこみに何の支持もなければ，腹腔内圧の上昇によって裏返るように突出する（**図7b**）。このへこみ構造を維持するには，以下のような機構が必要である。骨盤底はまさにこの機構をすべて用いて腟を中心として骨盤底臓器を支持している。

骨盤底臓器のへこみ構造を維持する機構
① へこみの最も奥の部位が固定されること（**図7c**）
② へこみが折れ曲がり，外壁と平行になること（羽蓋弁構造）（**図7d**）
③ へこみの出口がしっかり固定されること（**図7e**）

図6 側面から見た腟の位置
腟の最深部は坐骨棘の位置にあり，泌尿生殖裂孔が恥骨結合に近づいて腟管は羽蓋弁構造をとる。

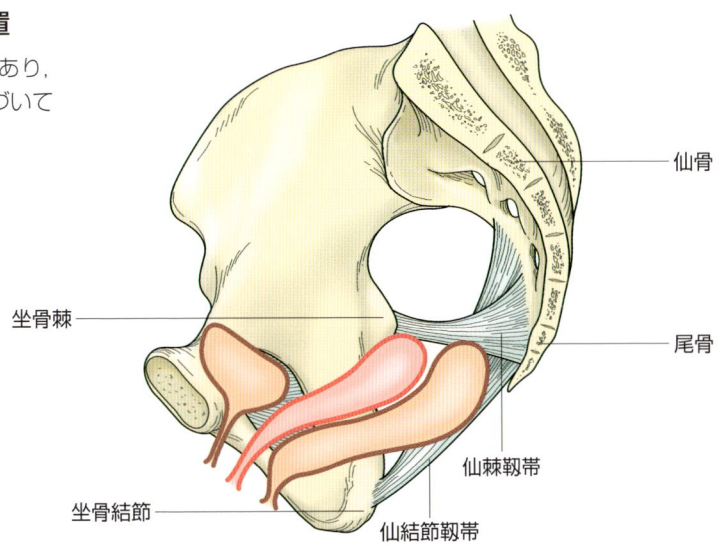

尿道の可動性と尿禁制

　尿禁制機構にとって，尿道の位置と可動性は最も重要な因子である（図8）。尿失禁を診断するうえで鍵となる解剖学的所見である。膀胱頸部，尿道は恥骨頸部筋膜の支持がなければぐらぐらの臓器であるので，恥骨頸部筋膜の破綻で容易に膀胱瘤，尿道過可動が出現する。尿道の遠位端は恥骨下に肛門挙筋の付着によって支持・固定されるため，尿道は外尿道口を支点とする回転性の動きとなる。

　安静時の近位尿道は骨盤の中で高位（恥骨下縁から3cm上方）に存在する。これは肛門挙筋が常に緊張した状態で維持される。尿道の近位3分の2は随意筋の活動のもとに可動性をもつ。

　排尿時には肛門挙筋の弛緩が近位尿道の下降を起こして後部尿道膀胱角が解放される。正常の緊張性収縮が尿道を元の位置に戻す。

　前腟壁と尿道は尿生殖洞から発生し，これらは強く連結されている。**尿道支持は尿道の周囲の構造への付着によるのではなく，腟や尿道周囲組織（恥骨尿道靱帯）が骨盤壁の筋肉や筋膜に連結していることによる**。筋膜の付着は尿道周囲組織と前腟壁を骨盤筋膜腱弓と付着させる。Richardsonのいう傍腟筋膜付着である。

　筋肉の付着は尿道周囲組織を肛門挙筋の内側縁に付着させる。この付着で安静時の肛門挙筋の緊張で膀胱頸部の位置を保持することができる。

　排尿時に筋肉が弛緩すると筋膜の保持の範囲内で膀胱頸部が下方に移動し，排尿が終了してもとの位置に戻る。この領域の中に恥骨膀胱筋が存在する。これらは排尿筋の延長である。それらは結合織の中にあり，筋肉組織と筋膜組織で構成され尿道と恥骨の間にのみ存在し，尿道の下には認められない。この筋肉は腹圧性尿失禁の患者においても正常女性と同様に観察されるので尿禁制にはあまり関係していないと考えられ，排尿時の膀胱頸部の開口に関与する可能性がある。

図7 腟管の位置を保つ仕組み

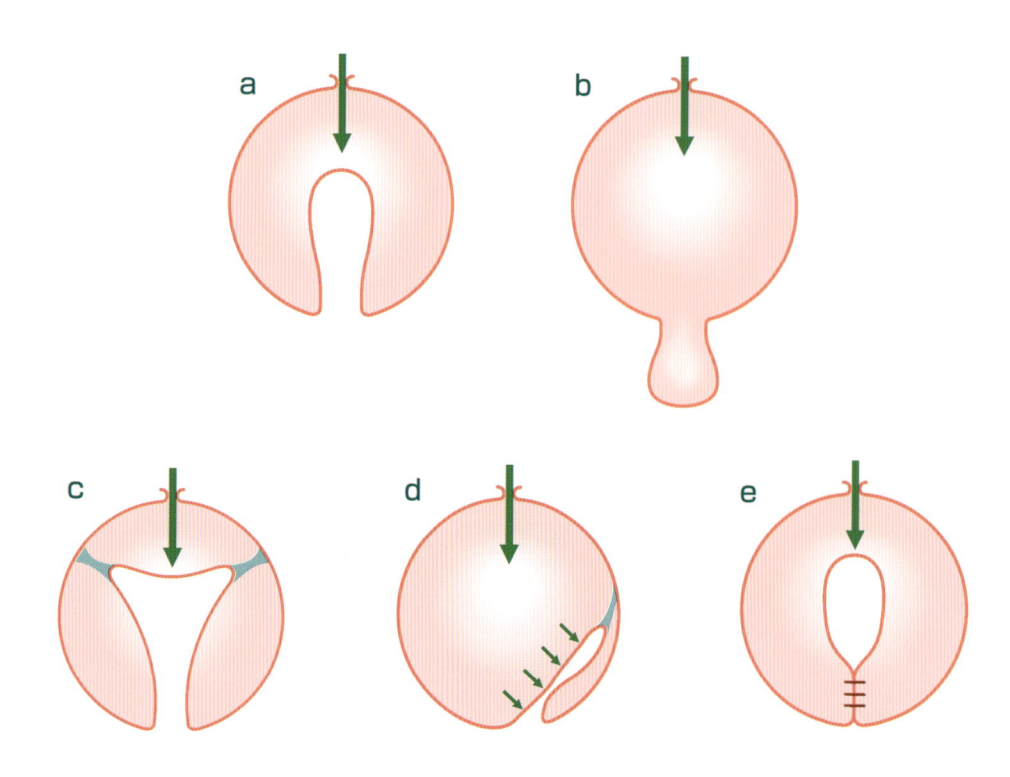

経腟分娩による骨盤底臓器への影響

　分娩は直径10cm，周囲31cmの児頭が筋肉組織，靱帯組織，筋膜組織によって形成される骨盤の管構造を通過する現象である。児頭は腟管を拡大させ骨盤底を下方に押し下げ，肛門挙筋，泌尿生殖裂孔，会陰膜を通過する**（図9）**[12]。

　児頭が骨盤内に進入すると，膀胱底や尿道膀胱移行部は骨盤の中で最前部に位置するようになる。

　分娩第2期後期になって児頭が骨盤深く進入し，膀胱底部は先進部の前で恥骨上縁の方向に移動させられる。生理的には膀胱頸部の上方への動きと尿道の延長は認められないが，骨盤が小さく，先進部が骨盤中部で停止しているような場合，膀胱は恥骨上縁よりかなり上方に牽引され，尿道が伸展される。

　一般的に腟壁の過度の伸展が骨盤障害の主な原因であると考えやすいが，理論的ではない。子宮頸部は直径約1cm程度（周囲約3.1cm）から分娩時には直径10cm（周囲31cm）となり結合織の長さとしては10倍となる。しかし6週間後にはほぼ元のサイズと弾性に復古する。腟壁は直径5〜10cmと2倍程度の伸展で子宮頸部の5分の1に過ぎず，十分正常に回復するはずである。

　基靱帯や仙骨子宮靱帯が過度に下方に伸展され破綻するという考え方も否定的である。陣痛開始時，子宮頸部は坐骨棘の高さであり，分娩を通じて子宮頸部の高さには変化はない。子宮頸部の開大の間，子宮頸部は逆に骨盤壁により近くなり，過度に伸展されない。児頭が骨盤底に進入するまでは，骨盤底にはほとんど障害は起こらないと考えるべきである。

　児頭が坐骨棘の高さに下がってくると，骨盤壁の実際の構造が変化し始める。この時点で児頭は骨盤底を押し下げ，腟壁は伸展し始める。この過程で腟の周囲構造は下方および腟周囲で過度に伸展される。肛門挙筋への神経枝は陰部神経と同様に引き延ばされる。下降度が進めば，さらに児頭と骨盤壁の間で陰部神経の圧迫も強くなる。

　経腟分娩後の女性は未経産婦，帝王切開施行の女性より会陰が下がっており，陰部神経終末運動潜伏時間（pudendal nerve terminal motor latency）が延長する。加えて分娩の前後での運動神経単位の変化が損傷と相関している[13]。さらに肛門挙筋の強度は経腟分娩に続いて弱くなるが，産褥期6カ月〜1年程度で徐々に回復する。

図8 恥骨頸部筋膜の膀胱頸部，尿道の支持欠損

恥骨頸部筋膜の欠損部位は4つの部位（①側方型　②横断型　③正中型　④遠位型）が考えられる。BL：膀胱，CX：子宮頸部，IB：腸骨，IS：坐骨棘，PS：恥骨結合，SB：仙骨

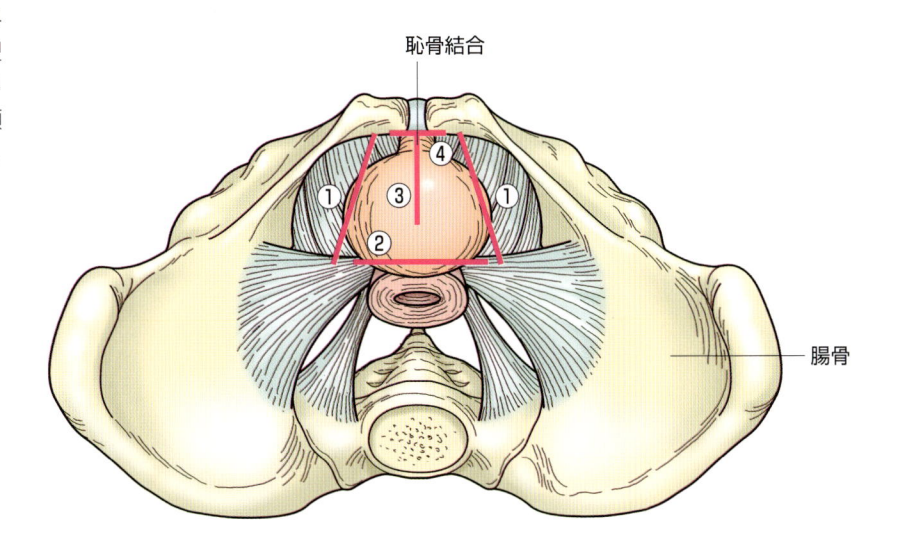

筋膜のネットワークを回復させる骨盤臓器脱の手術の支持

　骨盤臓器脱手術のためには内骨盤筋膜のネットワークの連続性が2つの鍵となる構造，子宮頸部と会陰体に集約されることを理解してほしい。上部の縦の支持の内骨盤筋膜，基靱帯・仙骨子宮靱帯複合体は子宮頸部の腟上部の後側方に融合し，水平の支持軸から恥骨頸部筋膜は子宮頸部の前面に入る。

　直腸腟筋膜は仙骨子宮靱帯を通して子宮頸部に連続する。これらの付着は一緒になり，上部の垂直軸と水平軸の間で連続性と相互依存性を保証する内骨盤筋膜の傍子宮頸部輪を形成する。上部腟管に連続した支持を与えるためには，この傍子宮頸部輪は子宮全摘術や骨盤再建術のときに再構築されなければならない。

　また会陰体は，泌尿生殖および肛門三角の支持構造にとって必須である。遠位尿道，腟，肛門の支持構造を含む浅，深会陰構造物の筋膜，筋構造のアンカーとして作用する。会陰体の完全度は臓器の開口の能力を維持するために必要である。下部の骨盤臓器の支持にとって根本原理である。

図9 経腟分娩と骨盤底の損傷

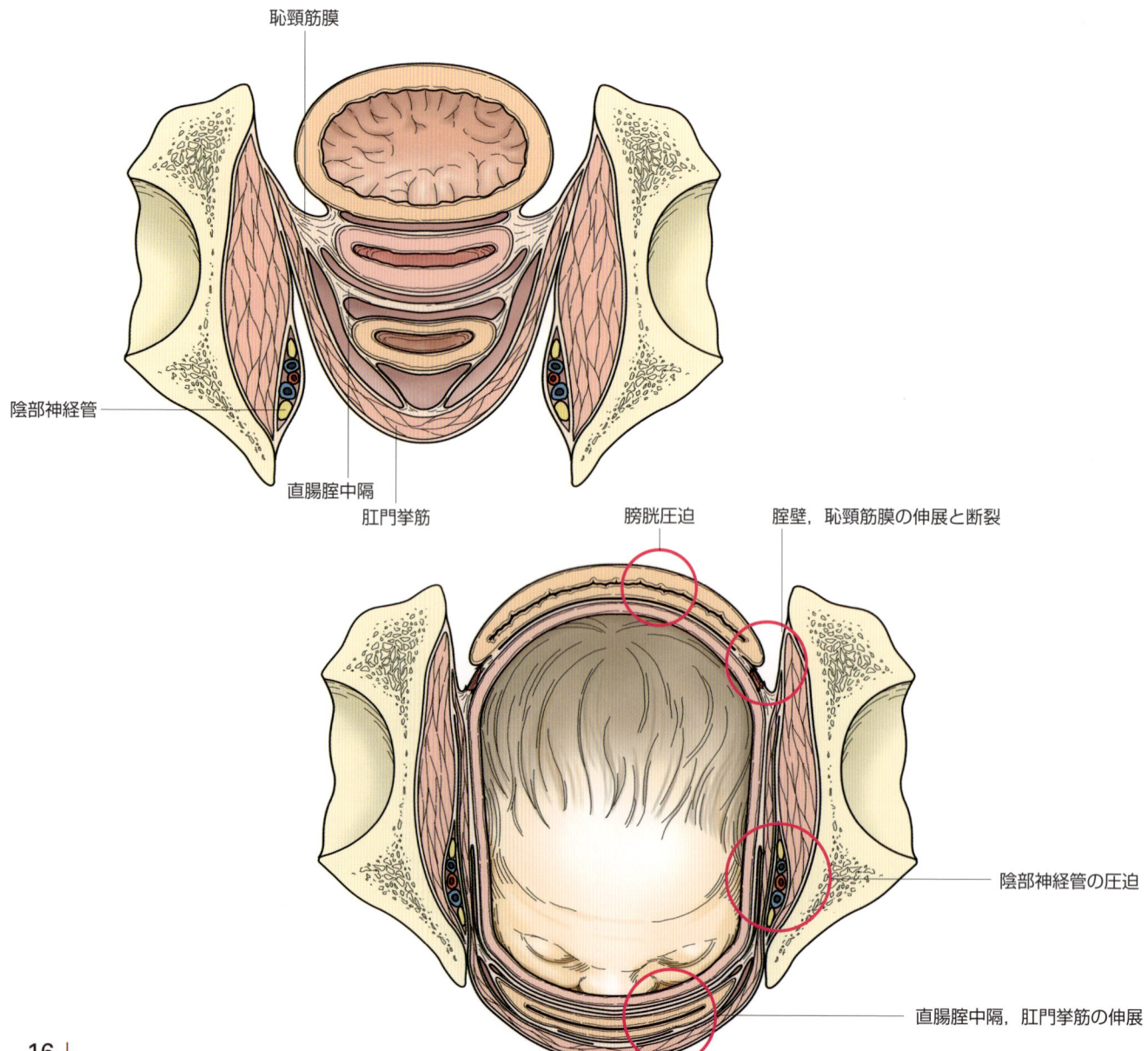

■文献

1) Tamakawa M, Murakami G, Takashima K et al：Fascial structures and autonomic nerves in the female pelvis: a study using macroscopic slices and their corresponding histology. Anat Sci Int 2003；78：228-42.
2) Richardson AC, Lyon JB, Williams NL：A new look at pelvic relaxation. Am J Obstet Gynecol 1976；126：568-73.
3) DeLancey JO：Functional anatomy of the female lower urinary tract and pelvic floor. Ciba Found Symp 1990；151：57-69；discussion 69-76.
4) Richardson AC, Edmonds PB, Williams NL：Treatment of stress urinary incontinence due to paravaginal fascial defect. Obstet Gynecol 1981；57：357-62.
5) Delancey JO：Pubovesical ligament: A separate structure from the urethral supports ("pubo-urethral ligaments"). Neurourol Urodyn 1989；8：53-61.
6) Retzky SS, Rogers RM, Jr., Richardson AC：Anatomy of Female Pelvic Support. The Female Pelvic Floor, 1996；3-21, F. A. Davis Company.
7) DeLancey JO：Structural anatomy of the posterior pelvic compartment as it relates to rectocele. Am J Obstet Gynecol 1999；180：815-23.
8) Kamo I, Torimoto K, Chancellor MB et al：Urethral closure mechanisms under sneeze-induced stress condition in rats: a new animal model for evaluation of stress urinary incontinence. Am J Physiol Regul Integr Comp Physiol 2003；285：R356-65.
9) Cherry DA, Rothenberger DA：Pelvic floor physiology. Surg Clin North Am 1988；68：1217-30.
10) DeLancey JO：Anatomic aspects of vaginal eversion after hysterectomy. Am J Obstet Gynecol 1992；166：1717-24；discussion 1724-18.
11) DeLancey JO：Anatomy and biomechanics of genital prolapse. Clin Obstet Gynecol 1993；36：897-909.
12) Delancey JO：Anterior pelvic floor in the female. The pelvic floor Its function and disorder 2002；13-28, SAUNDERS.
13) Snooks SJ, Setchell M, Swash M et al：Injury to innervation of pelvic floor sphincter musculature in childbirth. Lancet 1984；2：546-50.

骨盤臓器脱・排尿障害の診断

大阪市立大学大学院医学研究科産科婦人科
角　俊幸　　福田武史　　石河　修

術式の特徴とストラテジー

- 骨盤臓器脱や排尿障害の診断には，いかに客観的な評価ができるかが重要となってくる。なぜなら，その診断によって治療法が決定されるからである。骨盤臓器脱については，これまでさまざまな客観的な評価法が提唱されてきたが，現在国際的に広く用いられているものの1つにpelvic organ prolapse quantification（POP-Q）法がある。また，排尿障害の正確な診断については種々の専門的な検査が必要となってくるが，ここではわが国で広く用いられている問診票による簡便な診断法を中心に解説する。

骨盤臓器脱と排尿障害

　骨盤臓器脱（pelvic organ prolapse；POP）とは，女性の骨盤内にある臓器（膀胱，子宮，腟，直腸など）が本来の位置から下垂して腟から脱出した疾患である。脱出している臓器に応じて尿道瘤，膀胱瘤，子宮脱，小腸瘤，直腸瘤と呼ばれるが，骨盤臓器脱はこれらの総称である。これとは別に直腸の粘膜が反転し肛門外に脱出するものを直腸脱といい，前述の骨盤臓器脱（狭義）に対して直腸脱も含めて骨盤臓器脱（広義）と称することもある。

　排尿障害とは症状症候群であり，正式には**下部尿路症状（lower urinary tract symptoms；LUTS）**といわれ，蓄尿症状，排尿症状，排尿後症状の3つに大別される**（図1）**。この中で，女性にしばしばみられるものは蓄尿症状である。

　蓄尿症状には，頻尿，尿意切迫感，尿失禁などの症状が含まれる。これらはあくまでも症状であって，疾患とは区別される。蓄尿症状を呈する疾患は，尿失禁，過活動膀胱が挙げられる**（図1）**。

　過活動膀胱（overactive bladder；OAB）とは，2002年に国際禁制学会（International Continence Society；ICS）による「下部尿路機能の用語の標準化」により提唱され

図1 下部尿路症状（lower urinary tract symptoms；LUTS）

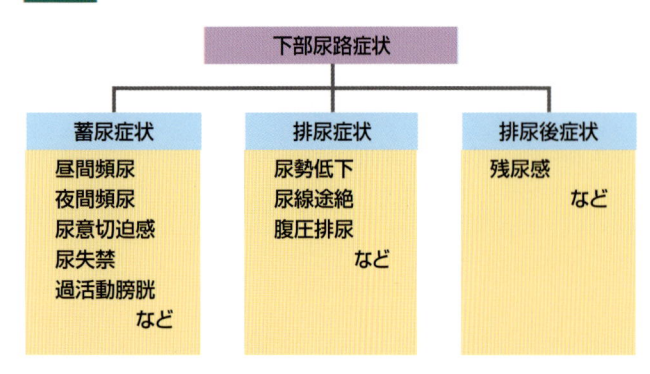

```
                    下部尿路症状
         ┌──────────────┼──────────────┐
      蓄尿症状          排尿症状         排尿後症状
      昼間頻尿          尿勢低下         残尿感
      夜間頻尿          尿線途絶         など
      尿意切迫感        腹圧排尿
      尿失禁            など
      過活動膀胱
      など
```

たもので，「尿意切迫感を必須とした症状症候群であり，通常は頻尿と夜間頻尿を伴うものである。切迫性尿失禁は必須ではない。」と定義されている。

骨盤臓器脱と女性の下部尿路症状は，ともにその大部分が骨盤底筋群の脆弱化に起因するものと考えられており，骨盤臓器脱の治療に際しては下部尿路症状の検索は必要不可欠なものである。

骨盤臓器脱の検査・診断

問診

骨盤臓器脱の主訴の大部分は，「外陰部の腫瘤感や違和感」であるため，このような主訴で受診した患者に対しては，問診時に骨盤臓器脱を疑い，排尿障害，排便障害，性交障害などの有無を聴取しておくことは，治療後の効果判定のためにも必要である。

内診

骨盤臓器脱の理学的所見を得るにあたり，Simon式のような分離型の腟鏡が有用である。砕石位にて腹圧をかけさせ，どの部位が最初に脱出してくるかを観察する。後腟壁に腟鏡をかけて腹圧をかけた際に，皺壁が消失した腟中央が膨隆し，両側に腟側溝が存在する場合，前腟壁の中央損傷である。脱出する前腟壁の皺壁が観察でき，前腟壁の側溝を腱弓方向に押し上げることで下垂が矯正できれば，前腟壁の側方損傷である。後腟壁も同様に観察し，腟壁の膨隆部位により，上部，下部，中央，側方の欠損を診断する。子宮下垂を認める場合や，後腟円蓋の腟粘膜上皮が薄くなり，腹圧により膨隆する場合はレベルⅠの損傷と診断する。また腟に示指を挿入し会陰体が1cm以上動く場合は過可動性が存在し，会陰体と直腸腟中隔の付着が破綻していると診断する。内診（視診および双合診による触診）により病状の把握に努めることは当然のことである。

骨盤臓器脱の病状把握のみならず治療効果の判定をするためにも，初診時にその評価を客観的に行う必要がある。これまでさまざまな評価法が提唱され用いられてきたが，近年はPelvic Organ Prolapse Quantification（POP-Q）法を各種学会が提唱している**(図2)**。POP-Q法は，最近の解剖学的見地からの骨盤臓器脱の治療法を選択するために，優れた評価法であると考えられる。

下部尿路症状の検査・診断

過活動膀胱の診断

過活動膀胱の診断については，2005年に日本排尿機能学会より「過活動膀胱診療ガイドライン」が作成され[1]，その中で過活動膀胱症状質問票（OAB symptom score；OABSS）により，「質問3」が2点以上かつ合計点数が3点以上あれば，過活動膀胱と診断される**(図3)**。また，合計点数が5点以下を軽症，6～11点を中等症，12点以上を重症と評価することができる。過活動膀胱の診断にあたって除外すべき疾患・状態を**表1**に示す。これらの疾患の除外は，過活動膀胱診療アルゴリズム**(図4)**に従えば問題なく除外できる。

尿失禁の診断

尿失禁の診断については，通常，十分な問診，理学所見，尿検査，残尿測定，Q-tipテスト，ストレステスト，パッドテストに加えて，鎖膀胱尿道造影や尿流動態検査が求められる．十分な問診として問診票の活用は有用であり，スコア化された問診票は重症度評価も可能である．しかしながら，初診時の問診による排尿回数や尿失禁回数は，比較的あいまいな記憶に頼っている場合が多く，排尿日誌をつけることで正確な自覚症状の把握ができる．排尿日誌の記載項目としては，①時刻，②尿意切迫感の有無，③尿失禁の有無，④排尿量，⑤飲水量，⑥備考（その日の行動など）の6項目で，これを1週間連続して記載する．排尿量に関しては，ディスポーザブルの計量容器で測定し，1週間毎日測定するのは煩雑であるため，原則24時間連続で1週間のうち任意の2日間測定してもらっている．

この日誌から得られる情報量は甚大で，排尿量から最大膀胱容量が推測できたり，頻尿の原因が多飲によるものかどうかを判別できたり，心因性頻尿の鑑別も可能となる．

患者自身にとっても，はじめは面倒くさいとの意見も出るが，いざ日誌をつけるようになり慣れてくると，自分自身の生活を見直すきっかけとなり，こちらの指示がなくても自主的に排尿日誌をつけるようになる患者が多いことには驚かされる．

効果判定には，尿失禁QOL評価質問票をあわせて用いることが有用である．治療への満足度を客観的に評価でき，また患者自身も治療前の状態と治療後の状態を比較することができる．

理学所見として内診は，産婦人科がルーチンで行う診察法である．まず，視診，触診，双合診により器質的疾患の有無を検索する．特に，**尿失禁は骨盤臓器脱との合併**

図2 Pelvic Organ Prolapse Quantification（POP-Q）法

処女膜の位置を0として腟内を負，腟外を正方向の座標軸と考えて，A，B，C，Dを表記する．

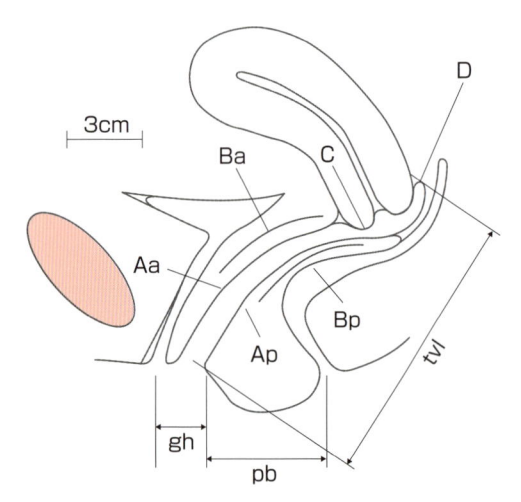

Aa	Anterior wall	処女膜から3cm腟内の前腟壁中央部の点
Ba	Anterior wall	AaからCの間で最も突出した点
C	Cervix or cuff	子宮腟部の位置
D	Posterior fornix	後腟円蓋部の位置
Ap	Posterior wall	処女膜から3cm腟内の後腟壁中央部の点
Bp	Posterior wall	ApからCの間で最も突出した点
gh	Genital hiatus	外尿道口から後方処女膜正中部までの長さ
pb	Perineal body	後方処女膜正中部から肛門までの長さ
tvl	Total vaginal length	全腟管の長さ

診療録記載用テンプレート

Aa	Ba	C
gh	pb	tvl
Ap	Bp	D

Stage	定義
0	下垂なし
I	最下垂部位が処女膜より1cm奥まで達しない
II	最下垂部位が処女膜より1cm奥～1cm脱出の間
III	最下垂部位が，処女膜より1cmを越えて脱出するも，（全腟管長－2cm）を越えない
IV	最下垂部位が（全腟管長－2cm）を越えて脱出，または完全脱出

がしばしばみられることから，骨盤臓器脱の有無とその程度を正確に評価することが重要である。

尿路感染，尿路結石，膀胱癌のスクリーニングのため，尿細胞診も含めた尿検査は必須である。尿沈渣で血尿などの異常が認められる場合や，難治性の切迫性尿失禁では，膀胱腫瘍，結石，異物などの可能性が考えられるため，膀胱鏡は施行されるべきである。

図3 過活動膀胱症状質問票（OAB symptom score；OABSS）

以下の症状がどれくらいの頻度でありましたか。この1週間のあなたの状態に最も近いものを，1つだけ選んで，点数の数字を○で囲んでください。

質問	症状	点数	頻度
1	朝起きた時から寝る時までに，何回くらい尿をしましたか	0	7回以下
		1	8〜14回
		2	15回以上
2	夜寝てから朝起きるまでに，何回くらい尿をするために起きましたか	0	0回
		1	1回
		2	2回
		3	3回以上
3	急に尿がしたくなり，我慢が難しいことがありましたか	0	なし
		1	週に1回より少ない
		2	週に1回以上
		3	1日1回くらい
		4	1日2〜4回
		5	1日5回以上
4	急に尿がしたくなり，我慢できずに尿をもらすことがありましたか	0	なし
		1	週に1回より少ない
		2	週に1回以上
		3	1日1回くらい
		4	1日2〜4回
		5	1日5回以上
	合計点数		点

注1：質問文と回答選択肢が同等であれば，形式はこの通りでなくともよい。
注2：この表では対象となる期間を「この1週間」としたが，使用状況により，例えば「この3日間」や「この1カ月」に変更することは可能であろう。いずれにしても，期間を特定する必要がある。

（過活動膀胱診療ガイドラインより抜粋）

表1 除外すべき主な疾患・状態

状態	疾患
膀胱の異常	膀胱癌，膀胱結石，間質性膀胱炎など
膀胱周囲の異常	子宮内膜症など
前立腺・尿道の異常	前立腺癌，尿道結石など
尿路性器感染症	細菌性膀胱炎，前立腺炎，尿道炎など
その他	尿閉，多尿，心因性頻尿など

排尿直後の残尿量の測定には，直接導尿にて測定する方法と，超音波検査にて近似値を得る方法があるが，直接導尿は正確な残尿量が測定できるものの侵襲的であるため，しばしば超音波検査による近似値で評価することが多い。

> **残尿量の近似値の求め方**
> 残尿量をRUV（ml），膀胱の縦a cm，横b cm，深さc cmとしたとき，楕円体の体積として，
> $$RUV = \pi/6 \times abc \fallingdotseq 1/2 \times abc$$
> で求めることができる。

　Q-tip testは，内診時に同時にできる簡便な検査である。内診台上砕石位で，尿道に細い綿棒を挿入し腹圧をかけ，綿棒の挙上角度を測定する。尿道過可動や膀胱頸部の過剰な移動を診断するのに有用である。

図4　過活動膀胱診療のアルゴリズム

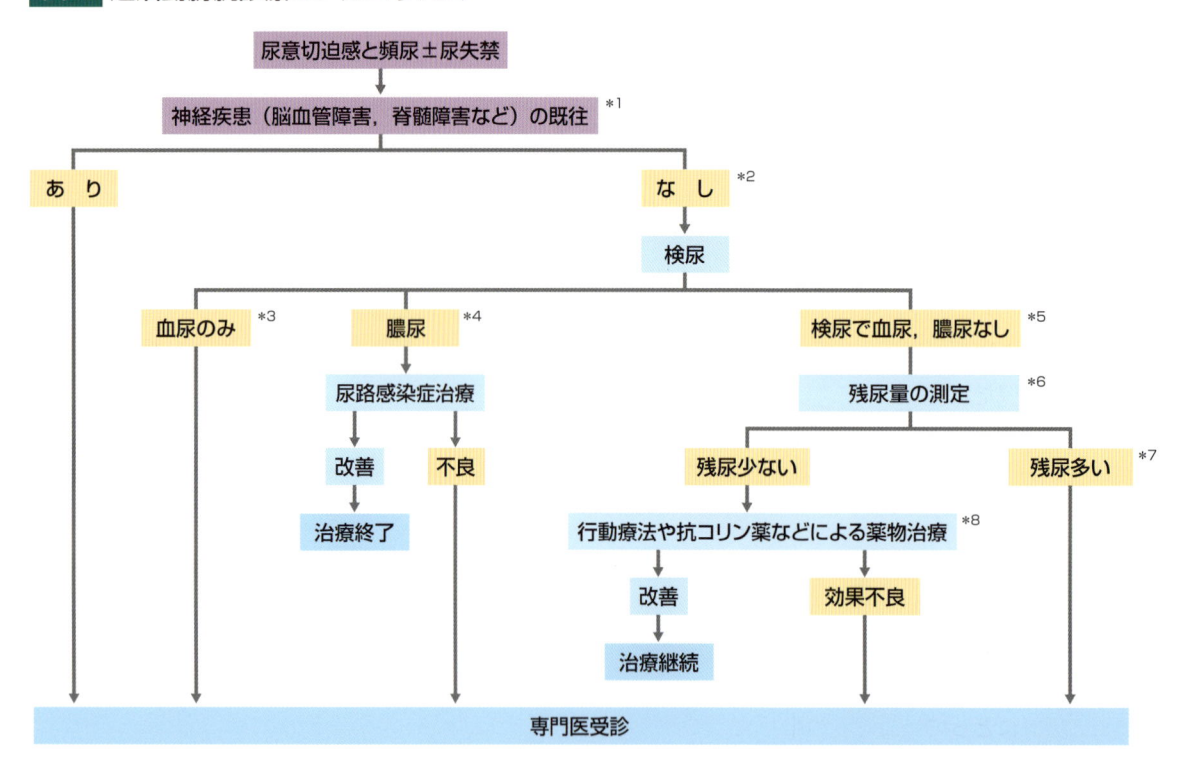

```
                尿意切迫感と頻尿±尿失禁
                         │
           神経疾患（脳血管障害，脊髄障害など）の既往 *1
           ┌─────────┴─────────┐
          あり                   なし *2
           │                     │
           │                    検尿
           │          ┌──────────┼──────────┐
           │       血尿のみ *3  膿尿 *4   検尿で血尿，膿尿なし *5
           │          │          │          │
           │          │     尿路感染症治療   残尿量の測定 *6
           │          │       ┌──┴──┐    ┌──┴──┐
           │          │      改善  不良   残尿少ない  残尿多い *7
           │          │       │          │          │
           │          │     治療終了  行動療法や抗コリン薬などによる薬物治療 *8
           │          │                 ┌──┴──┐
           │          │                改善  効果不良
           │          │                 │
           │          │               治療継続
           ↓          ↓                           ↓
                       専門医受診
```

*1：明らかに神経疾患の既往あるいは治療中である場合は，ウロダイナミクス検査等が必要となるため，専門医へ紹介することが望ましい。
*2：腹圧時の尿失禁，膀胱痛，高度排尿困難のいずれかを認める場合は，専門医の診察が必要である。これらを除外できたなら次の尿検査へ進む。
*3：検尿で血尿（尿潜血を含む）のみを認め，膿尿，排尿痛を伴わない場合は膀胱癌などの尿路悪性腫瘍が疑われるため，専門医へ紹介することが望ましい。
*4：膿尿に血尿，排尿痛を伴う場合は，下部尿路の炎症性疾患と尿路結石を鑑別する必要がある。
*5：下部尿路閉塞や排尿筋収縮障害の指標として，残尿量の測定は有用である。
*6：残尿量のカットオフポイントは50〜100mlとする。残尿量がそれ以上の場合は，残尿量が多いと判断する。
*7：残尿量が多い場合は，専門医へ紹介することが望ましい。
*8：過活動膀胱の症状が改善しても，残尿増加や排尿症状の悪化に十分な注意を払いながら経過観察を行う必要がある。

（過活動膀胱診療ガイドラインより抜粋）

ストレステストも内診時にできる検査で，膀胱内に200〜300mlの生理食塩水を注入し，咳・いきみにより尿が流出するかどうかを調べるもので，腹圧性尿失禁の診断に有用である。
　パッドテストは，尿失禁の重症度を定量的かつ客観的に評価するために，1983年にICSが60分パッドテストを推奨した。これは，パッドをあてた患者に60分間一定の運動負荷を強制し，パッドに含まれた失禁量を測定する。
　鎖尿道膀胱造影は，尿道・膀胱を解剖学的に評価するために有用な検査である。本検査用のディスポーザブルのセットをもちいて生理食塩水で希釈した造影剤を膀胱内に約300ml注入し，膀胱から尿道にセットの鎖を留置する。撮影は，①仰臥位安静正面・側面，②立位安静正面・側面，③立位怒責正面・側面，④仰臥位怒責正面・側面の順に行っている。
　ポイントは，側面像では恥骨から仙骨・尾骨がはっきり識別できるように撮影することである。評価法としては，以前は後部尿道膀胱角を測定し，正常値を90°〜100°として，腹圧性尿失禁では100°以上に開大していると考えられていたが，この評価法については最近疑問視されている[2]。
　一方，近年よくもちいられるのはBlaivasの分類である[3]。この分類の優れている点は，解剖学的な異常のみならず尿道括約筋の機能を評価している点である。立位正面像で安静時と怒責時で評価し，Blaivasの分類でType ⅢがRazの分類[4]の尿道括約筋不全（Intrinsic Sphincter Deficiency；ISD）と評価される。骨盤臓器脱の治療前後での解剖学的な評価に有用であると考えている。
　尿流動態検査は，蓄尿時膀胱内圧測定，腹圧下尿漏出圧測定（abdominal leak point pressure；ALPP），尿流測定（Uroflowmetry；UFM），残尿測定（Post void residual；PVR），Pressure flow study（PFS）などの項目があるが，尿失禁の診断に必須の検査は蓄尿時膀胱内圧測定およびALPPである。

●蓄尿時膀胱内圧測定

　生理食塩水などを注入しながら蓄尿期の膀胱内圧を測定する。**正常であれば，膀胱内圧はほぼ一定に保たれているが，切迫性尿失禁の場合はしばしば蓄尿時に排尿筋の不随意な収縮を認める。**

●ALPP

　最大膀胱容量に達したところで，咳などで腹圧をかけさせ，排尿筋収縮を伴わない尿失禁を観察する。この方法は，ISDの定量的な診断に有用である。各施設で診断基準は変わるが，国際的にはALPPが60cmH$_2$O以下をカットオフ値と提唱されており，筆者らもこのカットオフ値を採用している。
　一般産婦人科医にとって日常診療の中ですべての検査を行うことは困難である。そこで，筆者らが作成した問診票による診断法を示す**（図5）**。これは，腹圧性尿失禁スコア（stress score）と切迫性尿失禁スコア（urge score）で構成されており，この問診票から得られたスコアをプロットし，領域a，b，cは腹圧性尿失禁，領域g，i，jは切迫性尿失禁，領域e，f，hは混合性尿失禁と診断される[5]。さらに，腹圧性尿失禁ではstress scoreが10〜17で軽症，18〜23で中等症，24〜26で重症，切迫性尿失禁ではurge scoreが12〜18で軽症，19〜22で中等症と評価できる[6]。

図5 尿失禁診断のためのスコア化された問診票

		stress-score	urge-score
1	あなたは尿が漏れることが，どのくらいありますか？		
	①まれに	1	
	②時たま	1	
	③毎日，一日何回も		1
	④持続的		1
2	どのような時に尿が漏れましたか？		
	①せきやくしゃみをした時	1	
	②座っていたり，横になっている時		1
3	尿を漏らした時の量はどうでしたか？		
	①数滴〜少量と少なかった	1	
	②比較的多かった		1
4	毎日どのくらいの間隔でトイレに行きますか？		
	①3〜6時間ごとに	3	
	②1〜2時間ごとに		2
5	夜寝てからもトイレに行きますか？		
	①一度も行かないか，一度だけ行く	3	
	②2回以上またはひんぱんに何度も行く		3
6	夜寝ている時に尿を漏らしたことがありますか？		
	①ない	1	
	②よくある		1
7	尿意を感じた時，がまんできますか？		
	①がまんできる	3	
	②すぐに（10〜15分で）トイレに行かないと漏れてしまう	2	
	③がまんできずに，漏れてしまう		3
8	トイレに行く途中で尿を漏らしてしまったことがありますか？		
	①まったくないか，またはまれにしかない	3	
	②ほとんどいつも漏れる		3
9	突然強い尿意を感じて，そのため我慢できずに尿を漏らしたことがありますか？		
	①ない	3	
	②時たま，またはよくある		3
10	出している尿を途中で止めたり出したりできますか？		
	①できる	1	
	②できない		2
11	排尿した後，残尿感（尿がまだ残っているような感じ）はまったくないですか？		
	①はい	1	
	②いいえ		1
12	トイレに行きたいぐらいの尿意が頻回にありますか？		
	①まったくない	3	
	②ある		3
	③非常にある		2
13	出産経験はありますか？		
	①はい		
	②いいえ		1
14	あなたにとって尿が漏れることはどうですか？		
	①時たま悩ませるだけか，あまり気にならない	1	
	②非常に困っている		1
15	あなたの体重はどれくらいですか？		
	①65kgより軽い		
	②65kg以上	1	

	0〜6	7〜12	13〜18	19〜26
19〜26			a	
13〜18		b	e	
7〜12		c	f	h
0〜6		d	g	i	j

stress score (縦軸) / urge score (横軸)

腹圧性尿失禁：a, b, c
切迫性尿失禁：g, i, j
混合性尿失禁：e, f, h

骨盤臓器脱に関連した下部尿路症状

　骨盤臓器脱患者にしばしば認められる排尿障害は，尿失禁，頻尿，尿意切迫感などの蓄尿症状と，排尿困難（尿勢低下や排尿遅延）などの排尿症状である。Ellerkmannらは，骨盤臓器脱患者の73％に尿失禁，86％に尿意切迫感や頻尿，62％に排尿困難を認めると報告している[7]。

　前腟壁は，膀胱や尿道を支持する最も重要な部位の1つである。これらの破綻が，尿道過可動や膀胱瘤をひき起こし，腹圧性尿失禁の原因となる。また，骨盤底支持機構の破綻は，しばしば頻尿・尿意切迫感を呈する過活動膀胱をひき起こす。このメカニズムは明らかとなっていないが，多くの骨盤臓器脱患者に過活動膀胱を認める。

　一方，Stage Ⅲ以上の（腟外へ大きく脱出するような）骨盤臓器脱では，引き伸ばされた膀胱の排尿筋収縮不全や尿道の屈曲が生じ，排尿困難をひき起こす。骨盤臓器脱患者の多くが何らかの排尿障害を有している。

　Tanらは，POP-Q法による評価法を用いて，前腟壁下垂の指標であるBa値別に排尿障害の発生頻度を検討したところ，Ba＝-3で2％，Ba＝-2で3％，Ba＝-1で5％，Ba＝0で8％，Ba＝+1で12％，Ba＝+2で23％，Ba≧+3で36％と，骨盤臓器脱の進行につれて何らかの排尿障害が生じることを報告している[8]。

骨盤臓器脱治療による下部尿路症状の変化

　骨盤臓器脱の治療は以下が挙げられる。

> **骨盤臓器脱の治療**
> ①経過観察（薬物療法や理学療法を含む）
> ②ペッサリー療法
> ③手術療法

　経過観察が選択される症例の大部分が，Stage 0〜Ⅰの軽症例であるため，排尿障害の発生頻度は少ない。また，薬物療法としてエストリオールが処方され，理学療法として骨盤底筋訓練がなされるため，ともにこれらは骨盤底の脆弱化した支持機構を改善し，排尿障害の改善にも寄与する。

　ペッサリー療法は，高齢者や重篤な合併症を有しているため手術が困難なStage Ⅱ以上の骨盤臓器脱症例の治療に用いられている。しかしながら，ペッサリー療法を選択された患者の約半数は，何らかの有害事象（帯下の増加，腟壁びらん，排便障害，水腎症など）のため継続困難である。Clemonsらは，ペッサリー療法開始後2カ月目の時点で評価したところ，治療前に認めていた排尿障害は約50％で改善がみられ，全体で92％の満足度を得たが，ペッサリー挿入により今まで隠れていた腹圧性尿失禁が出現することが，この治療法を継続する点で問題であると報告している[9]。

　手術療法の歴史は古く，これまでにさまざまな術式が開発されてきているが，現在でも一定の見解が得られていない。主な術式としては伝統的手術（腟式子宮全摘術+腟壁形成術+site-specific repair）とTVM手術が挙げられる。Weberらは，これらの術式での術前後の尿意切迫感，切迫性尿失禁，腹圧性尿失禁などについて検討したところ，有意な差を認めなかったが，すべての群で排尿障害は改善したと報告している[10]。

骨盤臓器脱診断時の留意点

　骨盤臓器脱は骨盤底筋群の脆弱化に起因するものと考えられているが，同じ原因で下部尿路症状が起こることを忘れてはならない。骨盤臓器脱診断時には下部尿路症状の診断も同時にするべきであり，骨盤臓器脱治療後も下部尿路症状の再評価が必要不可欠である。

■文献
1) 日本排尿機能学会編：過活動膀胱診療ガイドライン．p1-54, ブラックウェルパブリッシング株式会社, 2005.
2) Sumi T, Ishiko O, Hirai K, et al：Is measuring the posterior urethrovesical angle of clinical value for controlling pelvic organ Prolapse? Retrospective analysis of 107 postoperative cases. Gynecol Obstet Invest 2000；49：183-6.
3) Blaivas JG, Olsson CA：Stress incontinence: classification and surgical approach. J Urol 1988；139：727-31.
4) Raz S：Female urology. Campbell's urology 6th ed. Walsh PC et al eds. p2782-828, WB Saunders, Philadelphia, 1992.
5) Ishiko O, Hirai K, Sumi T, et al：The urinary incontinence score in the diagnosis of female urinary incontinence. Int J Gynaecol Obstet 2000；68：131-7.
6) Ishiko O, Sumi T, Hirai K, et al：Classification of female urinary incontinence by the scored incontinence questionnaire. Int J Gynaecol Obstet 2000；69：255-60.
7) Ellerkmann RM, Cundiff GW, Melick CF, et al：Correlation of symptoms with location and severity of pelvic organ prolapse. Am J Obstet Gynecol 2001；185：1332-8.
8) Tan JS, Lukacz ES, Menefee SA, et al：Predictive value of prolapse symptoms: a large database study. Int Urogynecol J 2005；16：203-9.
9) Clemons JL, Aguilar VC, Tillinghast TA, et al：Patient satisfaction and changes in prolapse and urinary symptoms in women who were fitted successfully with a pessary for pelvic organ prolapse. Am J Obstet Gynecol 2004；190：1025-9.
10) Weber AM, Walters MD, Piedmonte MR, et al：Anterior colporrhaphy: A randomized trial of three surgical techniques. Am J Obstet Gynecol 2001；185：1299-306.

骨盤臓器脱（子宮全摘後の腟断端脱を含む）に対する治療法の選択

大阪市立大学大学院医学研究科産科婦人科
福田武史　角　俊幸　石河　修

ストラテジー

- 骨盤臓器脱（pelvic organ prolapse；POP）の治療の目的は，臓器を解剖学的に復元することにより，骨盤臓器の脱出に伴う，下部尿路症状（lower urinary tract symptoms；LUTS），排便障害，性交障害などの症状や，脱出感等の不快感を解消することである。治療法には大きく分けて，保存療法および手術療法がある。
- 保存療法には，骨盤底筋体操などの理学療法と，ペッサリーを用いた非観血的子宮脱修復法がある。手術療法では，伝統的な術式として腟式子宮全摘出術と腟壁形成術に加えて障害部位を特異的に修復するsite-specific repairと，近年急速に広まりつつあるtotal repairを主眼としたTVM（tension-free vaginal mesh）手術がある。治療にあたり，患者の訴える症状，全身状態，診察所見を総合的に判断し適切な治療法を選択する。
- また，悪性疾患の治療とは異なり，手術適応の有無の判断は，所見の程度よりも，患者の訴えの程度，手術希望の有無が重要となってくる。

治療法の選択

治療法の選択にあたり，産婦人科診療ガイドライン婦人科外来編2011[1]では図1のような診療アルゴリズムを提唱している。高齢者や合併症を有する患者または妊孕能温存希望の患者，さらには手術を希望しない患者に対して保存療法を選択することは異議のないところであろう。

図1 骨盤臓器脱診療のアルゴリズム

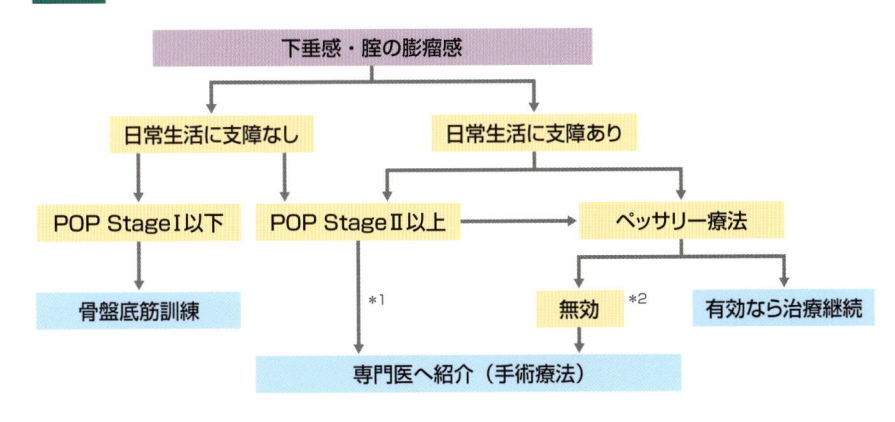

*1：手術療法を希望する症例
*2：①ペッサリーを挿入したものの容易に自然脱出してしまう症例，②ペッサリーを挿入したものの腟壁びらんによる性器出血をひき起こす症例

（産婦人科診療ガイドライン婦人科外来編2011より引用）

保存療法

骨盤臓器脱は疾患の特性上，患者の年齢層が高く，さまざまな合併症を有することが多く，また，骨盤臓器脱の治療はQOL改善の治療であるため，初期治療には，骨盤底筋体操およびリング型のペッサリーによる治療を試みる。骨盤底筋体操は骨盤底筋群の機能回復に有用であり，骨盤臓器脱の増悪化を予防し，産褥期における骨盤底筋体操は将来発症する骨盤臓器脱の予防にもつながると考えられる。

ペッサリーによる治療の合併症として，腟炎，腟潰瘍，上部尿路症状（尿失禁，排尿困難，尿閉）等があるが，高度な場合は手術療法を考慮する。また，合併症が高度でない場合でも，ペッサリーによるコントロールが不良で患者が手術を希望する場合や，排尿，排便障害が存在する場合は手術療法を考慮する。治療法の詳細については後頁を参照していただきたい。

手術療法

手術療法を行う場合は，これまでは骨盤臓器支持組織の障害部位を正確に診断し，障害部位を特異的に修復するsite-specific repairを行うことが主流とされてきたが，近年total repairであるTVM手術が広まりつつある。どちらを選択するか，確たる指針はない。

伝統的な術式は，原則的に手術適応のある患者すべてに試行可能である。TVM手術は，その適応について日本女性骨盤底医学会やTVM研究会で議論されているところではあるが，TVM手術を実施している多くの施設では，60歳以上でsexual activityの高くない患者や伝統的術式での再発症例を対象としている。

● 骨盤底支持機構とその障害

DeLanceyは骨盤底支持機構を3つのレベルに分類し，その破綻が骨盤臓器脱の成因となることを示した[2,3]（図2）。

図2 DeLanceyのレベル別支持機構

Level I
懸垂
仙骨子宮靱帯，基靱帯

Level II
接着
骨盤筋膜腱弓

Level III
癒合
会陰体，肛門挙筋

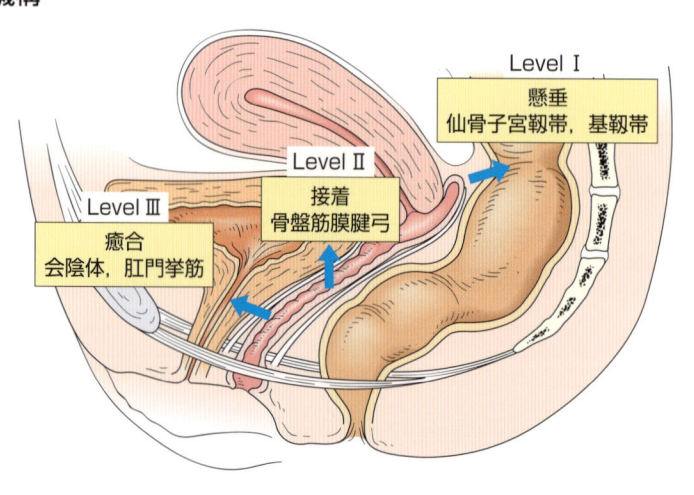

（DeLancey JOL：AM J Obstet Gynecol 1992；166：1717より引用）

> **DeLanceyの骨盤底支持機構の分類**
> レベルⅠは子宮頸部支持組織ならびに腟上端の組織による仙骨の方向への強い牽引である。
> レベルⅡは恥骨頸部筋膜と直腸腟中隔が恥骨から坐骨棘に延びる骨盤筋膜腱弓に付着することによる腟上部2/3の支持である。
> レベルⅢは腟下部1/3，肛門挙筋群筋膜，尿道，会陰体による支持である。

レベルⅠの脆弱化により子宮脱（腟断端脱），小腸瘤を生じ，レベルⅡの脆弱化で膀胱瘤，直腸瘤を生じ，レベルⅢの脆弱化で尿道過可動，会陰損傷を生じる。

骨盤臓器脱の理学的所見を得るにあたり，Simon式のような分離型の腟鏡が有用である。砕石位にて腹圧をかけさせ，どの部位が最初に脱出してくるかを観察する。

後腟壁に腟鏡をかけて腹圧をかけた際に，皺壁が消失した腟中央が膨隆し，両側に腟側溝が存在する場合，前腟壁の中央損傷である。

脱出する前腟壁の皺壁が観察でき，前腟壁の側溝を腱弓方向に押し上げることで下垂が矯正できれば，前腟壁の側方損傷である。

後腟壁も同様に観察し，腟壁の膨隆部位により，上部，下部，中央，側方の欠損を診断する。子宮下垂を認める場合や，後腟円蓋の腟粘膜上皮が薄くなり，腹圧により膨隆する場合はレベルⅠの損傷と診断する。また腟に示指を挿入し，会陰体が1cm以上動く場合は過可動性が存在し，会陰体と直腸腟中隔の付着が破綻している。

また，骨盤臓器脱の程度の定量的な評価と，破綻部位の把握に適しているのがPelvic Organ Prolapse Quantification（POP-Q）である[4]。POP-QでCやDが下垂している場合はレベルⅠが損傷しており，BaやBpが下垂している場合はレベルⅡが損傷しており，AaやApが下垂している場合はレベルⅢが損傷している。

これらの障害部位を個別に対応する伝統的術式に対して，TVM手術は一括して修復するものである。両術式の長所と短所を**表1**に示す。

子宮が存在する骨盤臓器脱に対する手術

伝統的術式

●レベルⅠの修復：腟式子宮全摘術＋腟断端吊り上げ術

レベルⅠの修復には，腟式子宮全摘術を行い，上部腟管支持の補強のため，腟断端の吊り上げ術が必要となる。腟式に行う腟断端の吊り上げかたは，腟断端を固定する

表1 伝統的術式とTVM手術

	長 所	短 所
伝統的術式	あらゆる症例に対応可能	技術の習得が困難
TVM手術	子宮摘出が不要 レベルⅠ～Ⅲの支持を同時に再建	人工素材による感染やアレルギー（びらんや瘻孔形成） 性機能障害の可能性あり

場所によって，仙棘靱帯固定術，McCall法，Inmon法（腸骨尾骨筋膜固定術）がある。

　レベルⅠは子宮頸部支持組織ならびに腟上端の組織による仙骨の方向への強い牽引であるので，上部腟管は仙骨方向に固定することが重要である。このことから，解剖学的に最も自然なのはMcCall法である。

　仙骨子宮靱帯の触知が困難な場合や，十分な強度が得られない場合，尿管への影響の可能性を避けたい場合は仙棘靱帯固定術や，Inmon法を行う。また腟長を短縮せず性機能を温存したい場合，開腹を要する手術が必要な合併症を有する症例には，腹式または腹腔鏡下の腟仙骨固定法が選択される。

●レベルⅡの修復：前後腟壁形成術

　レベルⅡの修復には，前後の腟壁形成術が選択される。レベルⅡの損傷である膀胱瘤は恥骨頸部筋膜の破綻により生じるが，その破綻部位によってRichardsonは，①側方型（paravaginal defect），②横断型，③正中型（central defect），④遠位型の4種類に分類した[4]。②や④はレベルⅠの修復で改善されることが多く，①側方型と③正中型に対してはレベルⅡの修復が必要となる。

　通常の前腟壁形成術は正中型に対しては有用であるが，側方型に対しては腟の狭小化や，尿道膀胱移行部の偏位の悪化や尿失禁の増悪にもつながる。そのため，側方型の修復には，恥骨頸部筋膜と骨盤筋膜腱弓を縫合するparavaginal repairが必要となる。

　この術式のアプローチには，経腟的なものと経腹的なものの2通りがあり，経腟的なものは手術侵襲が少ないが，断裂部位の展開が困難で不確実な修復となる場合があり，経腹的なものは手術侵襲が多いが，確実に修復できる。

●レベルⅢの修復：後腟壁形成術，肛門挙筋の縫縮，会陰形成術

　レベルⅢの修復には，直腸腟筋膜の支持欠損部を縫合する後腟壁形成術，肛門挙筋の縫縮，会陰形成術を行う。

●その他

　子宮頸部の延長を伴う子宮脱の場合，子宮温存が必要な場合はマンチェスター手術を行う。合併症等によりハイリスクな患者には性機能を考慮したうえで，腟中央閉鎖術（Le Fort手術）や完全腟閉鎖術を施行する。

TVM手術

　前述のレベル修復を一括してできる術式で，子宮を温存することができる。メッシュを挿入することにより，恥骨頸部筋膜，直腸腟中隔，仙骨子宮靱帯など，どの部位の補強も可能である。

　ただし，メッシュが人工素材であるため，感染源となったり，異物に対する拒絶反応などによるメッシュびらんを起こすこともある。また，メッシュ手術後に子宮悪性腫瘍が発生した場合の治療にも問題がある。メッシュを挿入することにより，腟管の硬化による性機能障害を生じるため，性機能を温存すべき症例には選択すべきではない。頸部延長を伴う場合はマンチェスター手術の併用を考慮する。

子宮摘出後の骨盤臓器脱に対する手術

● レベル I の修復：腟断端吊り上げ術
子宮が存在する場合と同様に，上部腟管支持の補強のため，腟断端の吊り上げ術が必要となる。ただし腟式に腹腔内に到達できない場合は腹式の腟仙骨固定法が選択される。

● レベル II の修復：前後腟壁形成術
子宮が存在する場合と同様に前後腟壁形成術を行う。

● レベル III の修復：後腟壁形成術，肛門挙筋の縫縮，会陰形成術
子宮が存在する場合と同様に後腟壁形成術，肛門挙筋の縫縮，会陰形成術を行う。

● TVM手術
子宮摘出後の骨盤臓器脱や伝統的術式施行後の再発骨盤臓器脱に対しても良い適応となる。

腹圧性尿失禁を合併した骨盤臓器脱に対する手術

腹圧性尿失禁を合併した骨盤臓器脱患者の手術の際に，TVT手術やTOT手術などの尿失禁に対する手術を同時に行うか否かに関しては，さまざまな意見がある。

前腟壁形成術が尿失禁手術にもなり，骨盤臓器脱手術後の骨盤底筋体操がその再発予防につながるのみならず，尿失禁の治療にもなることから，尿失禁合併骨盤臓器脱患者に対しては，まず骨盤臓器脱に対する手術を行い，尿失禁が改善しなければ骨盤底筋体操で様子をみて，それでも改善しない場合は尿失禁に対する手術を行うべきであると考える[6]。

◀筆者らの施設で行われた骨盤臓器脱手術症例122例（TVT・TOT手術は併用せず）を検討したところ，術前に尿失禁を認めた17例中15例は術後に尿失禁が消失し，術前に尿失禁を認めなかった105例中1例のみ術後に尿失禁が出現した。術後に尿失禁を認めた3例中2例はその後の骨盤底筋体操にて尿失禁が消失した。

治療法選択の注意点

骨盤臓器脱はあくまでもQOL疾患であり，大部分の症例ではその治療を行われなくても生命予後にはかかわらない。そのため，治療法の選択には，低侵襲かつ安全であること，手術療法の選択には十分なインフォームドコンセントを得ることが重要である。

■文献

1) 日本産科婦人科学会/日本産婦人科医会編：産婦人科診療ガイドライン　婦人科外来編2011. p186-8, 日本産科婦人科学会, 2011.
2) DeLancey JO：Anatomy and biomechanics of genital prolapse. Clin Obstet Gynecol 1993；36：897-909.
3) DeLancey JO：Anatomic spects of vaginal eversion after hysterectomy. Am J Obstet Gynecol 1992；166：1717-24.
4) Bump RC, Mattiasson A, B_ K, et al：The standardization of terminology of female pelvic organ prolapse and pelvic floor dysfunction. Am J Obstet Gynecol 1996；175：10-7.
5) Richardson AC, Edmonds PB, Williams NL：Treatment of stress urinary incontinence due to paravaginal fascial defect. Obstet Gynecol 1981；57：357-62.
6) 角　俊幸, 石河　修：骨盤内臓器脱手術と尿失禁手術. 産科と婦人科 2007；74：330-4.

骨盤臓器脱・骨盤底の画像診断

三井記念病院産婦人科
中田真木

術式の特徴とストラテジー

- 女性の骨盤底／下部尿路診療における画像診断の位置づけは，最近の10～15年ほどの期間に，格段に重要性を増した。この変化の基礎には，超音波検査と核磁気共鳴画像検査（以下，MRI）の目覚ましい技術革新があり，撮像技術のみならず，記憶容量や処理速度などIT技術全般のレベルアップに負う部分が大きい。
- 撮像とデータ処理の高速化により，超音波検査やMRIでdynamic imagingによる動画の観察が可能になった。一括して取り込んだボリュームデータ（三次元空間の座標に値が割り付けられた膨大な数値セット）をもとに，任意の断面を切り出して観察するためのソフトウェアも開発されている。これらの評価手法により，支持不全箇所の見落としが減り，女性骨盤底の変形する過程や排尿症状・局所症状の病態生理についても以前より考察が深くなった。

画像評価手法の利点と制限

超音波検査の特色

　超音波検査は産婦人科医にはもともと馴染みが深く，婦人科診察室にはたいていアップデートされた超音波機器が備え付けられている。婦人科診察の中の超音波検査は，いわば診察する者の『眼』の延長で，プローブを当てれば，その少し奥にある構造を見通すことができる。

　子宮の様態は，主として経腟プローブで観察される。子宮の大きさ，屈曲，傾きなどは，骨盤臓器脱の病態に大きなインパクトを与えている。**コンベックスプローブでは，泌尿生殖裂孔の広さや，腹圧負荷時の恥骨直腸筋の支持力，骨盤底動作の正確さと恥骨直腸筋の収縮能，同じくいきみをかけた場合の膀胱頸部の変形や尿道の可動性などを観察できる**。婦人科診察に超音波検査を組み合わせると，視触診だけの場合に比較して骨盤底支持の評価は格段に細やかなものになる。しかも，それに必要な手間はたいしたものではない。簡便性は超音波検査の強みである。

　超音波検査は短い時間で撮像を繰り返すことができるため，dynamic imagingで強みを発揮する。高速MRIによればいきみ負荷による骨盤底の変形を動画化することは可能であるが，超音波検査では矢状断面の画像をモニターしながら撮像できるという特色がある。**咳払いを負荷したときの尿路の可動性や形態変化はMRIや造影検査では追跡が困難で，超音波では容易に観察できる**。

　患者に『いきみ』や『すぼめ』，『咳払い』などの動作を指示して可動性や変形を観察する際，検査部や放射線科へ依頼を出して行う造影検査やMRIでは，誰が検査に付き添って適切な『いきみ』や『すぼめ』などの音声指示を出すかという問題が発生する。検査に精通した者が症例の概要を知ってアテンドしなければならない。超音波検査のdynamic imagingには，この問題はない。

超音波検査では，プローブと生体の接触面を検査用のジェルで埋める必要があり，高度の骨盤臓器脱は還納して検査するのが難しいことがある。

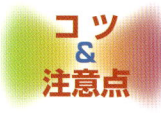

> **コツ&注意点**
> ● 腟の内腔に不規則な凹凸がある，あるいは子宮や腟が外陰部にはみ出したままの状態では，超音波検査を行えない。大きく脱出した組織を還納して検査するとき，骨盤底支持組織の損傷の所在や尿路の変形などは詳細に観察できるが，子宮が脱出したままの子宮脱を，ありのままの様相において超音波画像に記録することはできない。

手術で埋没したポリプロピレンメッシュは，条件を整えれば超音波検査で描出される。手術既往ある症例のメッシュを観察したいときに，超音波検査は好適な検査法である。

MRIの特色

MRIは超音波検査と異なり，プローブの接触なしに撮像することができる。骨盤臓器脱の症例の自然な骨盤底の変形を捉えるのには，超音波よりもMRIが向いている。

MRIでは，1つの画面上に骨盤と骨盤底の全体を描出することができる。**MRIは骨格目印の描出にすぐれ，骨格目印を基準点とした解析，中でも位置関係，距離，および角度に関する正常と異常の判定が可能である。**同じ画像評価でも，MRIのほうが超音波検査よりも客観的といわれる所以である。

腟後方区画の弛緩が強い骨盤臓器脱，子宮筋腫合併，骨盤内手術による癒着，整復術後の再発性器脱などや非典型的な症例では，理学的な診察所見＋超音波検査だけでは，骨盤臓器のアライメントや流動化の箇所を把握しきれない。そのような場合にはMRI検査は真価を発揮する。

高磁場MRI装置を用いれば，線維組織や筋などの支持構造の欠損や損傷がよく視覚化される。高速MRI装置ならば，dynamic imagingが可能である。一般的ではないが，立位や座位での撮像が可能なMRIは骨盤底弛緩の評価には有利である。骨盤臓器脱症例のdynamic imagingは，研究目的のほか，web上の医学教材などに応用され[2]，教育分野への活用が期待される。

尿路造影

ビデオウロダイナミクス検査や排便造影など動的な排泄機能を追跡したいとき，瘻孔の所在を確認したいときには，今でも尿路造影が重用されている。女性骨盤底医学のその他の用途では，超音波機器とMRI装置の改良にともなって，造影検査の守備範囲はやや狭まっている。

一方，超音波検査やMRIによる下部尿路の評価技法は，造影検査の伝統のうえに成り立っている。**超音波検査やMRIによる下部尿路の評価を行おうとする者は，ひととおり膀胱尿道造影の診断基準に親しむ必要がある。**下部尿路の造影検査については，泌尿器科関係の旧版のテキストを図書館などで参照されることを推奨する。

超音波検査の進め方

撮像装置

　用いる超音波装置は，診察台脇におくいわゆる『モバイルエコー』でよい**(図1)**。3Dは使わず断層像しか観察しないとしても，すぼめやいきみを負荷するdynamic imagingだけで診療上の有用性は高い。dynamic imagingにはコンベックスプローブを用い，日常の診療で行うには，超音波装置本体に短い動画を扱うシネモード機能があり，画像整理用のハードディスクを備えている必要がある。ごく一部の症例で行うだけなら，画像信号をビデオカメラに送り込んで撮影するだけでも後からスロー再生して観察することはできる。

　骨盤底支持組織の観察には，3D超音波検査（ボリュームデータの解析）ができるほうがよい。3D超音波検査はまだ技術的に発展途上にあり，メーカーによって，対応状況にかなりの差がある。

　モバイルエコーはディスプレイの性能が不十分なことが多い。これはメーカーの技術の問題ではなくモバイルエコーのスペックからくる限界である。動画の切り出しやボリュームデータからのレンダリング，スライス画像の作成は超音波装置で行うにしても，もし撮像装置のディスプレイが不十分なら，後からの見直しは性能のよいディスプレイで行うようにしたい。

　ちなみに，病院の中央検査部門で行われる超音波検査は，たいてい撮像装置からいったんデータを画像管理システムに移動してファイルを管理し，条件を整えて読影やレポート作成を行っている。婦人科の場合も，シネループ表示や細部の観察などの便宜のために，画像管理システムの導入を検討すべきである。病院全体の超音波画像サーバーシステムがある場合，接続は容易である**(図2)**。

図1　モバイルエコー

婦人科診察台脇に常置される超音波診断装置は，最近では，画像サーバーとやりとりをしたり，電源をバッテリーに切り替えてベッドサイドや手術室へ持ち出せるものが増えている。必要なプローブを接続すれば，3Dデータや動画の処理もこなせるようになっている。しかし，撮像の性能と比較して，本体の表示能力は追求されていないことが多い。

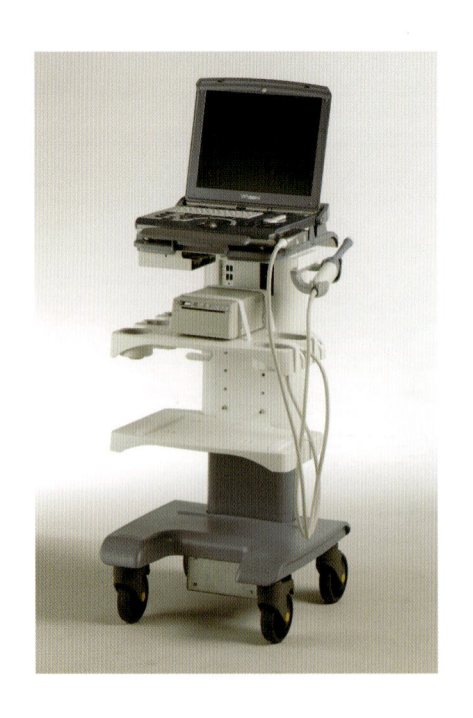

その他の設備と物品

　婦人科診察台で超音波検査を行うのに，子宮や腟を還納して落ち着かせるのに頭部を下げないといけないことがある。dynamic imagingでは，下肢を大きく開いたままでは患者はいきみやすぼめの動作をやりづらいから，診察台は下肢の開排を減らす，躯幹を少し起こすなどの調整ができるもののほうがよい。

　コンベックスプローブにかけるコンドーム型カバーは，少し大きめのものが発売されている[4]。プローブとカバー，カバーと体表面にできる隙間を埋めるためにふんだんに使えるよう，超音波ジェルは大きな単位で購入しておく。

準備

　子宮の脱出や腟の外翻のある場合は，適宜診察台の上で還納し，骨盤高位にするなどして安定させる。プローブとカバーの間に空気が残って音響信号の欠損が生じることのないよう，プローブの走査面にジェルを多めにのせてカバーをかける。

　腟内に凹凸のある場合，カバーと体表の間に空気が残らないようにする必要がある。クスコにジェルを載せ，プローブの先かコットンなどで腟内にジェルを押し込んで凹凸を埋める。

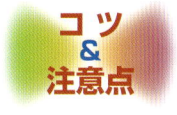

> **コツ＆注意点**
> ● 3D検査では，ボリュームデータを集めている段階では音響信号の欠損があってもよくわからず，後から画像の加工を行う際にデータ不良となって発見される。データ不良を起こさないよう，空気を追い出す手順は手抜きせず行う。

検査の進行

　まず経腟プローブを用いて子宮の輪郭，筋層の状態，態勢と屈曲を判定，ダグラス窩や内腔の液体貯留の有無を観察する。付属器の様態は，大きな占拠性病変や術後で内性器領域に強い癒着があるなどの場合を除き，骨盤底支持にはあまり関与しないようである。

　次に経腟プローブをいったん抜き，プローブ先の走査面にジェルをのせ足し，腟口付近にプローブの先をおいて矢状断面をつくる**（図3）**。この画像では，自然に近い状態での骨盤臓器のアライメントを観察できる。

図2　超音波検査システム

静止画や動画の超音波画像はまとめて画像サーバーに保管され，診療用の端末から参照できる。画像システムの専用端末で編集した所見のまとめは，検査レポートとして時系列に表示される。

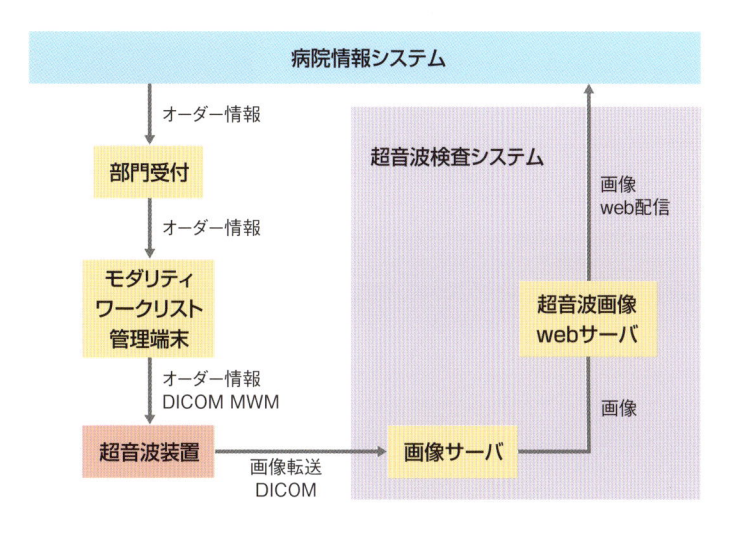

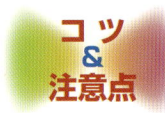

| コツ＆注意点 | ● 経腟プローブが3D対応のものであるならば，次にそのままの位置で観察の角度を広くとり，ボリュームデータを保存する。プローブの向きや位置，ジェルの追加，大腿の開排を狭めるなど，微調整の必要なことが多い。このデータは，後ほど会陰横筋，肛門括約筋，恥骨直腸筋のレンダリングとスライス画像を書き出すのに使う。|

　次いでコンベックスプローブに持ちかえ，必要ならまたジェルを足して腟前庭部から観察する（経会陰走査）。少々頭部を持ち上げると，患者はすぼめやいきみの動作を行いやすい。

　まず矢状断面をつくり，微調整して恥骨結合と直腸肛門屈曲を描出，安静時の静止画像を記録する。できればこの記録に尿道も写しこむ。

　骨盤臓器のアライメントは，本来コンベックスプローブよりも経腟プローブのほうが自然に近い状態をみられるが，コンベックスプローブによる矢状断面の観測のほうが，撮像領域がぶれにくく，変形や動きの観察に向いている。コンベックスプローブで泌尿生殖裂孔の前後径を計測する（図4）。

　引き続き，dynamic imagingを行う。検者と患者の意思疎通のためには，検者が被検者の顔を見ながら自分で音声指示を出すのがよい。筆者は，力を入れていないときの所見を確認の後『すぼめ』『強い咳払い』『いきみ』の順に指示し，シネモードで動画を保存している（図5）。検査の途中でもおおよそのことはわかるが，検査中には詳細な観察を行えない。検査を終えてから動画ファイルを見直してコメントをつける。

　これまで，女性骨盤底の超音波検査では，ボリュームデータの取り込みにはコン

図3 経腟プローブによる腟入口部からの走査：矢状断面

子宮前屈位の場合の正常なアライメント

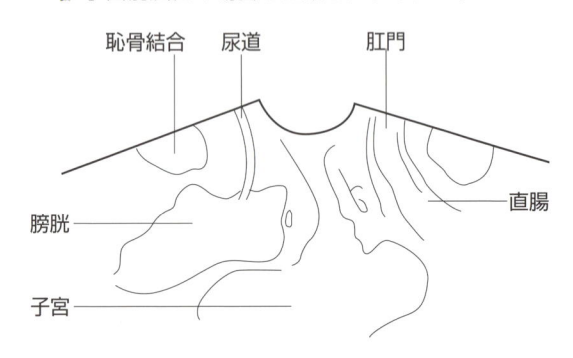

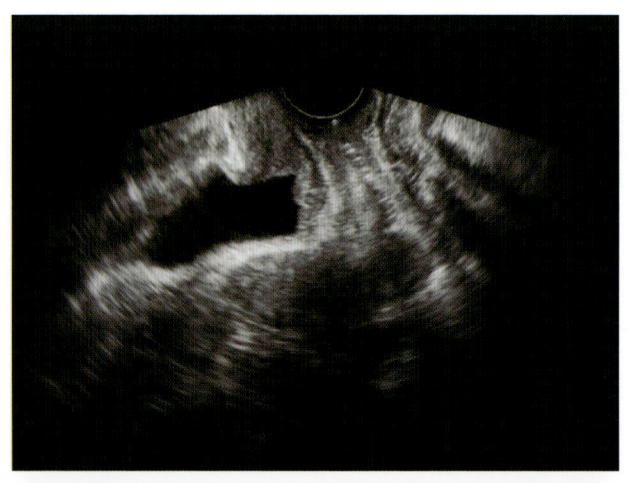

図4 コンベックスプローブによる経会陰走査：矢状断面

図3と同一症例。恥骨下縁から直腸肛門屈曲の後壁までの距離（泌尿生殖裂孔の前後径）をカーソルで示す。

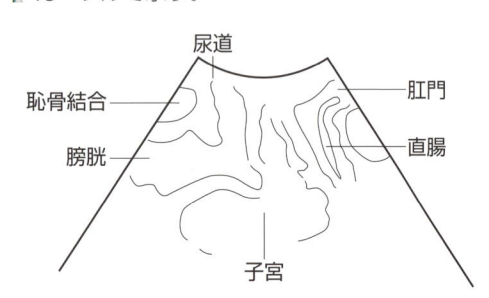

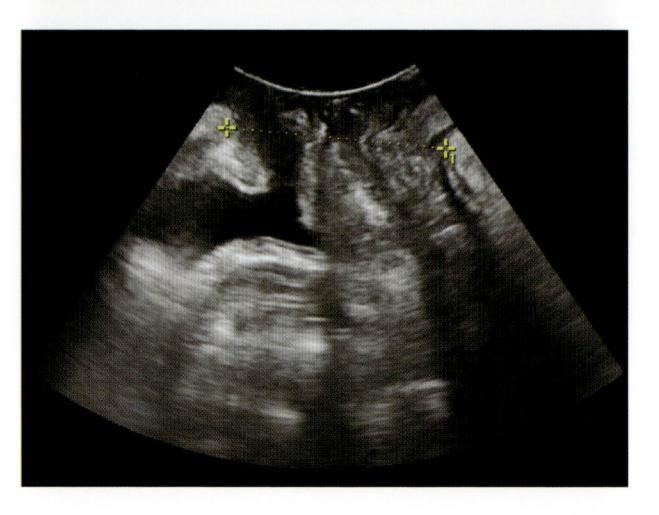

ベックスプローブを用いることが多かった[1]。しかし，得られる画像は，経腟プローブを用いるほうがむしろ高画質で精細なものになる**（図6）**。将来的には経腟プローブによる3D超音波検査のほうが一般化するのではないかと思われる。

所見の記載

経腟プローブによる矢状断面像で骨盤臓器のアライメントに異常があるときは記載する。泌尿生殖裂孔の前後径については，超音波検査では十分にいきませて計測することが難しいため，コンベックスプローブで力を入れていないときの測定を行い，計

図5 前腟弛緩における dynamic imaging

a：安静時

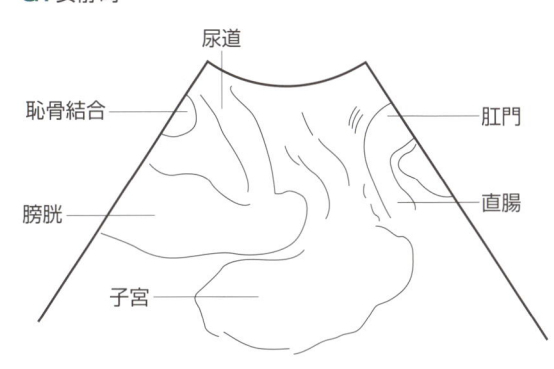

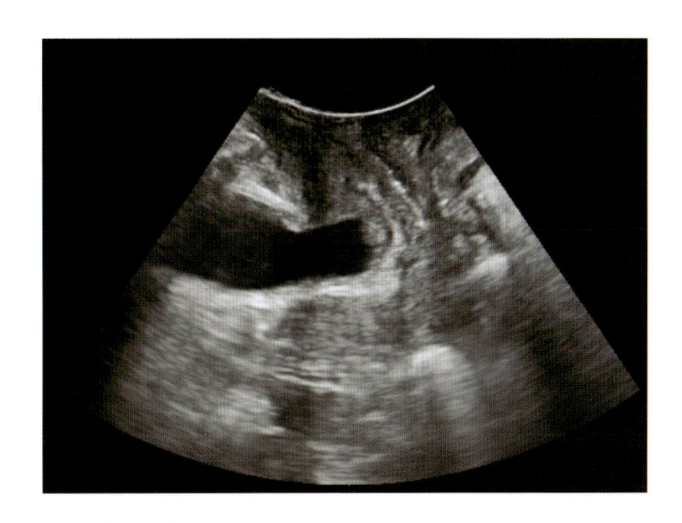

恥骨結合／尿道／肛門／膀胱／直腸／子宮

b：Squeeze
泌尿生殖裂孔の狭まりが認められ，尿道はわずかながら腹腔へ向けて移動する。

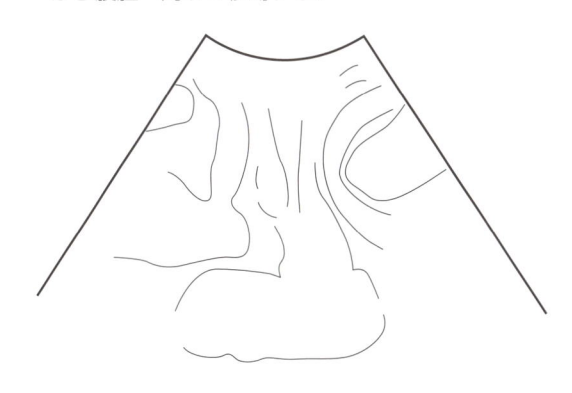

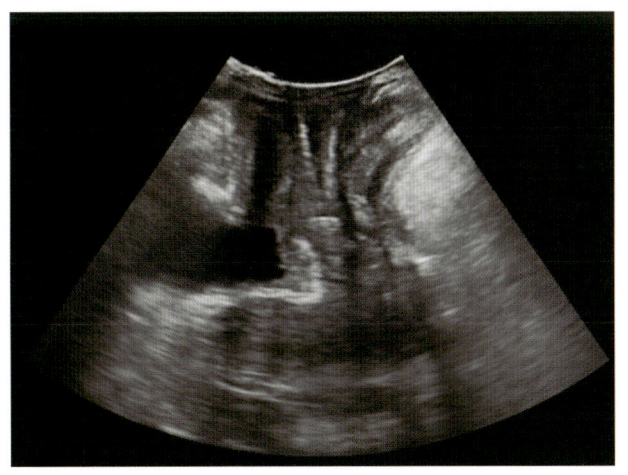

c：Straining
膀胱底が腟口からはみ出すようにみえ，尿道は恥骨の周りを回るようにずれ動く。

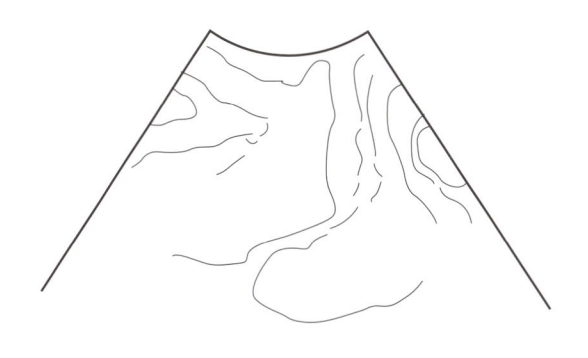

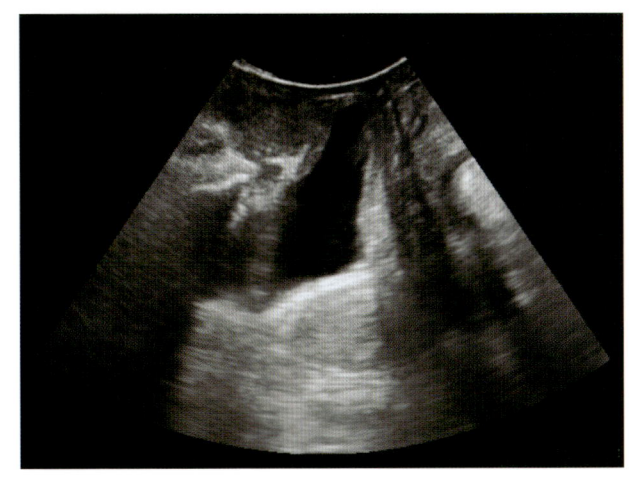

図6 会陰から見上げた恥骨直腸筋 3D超音波マルチスライス画像

GE Healthcare社製 Voluson i を使用し，左はコンベックスプローブで経会陰的に，右は3D経腟プローブで腟入口部から撮像。経腟プローブのほうが，精細な画像が得られる。

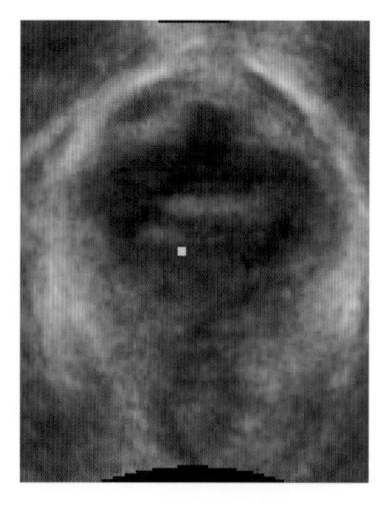

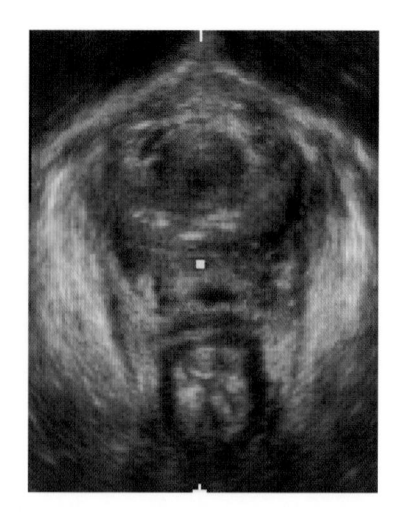

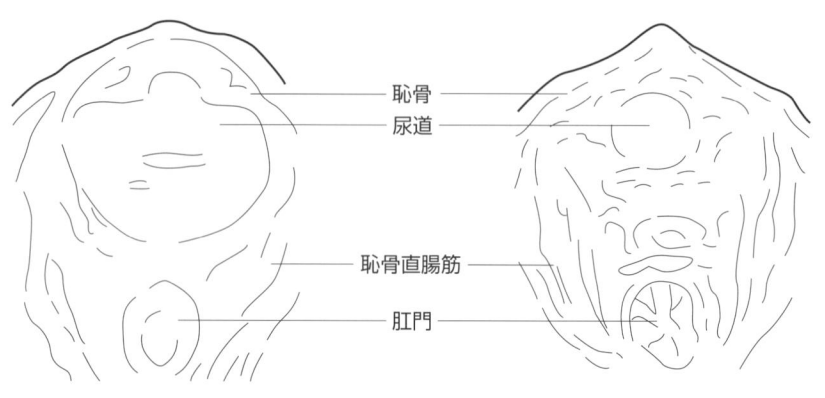

恥骨
尿道
恥骨直腸筋
肛門

図7 経腟3Dプローブによる骨盤底支持組織の描出　骨盤臓器脱

腟前庭部より走査して得られたボリュームデータから，骨盤軸に直交する厚さ2.5mmの連続したマルチスライス画像を作成。尿道，肛門，恥骨直腸筋，会陰周囲の支持組織，尿道周囲の支持組織などを観察できる。大きな欠損はないものの，右恥骨直腸筋内側部から会陰にかけての瘢痕形成（-3〜*），尿道支持組織の左右差（1〜2），内肛門括約筋の一部欠損（-3〜*）などの所見がある。

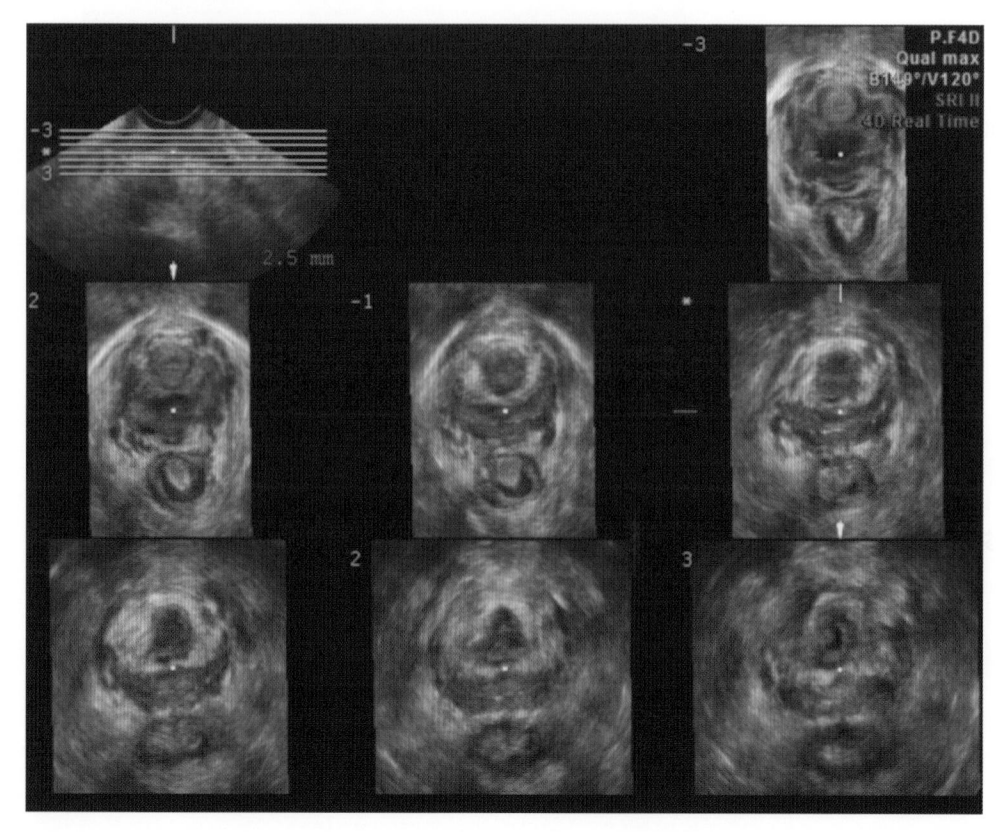

測値を記載する。

dynamic imagingによる観察項目を順次チェックする**(表1)**。

ボリュームデータはレンダリング画像もしくはマルチスライス画像に書き出して観察する。連続する水平断のマルチスライス画像をつくると，会陰から肛門挙筋までの観察が可能である**(図7)**。これらの画像により，出産時の会陰，肛門，肛門括約筋の損傷や欠損の多くが可視化される**(表2)**。

産科的損傷に関する総合診断には，画像解析だけでなく理学所見による裏付けが必要である。超音波3D検査で，予測していなかった支持組織の左右差や損傷の所見が見つかった場合には，必ず後日触診して所在と様態を確かめておく。

いつ実施するか

外来診察では，骨盤底の局所症状や排尿症状，直腸肛門の症状を訴える受診者を超音波検査でスクリーニングする。骨盤臓器脱症例を定期的に診察する場合，力を抜いている状態といきみを加えたときの状態を撮影しておき，計測値や骨盤臓器のアライメントを経時的に比較，弛緩下垂の進行を判定する。

腟式整復手術の術後には，退院診察などのときにコンベックスプローブでメッシュの周辺をチェックしておくとよい。メッシュ埋没野をドレナージしなかった場合には，メッシュパッチやストラップの近傍に直径1〜2cmの小血腫は頻繁にみつかるであろう。

術後の外来診察では，メッシュの埋没位置や腟からの深さ，尿道や膀胱との距離，ストラップのねじれなどを観察できる。当然ながら，メッシュの埋没状態は機能的な成績を左右する。

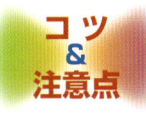

> **コツ&注意点** ● 中部尿道スリング手術によって排出障害の起こった場合，スリングの引きすぎ（＝尿道の偏位），通過経路の問題（＝尿道内をスリングが通過）などの所見があることが多い。

表1 dynamic imagingによる観察項目

●力を入れていないとき	●すぼめを指示して	●咳払いを指示して	●いきみを指示して
臓器のアライメント	すぼめの強さ	すぼめやいきみが加わるか	いきみの強さ
泌尿生殖裂孔前後径	いきみが加わるか	流出路の変形，偏位	すぼめが加わるか
流出路の変形，偏位	尿道の動き	膀胱底のせり出し	流出路の変形，偏位
			膀胱底のせり出し
			子宮の下降
			ダグラス窩の下降
			直腸前壁のせり出し

表2 ボリュームデータからの観察項目

●骨盤下部の内腔の形態	●会陰腱中心／会陰横筋	●肛門	●恥骨直腸筋
左右差（一側の拡大）	内部の瘢痕性変化	内括約筋の一部欠損（断裂）	外側部の変形（剥離損傷）
●直腸	支持組織の欠損	外括約筋の一部欠損（断裂）	内部の瘢痕性変化
偏位		変形	内側部の変形（変形治癒）

MRI検査の進め方

被検者の準備

　体内の磁性体など，MRIの禁忌となる条件のないことを確認する。術後の感染症の探索をするとき以外，ガドリニウム造影剤は不要である。膀胱は半ばまで尿がたまっているのがよい（100ml程度）。直腸内と腟内に超音波検査に使うジェルを注入すると，観察しやすくなる。

　検査時の姿勢は，仰臥位で膝を少し立て，膝の下にタオルなどを入れてぐらつかないようにする。dynamic imagingを行う場合は，検査中にすぼめやいきみの動作を指示すること，患者の協力が重要なことを前もってよく知らせ，可能ならリハーサルを行っておく。

撮像手順

　MRI撮像装置の性能によってdynamic imagingには2つの撮影方式がある。第一は静止画モードに適合させたプランで，まず，通常どおりに力を抜いた状態で骨盤MRIを撮り，引き続き，すぼめ動作，弱いいきみ，強いいきみのそれぞれの条件で撮像するものである。

　第二は動画モードに適合したMRI装置を使える場合で，力を抜いている状態から次第に力を強めてすぼめやいきみを行わせ，経時的なボリュームデータを集める。

　画像の作成は，T2強調で，水平断，冠状断，矢状断のスライスを依頼する。

MRIの見かた

支持組織

　骨盤隔膜は肛門挙筋を含む骨盤内の仕切りで，骨盤隔膜から頭側は後腹膜骨盤腔，

図8 MRIに捉えられた肛門挙筋
T2強調画像で，恥骨結合あたりの高さに恥骨直腸筋が描出される。
骨盤臓器脱では，しばしば恥骨直腸筋にさまざまな欠損や不均一な内部パターンが観察される。これらは出産時の損傷や加齢に伴う菲薄化などに相当する。

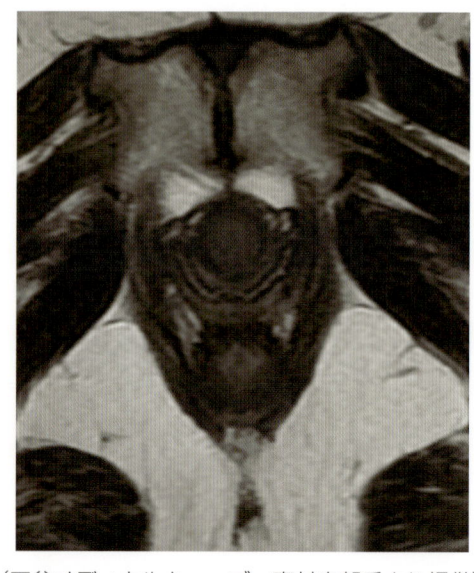

（四谷メディカルキューブ　嘉村康邦氏より提供）

尾側は会陰である．肛門挙筋の主要成分は，内側部の恥骨直腸筋と外側部の腸骨尾骨筋である．

　MRIで，恥骨直腸筋は水平断のT2強調画像に描出される**（図8）**．この構造は恥骨内側部に起こり，尿道と腟と肛門管を取り囲むU字状の構造として観察される．欠損，左右差，恥骨直腸筋に囲まれる領域の変形などを観察する．**恥骨直腸筋より少し頭側のT2強調水平断で，腸骨尾骨筋が内閉鎖筋の内面の高まり（腱弓）から起こる部分が描出される**．欠損の有無，左右差などを観察する．ただし，MRIで観察される骨盤隔膜の構造には，個体差や生来の左右非対称などが少なくないといわれる．骨盤隔膜より尾側で，会陰横筋や腟周囲，会陰浅層の筋群なども描出が可能である．

骨盤臓器のアライメント（図9）

　子宮前屈位の正常例では，力を抜いているとき，子宮は膀胱に，膀胱は腟に，腟と子宮頸部は直腸と肛門管に，直腸は肛門尾骨靱帯と尾骨にそれぞれもたれかかっている．

　前屈子宮を有する者の骨盤底弛緩では，ほとんどの場合に骨盤底流動化に先立って子宮の骨盤後下方へのわずかなずれないしは落ち込みが起こり，これら2つの事象は時間的に一定の順序に従う．

　一方，後屈子宮を有する者と子宮摘除後の者では，子宮もしくは腟尖端の支持とその他の部位の支持は別々に流動化し，時間的に一定の順序に従うことがない．子宮の態勢，子宮の有無によって，骨盤底の支持機転には若干の差違があることがうかがわれる．

基準点の位置関係，角度，距離

　正常では，膀胱頸部，子宮頸部，およびダグラス窩は，力を抜いているときも強いいきみをかけたときも，恥骨尾骨線（恥骨下縁と仙骨関節を結ぶ直線．pubococcygeal line：PCL）より頭側にある**（図9）**．恥骨下縁から肛門後壁に至る泌尿生殖裂孔の前後径は，同じく強いいきみをかけた状態でも7cmを超えない．**強くいきんだとき，泌尿生殖裂孔の前後径が7cmを上回る場合，ほとんどは会陰下降を伴っている**．全体を概観したら，前腟区画，子宮と腟とダグラス窩（もしくは膀胱直腸窩），後腟区

図9　骨盤と骨盤底の矢状断面　MRI T2強調画像

前屈子宮を有する正常な骨盤臓器のアライメント．子宮体部は膀胱に，膀胱は腟に，子宮頸部と腟の上部は直腸によりかかる位置関係が成り立つ．健常者では，子宮と膀胱とダグラス窩は，力を抜いているときも腹圧を加えたときも，PCLより上にある．

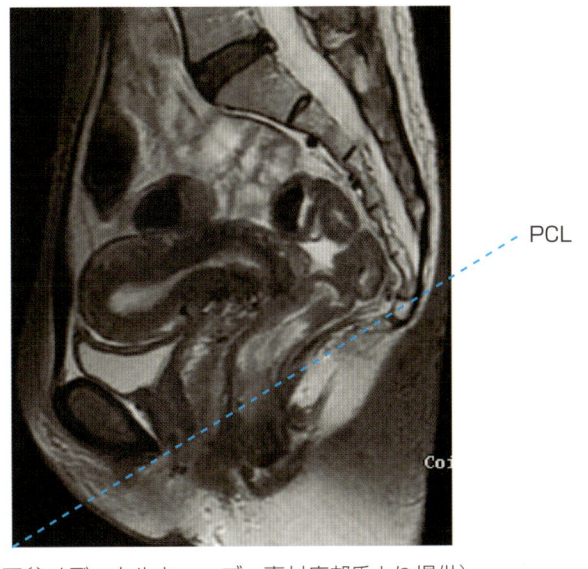

（四谷メディカルキューブ　嘉村康邦氏より提供）

画の順に系統的にみていく。

　前腟区画について，力を抜いている状態で，恥骨尿道角（恥骨の上下の縁を通る直線と近位尿道の接線の作る角）と膀胱尿道角（膀胱後面と近位尿道のそれぞれの接線の作る角度）の標準値は45°と110°である。強くいきんだとき，恥骨尿道角が90°，膀胱尿道角でもそれぞれと150°を上回るようであれば，流出路の可動性増大，すなわち支持不全状態がある。

　腟はゆるやかに屈曲し，腟口と円蓋部付近の軸はおおよそ120°の角度をなす。強くいきんだとき，腟口と円蓋部付近のなす角度は消失し180°に近づく。子宮の可動性は同じく力を抜いているときと強くいきんだときで観察する。いきみによって子宮頸部とダグラス窩（もしくは膀胱直腸窩）が恥骨尾骨線より下にくるようであれば，尖端の可動性増大，すなわち支持不全状態がある。ダグラス窩の拡大とせり出しを，いきみを加えた画像でチェックする。

　後腟区画について，肛門直腸角（肛門と直腸のそれぞれの長軸の作る角度）の標準値はおよそ110°で，排便動作のとき以外は，本来，強いいきみを加えてもこの角度は増大しない。いきみにより肛門直腸角が増大する，あるいは肛門後壁が恥骨尾骨線より30mm以上低い位置に下がる場合，後腟区画の全体的な可動性増大，すなわち支持不全状態がある。いきみにより直腸前壁が肛門管の最前部に位置する上下方向の接線から30mm以上手前にせり出すとき，直腸瘤と診断される[2]。

補遺：下部尿路機能の臨床と画像評価

　尿禁制や尿排出にかかわる機能的な診断は，形態的な評価と生理学的な評価（ウロダイナミクス）の両者に立脚している。最近，前者には造影検査よりもMRIや超音波検査が多用されている。ウロダイナミクスは機能的評価として独自の存在理由をもつが，画像検査の隆盛により目的と適応が以前より明確に規定されるようになっている。

　造影検査から超音波検査とMRIの時代への移行は，いくつかの重要な変更をもたらしている。婦人科内診時についでに行う超音波検査により，流出路の偏位や変形をスクリーニングできるようになったことの恩恵はたいへんに大きい。超音波の使い手たちの努力があれば，女性骨盤底排尿診療の枠組みに革命的な変更が起こり得るであろう。

　もうひとつは，尿路造影では腟や直腸を造影するのに多くの手間を要し，子宮は見えなかったのが，いま，MRIでは特別の手間をかけずに下部尿路，子宮，腟，直腸膀胱が微細に描出されることである[3]。もともと女性の下部尿路障害には子宮の占拠性病変と骨盤底弛緩に端を発するものが非常に多い **（図10）**。

　分解能のよいMRIを使えば，骨盤内の構造を全体として眺望することができる。これによって，子宮の変形や増大が流出路の圧迫や可動域制限を起こしている様子も，十分に観察することができる。

　デジタル化された画像検査情報は，保存や再加工，症例提示などに強みを発揮する。女性骨盤底医学は複数の診療科によって担われる領域である。複数の診療科で診療情報をシェアするためには，デジタル化された画像情報の活用ということは重要なカギになると思われる。

図10 子宮筋腫と骨盤臓器脱の合併　MRI　T2強調画像

子宮体部の漿膜下筋腫と頸部の著しい延長を認める。子宮腟部と膀胱瘤が腟外へ脱出している。尿の排出はスムーズではないが，膀胱頸部と尿道は子宮によって圧迫される位置関係にないため，この症例には尿閉のリスクはない。

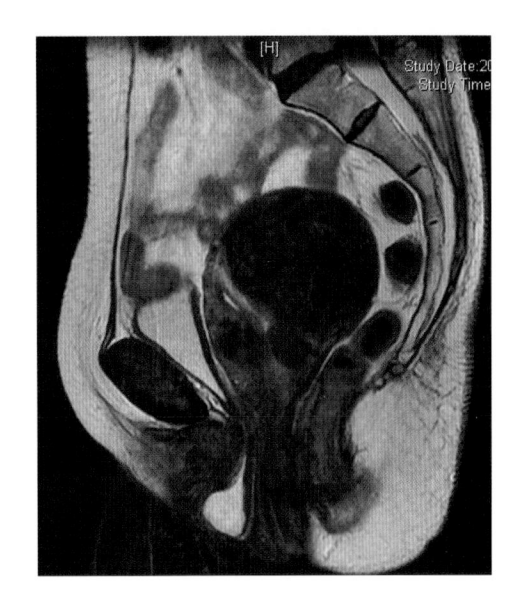

■文献

1) Dietz HP, Steensma AB, Hoyte L, eds：Atlas of pelvic floor ultrasound. Springer Verlag, London, 2007.
2) Imagerie par résonance magnétique de la statique pelvienne. Anatomie, prolapsus, aspects postopératoires. Allice O et al. RADIOLOGIE ET IMAGERIE MÉDICALE : Génito-urinaire - Gynéco-obstétricale – Mammaire [34-620-C-20], Encyclopédie Medico-Chirurgicales, Paris: Elsevier Masson; 2008（http://www.em-consulte.com/article/188418）
3) Colaiacomo MC et al：Dynamic MR imaging of the pelvic floor: a pictorial review. Radiographics 2009；29(3)：e35.
4) プローブフィットワイドタイプ（株式会社ポーラファルマ）
http://www.pola-pharma.co.jp/medicalmedicines/pdf/sonota0910a.pdf

骨盤臓器脱に対する保存療法

大阪警察病院産婦人科
柏原宏美　草西　洋

術式の特徴とストラテジー

- 骨盤臓器脱の治療では，自覚症状が軽度の場合や手術治療を希望しない場合，また合併症により手術リスクが高い場合には，保存療法が選択される。保存療法としては生活指導や骨盤底筋訓練，ペッサリー治療が挙げられる。
- 産婦人科診療ガイドラインでは，POP-Q stage Ⅱ以上の初期治療として手術を希望しない場合にはペッサリー治療を推奨しており，骨盤底筋訓練もPOP-Q StageⅠの治療として推奨され，骨盤臓器脱の改善や悪化予防に効果があるとしている。
- ここではペッサリー治療を中心とした保存療法の適応と実際，さらに手術移行について述べる。

保存療法の種類（表1）

● 生活指導
腹圧によって骨盤臓器脱は悪化するため，できるだけ腹圧のかかる機会を減らす。肥満の改善や便秘の予防，気管支喘息など慢性的な咳の改善を図る，長時間の立ち仕事や重労働を避ける，体をしめつける着衣をやめることなどを指導する。

● 骨盤底筋訓練（pelvic floor muscle training；PFMT）
骨盤底筋の強化により骨盤底の支持力を改善し骨盤内臓器の下垂を防ぐ効果がある。
訓練の指導にあたっては，「膣をすぼめるように」とか，「排尿を途中で止めるように」と説明するとわかりやすい。骨盤底筋には遅筋と速筋がありそれぞれを強化することが必要であるので，5秒程度収縮を持続して弛緩する方法と収縮して即座に弛緩する方法の両方を行う。それぞれの収縮運動を10回ずつ1日4～5セット行うように指導する。体位は立位や座位，仰臥位など任意の姿勢で可能である。
骨盤底筋の主な構成要素である肛門挙筋の収縮を評価する方法としては，内診指で恥骨下枝に付着する肛門挙筋を触診しながら収縮を確認することが簡便である。
また経会陰超音波で確認する方法もある。経腹用のコンベックスプローブを外陰部にあてて肛門挙筋の動きを観察する。画面を患者に見せることで患者自身が実際に肛門挙筋を収縮できているかを確認できる。また恥骨下縁から肛門挙筋上縁までの距離を，肛門挙筋収

治療の流れ

1. 適合サイズの決定
2. 挿入
3. サイズの確認
4. 挿入1カ月後の確認
5. 挿入後の診察

表1　保存療法の種類

①生活指導	肥満の改善，便秘予防，腹圧の防止
②骨盤底筋訓練	骨盤底筋の強化により骨盤底支持力を改善
③ペッサリー治療	膣内挿入器具により下垂臓器を支持

縮力の指標に用いることもできる。**(図1)**

●ペッサリー治療**(図2)**

ペッサリーは腟内に留置することによって臓器の下垂を抑える器具であり，多種多様なペッサリーがある。材質はゴム，プラスチック，ポリ塩化ビニール，シリコンなどで，形状からSupport型と Space occupying型の2種類に分類される。

日本ではSupport型のウォーレス・リング・ペッサリー®が広く使用されている。サイズは50mm〜110mmの計16種類がある。合成樹脂のポリ塩化ビニール製で柔軟であることから，リングを挿入する際に強く把持すると変形して入りやすくなる**(図4)**。リングの太さも直径12.5mmと太いため，腟壁びらんを生じにくい。

一方，従来使用されていたマイエル型ペッサリーは，含硫天然樹脂のエボナイト製で硬く，太さも直径8mmと細いので長期間放置された場合には腟壁びらんを起こしやすいため，現在ではほとんど使用されない。

通常のリングペッサリーが不適の症例には，オーダーメイドで作成されるアヘッドラボラトリー社のシリコン製ペッサリーが入手可能である。**(図3)**

図1　経会陰超音波による骨盤底筋訓練の評価法

方向は左側が腹側，右側が尾側となる。肛門管の尾側にみえる高輝度の領域が肛門挙筋である。収縮すると画面上左側の恥骨方向に肛門挙筋が移動する。恥骨下縁から肛門挙筋までの距離の短縮を収縮力評価の指標とすることができる。図の症例では安静時の51mmから収縮時は42mmに短縮している。

a：安静時

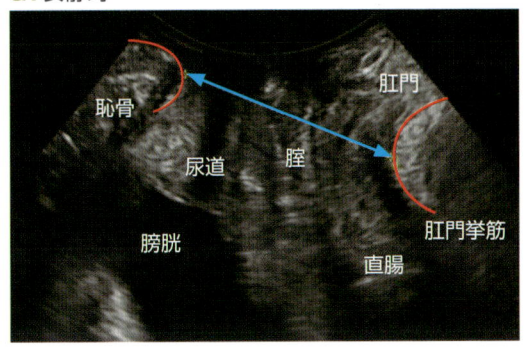

b：収縮時

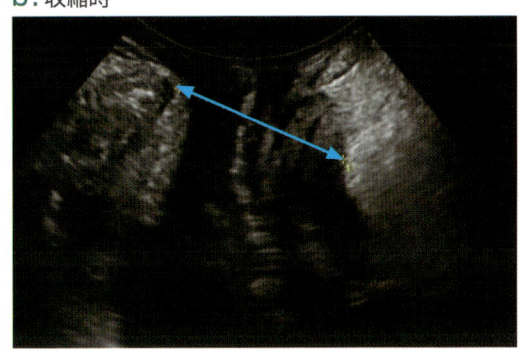

図2　ウォーレスリングペッサリーとマイエル型リングペッサリー

a：白色のリングは現在広く用いられているリングペッサリーで，合成樹脂のポリ塩化ビニール製（PVC：polyvinyl chloride）で柔軟であることからソフトタイプリングともいわれる。リングの太さは　直径12.5mmで太いためにハード型に比較すると腟壁びらんを生じにくい。

b：黒色のリングは従来から使用されていたリングペッサリー。マイエル型ペッサリーともいう。含硫天然樹脂のエボナイト製で硬い。太さも直径8mmと細いので，長期間放置された場合にはびらんを生じやすい。

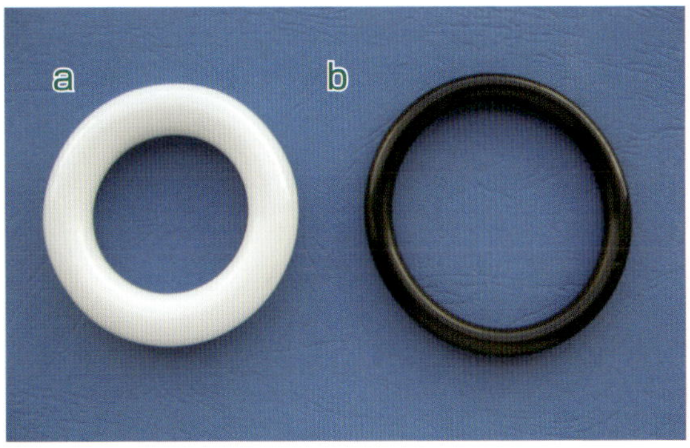

図3　オーダーメードペッサリー（アヘッド　ラボラトリーズ社製）

患者個々の腟の形状のあわせて作成されるシリコン製の腟ペッサリー。ここでは参考に4タイプを示しているが，基本的には患者の腟形状に応じた形に作成される。容易に自己着脱できるように厚さが比較的薄い円盤状タイプ，また骨盤臓器脱に合併する腹圧性尿失禁をおさえる機能をもつ突起タイプ，腟腔を充填するタイプなどがある。日本製。

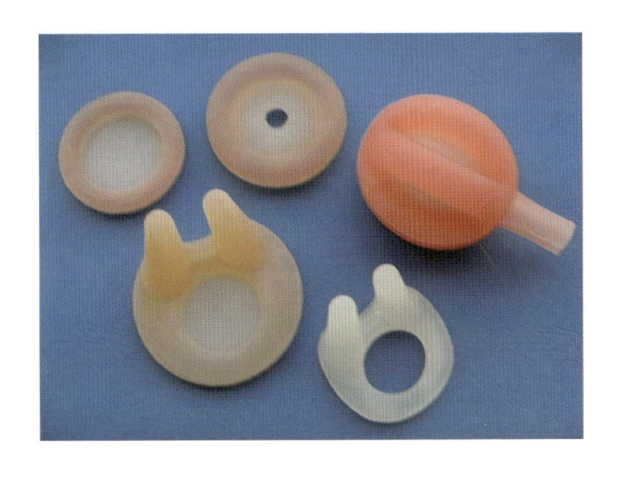

オーダーメードペッサリー（アヘッドラボラトリーズ社）(図3)

通常タイプのペッサリーが不適の症例を対象に日本で開発されたペッサリーである。対象はリングペッサリーが自然脱出する場合，通常のリングペッサリーでは自己着脱操作が困難である場合，リングペッサリー装着時に腹圧性尿失禁が顕著である場合である。尿失禁を防止するリングペッサリーは現在わが国では入手できない。このような症例には患者個々の腟の形状に合わせたシリコン製のオーダーメード腟ペッサリーが有用である。図のように基本的4タイプがあるが，あくまで脱出の状況に応じて患者ごとにオーダーメードで作成される。腟長が短い症例，腟口が広い症例，腹圧性尿失禁の症例には試みてよい。

治療法の選択

POP-Q StageⅠまたは自覚症状のないStageⅡの症例では，まず生活指導や骨盤底筋訓練を指導する。POP-Q StageⅡ以上で自覚症状のある場合は保存療法と手術療法のメリット・デメリットを十分説明のうえで治療方針を決定する。ペッサリー治療は外来で管理できる簡便で有用な治療法であり，保存療法を希望されるときは第一選択としてよい。ただし，後述する有害事象があるので定期的な受診が必要であることを説明しておく。

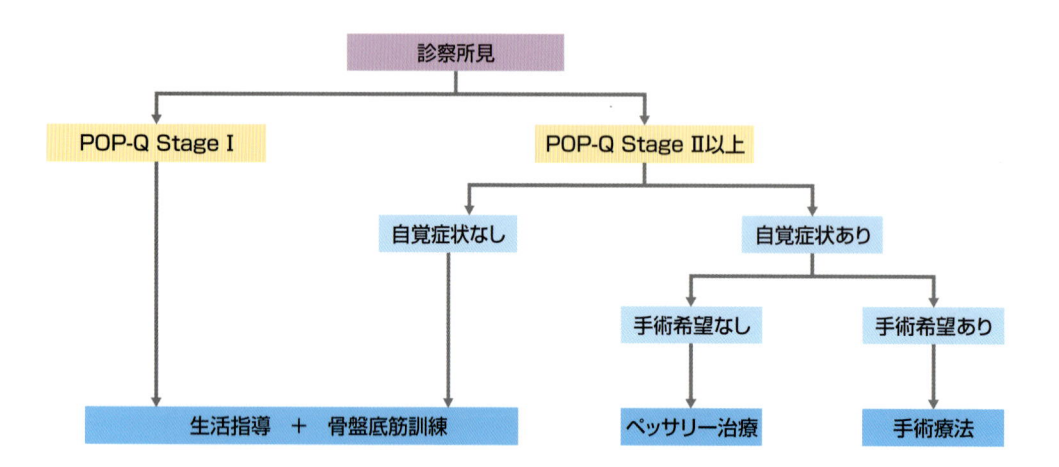

```
           診察所見
          ／      ＼
POP-Q StageⅠ    POP-Q StageⅡ以上
     │           ／        ＼
     │       自覚症状なし   自覚症状あり
     │           │        ／     ＼
     │           │    手術希望なし  手術希望あり
     ↓           ↓        ↓         ↓
生活指導 ＋ 骨盤底筋訓練          ペッサリー治療  手術療法
```

治療の実際

● 適応症例（表2）

POP-Q stageⅡ以上の症例で手術希望のない症例，合併症等により手術リスクが高く手術実施が困難な症例，手術待機中の症状改善目的での一時使用，妊娠・産褥期，挙児希望のある場合，また潜在的腹圧性尿失禁の診断目的などである。

下垂部位や下垂程度には関係なく，多くの症例でペッサリー挿入は可能である。またペッサリーを装着していても性交に支障のないことが多く，性活動のある症例に対してもペッサリー治療は有用である。

1 適合サイズの決定

ペッサリーの適合サイズを決めるには，まず内診で腟の長さと幅を確認し，それに見合ったペッサリーを挿入するが，内診指でペッサリーと腟壁の間を全周性にたどれる余裕があり，かつ腹圧をかけても脱出しない大きさが適合サイズである。しかし，最適なペッサリーのサイズを決定するために数回の入れ替えが必要な場合もある。

2 挿入（図4）

　挿入するペッサリーの横径を小さくするために，術者の右手に持ち強く把持して変形させる。左手で陰唇を広げるようにして，ペッサリーの先端には潤滑ゼリーを少量付着させる。ペッサリーを腟口の縦径あるいは斜径に一致するように挿入すると腟内では自然に水平の向きに変わるので，恥骨結合の裏面と後腟円蓋にペッサリーの直径がくるようにし，リングの孔が子宮頸部に合うように位置を調整する。

3 サイズの確認

　患者に歩行させて痛みや違和感のないこと，また排尿に支障がないことを確認する。脱落した場合はサイズを上げて再挿入し，違和感があるときはサイズを下げる。可能であれば自己着脱の方法を指導する。

表2 ペッサリー治療の適応

手術希望のない例
全身合併症により手術リスクが高い例
手術待機中
妊娠・産褥期
挙児希望例
潜在的腹圧性尿失禁の診断目的

図4 リングペッサリーの挿入法

a：挿入されるペッサリーの横径を小さくするために，ペッサリーを術者の右手に持ち2カ所を強く把持して変形させる。

b：術者の左手で陰唇を広げるようにして，ペッサリーの先端には潤滑ゼリーを少量付着させる。腟の縦径あるいは斜径に一致するようにペッサリーを挿入する。腟内に挿入したペッサリーを恥骨結合の裏面と後腟円蓋にペッサリーの直径がくるようにして，リングの孔が子宮頸部に合うよう位置を調整する。装着したリングが腹圧で腟外に押し出されないこと，疼痛，違和感がないことを確認する。

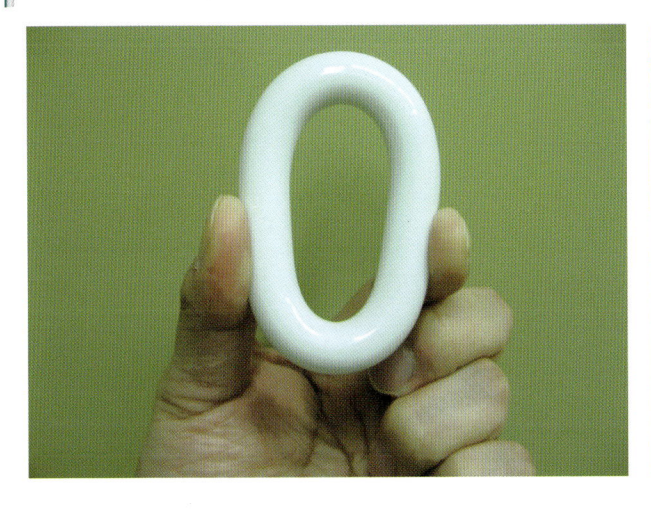

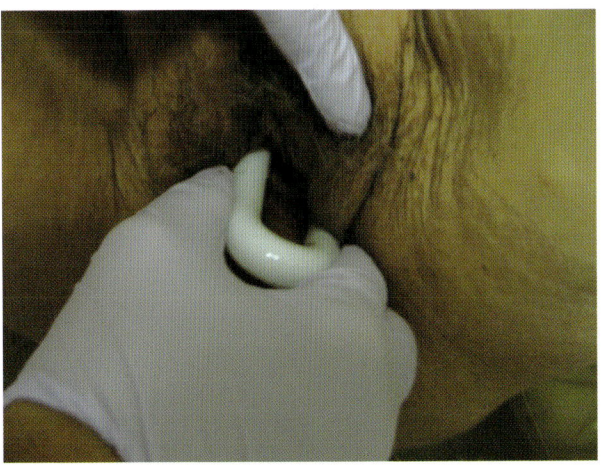

4 挿入1カ月後の確認

1カ月後に自覚症状と排便・排尿状態の確認をする。内診で帯下の状態や腟壁びらんの有無を確認する。

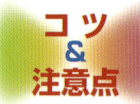

> **コツ&注意点**
>
> **ペッサリーの自己着脱**
> ● ペッサリー治療の合併症である腟壁びらんや帯下増加を防止するために，ペッサリーの自己着脱は有用な方法である。片膝を立てた姿勢，または中腰にて挿入する。ゼリーなどの潤滑剤を使用すると入りやすい。抜去するときは示指をペッサリーにかけて引き出す**（図5）**。抜去が難しい場合は腹圧をかけるとペッサリーが下降し引き出しやすくなる。起床時に挿入して入浴時または就寝時に抜去する。できるだけ毎日の着脱を指導する。自己着脱ができればペッサリーが脱出してもすぐに自己挿入でき，無用なサイズアップを避けることができる。

5 挿入後の診察

自己着脱ができない，または希望しない患者の場合は3カ月ごとの診察を行う。
自己着脱のできる患者では6カ月ごとの診察でもよい。ペッサリーは6カ月ごとに交換する。長期間にわたりペッサリーを使用すると，脱出臓器による圧迫が解除されることにより開大していた腟口が狭小化してペッサリーのサイズダウンが必要になることがある。

治療効果

ペッサリーは71〜75％程度で装着可能であるが，長期的に継続できる症例は36〜60％である[1,2]。自覚症状についてはClemonsらの報告によると，2カ月間ペッサリーを挿入した患者の92％が満足としており，90％で臓器脱症状が改善，腹圧性尿失禁が45％，切迫性尿失禁が46％，排尿困難が53％で改善した[3]。

Abdoolらは，1年間のペッサリー治療と手術療法との比較では，臓器脱症状だけでなく，排尿・排便症状，性機能についてペッサリー治療群と手術治療群で同等の改善を認めたと報告している[4]。

図5 リングペッサリーの抜去法

腟内に挿入された術者の示指の先にリングの孔の部分をかけて引き出す。自己着脱の時も同様に行う。

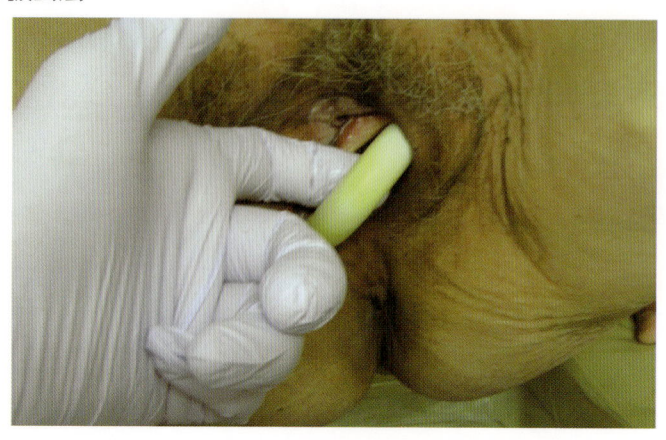

一方，ペッサリー治療を中止した理由としては，頻回の脱落，腟壁びらんによる出血，手術希望，腹圧性尿失禁の悪化や潜在的腹圧性尿失禁の出現などが多い。ペッサリー治療の不成功や中止のリスクを**表3**にまとめた。

　子宮摘出後，特に骨盤臓器脱手術後の症例では腟長が通常より短縮していることがあり，比較的小さいペッサリーしか挿入できず直後に脱落するケースがある。またサイズアップをすると痛みや違和感を生じやすく，ペッサリー治療が不成功となりやすい。また腹圧性尿失禁を合併する症例ではペッサリーを挿入することにより，ときに尿失禁症状の悪化をきたすためペッサリー治療を中止することがある。

　ペッサリー治療の不成功とPOP-Q stageには関連性はないとの報告もあるが[1]，高度の骨盤臓器脱では，生殖裂孔の開大により腟口の幅が広くなり，ペッサリーのサイズアップにもかかわらず頻回に脱落して，ペッサリー治療を中止せざるをえない場合がある。このような症例にはペッサリーを2つ挿入する方法（ダブルペッサリー）が有効な場合がある**（図6）**。

　これらのリスクを有する症例では，ペッサリー治療開始時に不成功の可能性を説明しておく必要があり，はじめから手術療法を選択してもよい。

表3　ペッサリー治療の不成功・中止リスク[1,2]

腟長が短い（特に6cm以下）
腟口が幅広い（特に4横指以上）
腹圧性尿失禁合併
子宮摘出術や骨盤臓器脱手術の既往

図6　ダブルペッサリー

1つのペッサリーのみでは，脱出部分を腟内へ還納することが不十分である場合に2つのペッサリーを同時に使用すると安定して使用できることがある。用いるペッサリーのサイズはやや異なるサイズの場合と同一のサイズを用いる場合がある。

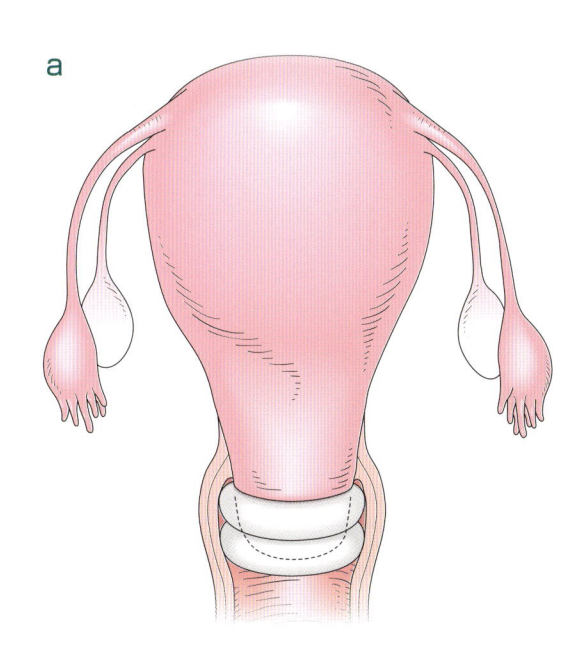

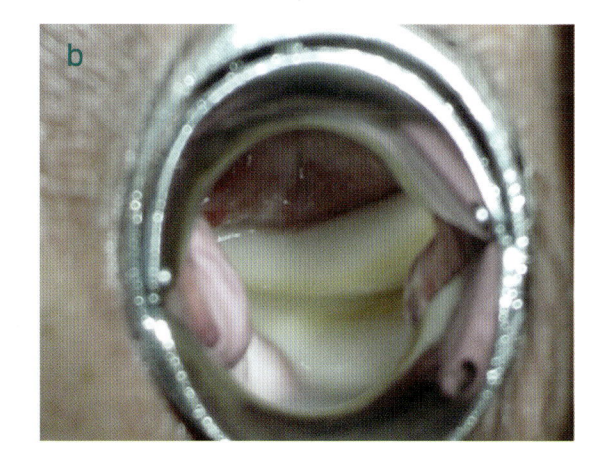

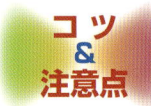

> **コツ＆注意点**
>
> **ダブルペッサリー（図6）**
> ● 高度の骨盤臓器脱，特に腟口の幅広い症例では，ペッサリーが脱落しやすい。1つのペッサリーのみでは脱出部分を腟内へ還納することが不十分である症例でも，2つのペッサリーを同時に使用すると安定して使用できることがある。同じサイズまたは，奥に入れるほうを1cm程度小さいサイズにして挿入する。

合併症（表4）

ペッサリーにより腟壁が持続的に圧迫されて粘膜にびらん（図7）を生じ，出血や腟壁とペッサリーに癒着を起こすことがある。またペッサリーの長期留置は細菌性腟炎のリスクとなり帯下の増加や腟炎に起因した尿路感染を引き起こす場合もある。腟壁びらん，出血，腟壁癒着，帯下の増加，尿路感染が一般的に頻度の高い合併症であり，ペッサリー使用患者の56％で何らかの合併症を経験し，23％では複数の合併

表4 ペッサリー治療の合併症

原因	合併症
圧迫	腟壁びらん，出血，癒着，違和感，疼痛，排便障害
感染	細菌性腟炎，子宮内感染，尿路感染
尿道の過可動	SUIの出現，悪化
長期間の放置	腟壁嵌頓，瘻孔形成（膀胱腟瘻，直腸腟瘻）

図7 ペッサリー使用後のびらん

長期にわたりリングペッサリーを使用した際には腟の炎症を生じ，帯下増量，出血がある。さらに炎症が進行すると腟壁びらん，腟壁の肥厚を生じる。びらんの多くは後腟円蓋に生じる。まれには腟壁下の組織内へ侵入し，直腸，腹腔へのペッサリー露出の報告もある。

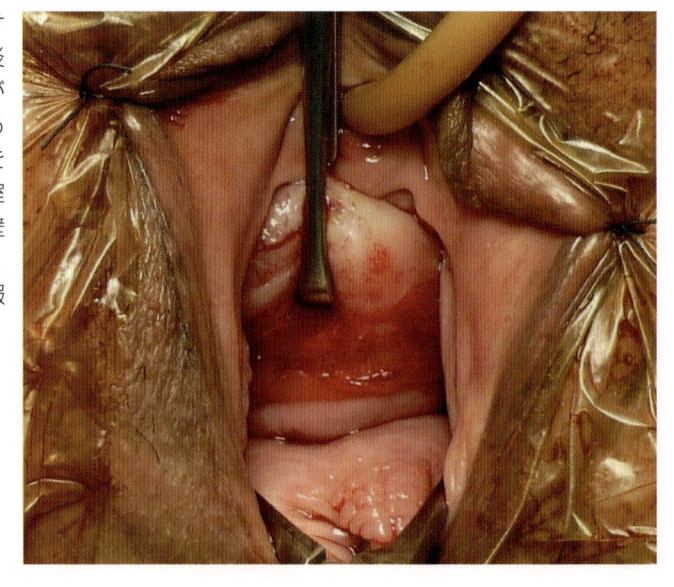

症をもつとの報告がある[5]。

　腟壁びらんによる出血や腟内感染，尿路感染，圧迫による痛みや疼痛，排便障害が生じたときには，ペッサリーをいったん抜去する。腟壁びらんに対しては経口エストリオール製剤，または腟坐薬を投与する。ただしエストリオール製剤の内服が長期にわたるときには子宮内膜細胞診検査は必須である。腟壁びらんが改善後もペッサリー治療を継続する場合は，ペッサリーのサイズを下げることも考慮する。

　腟壁びらんや炎症が進行すると，腟壁の癒着によりペッサリーが腟壁内に埋没して抜去が困難になることがある（図8）。埋没したペッサリーを取り除くためには，ペッサリーを動かしながら2カ所をペンチで切断し，分割して摘出する。ペッサリーが癒着して動かない場合には腟壁を切開して摘出するが，膀胱や直腸損傷などのリスクもあるので慎重に行う。

　重篤な合併症としては，膀胱や直腸に浸入して膀胱腟瘻，直腸腟瘻を形成することがある。この場合ペッサリーの抜去と瘻孔閉鎖手術が必要となるが，腟壁の炎症や萎縮により処置は困難である。

　また骨盤臓器脱の患者では，骨盤底支持の脆弱化のため腹圧性尿失禁の原因である膀胱頸部や尿道の過可動をきたしている場合が多い。しかし，膀胱瘤が高度になると尿道屈曲や圧迫による排尿障害症状が強くなり，腹圧性尿失禁がマスクされていることがある。ペッサリーで膀胱の位置が矯正されて排尿障害が改善すると腹圧性尿失禁が顕在化してくることがあり，これをde novo SUI（stress urinary incontinence）と呼ぶ。これは骨盤臓器脱の手術後にも起こりうるため，術前にペッサリーを挿入して術後のde novo SUIのリスクを評価できる。

←de novo SUIの発生頻度はClemonsらの報告では21％で認められたとしている[3]。

| 図8 | ペッサリー使用時の腟壁癒着とペッサリー埋没 |

ペッサリーによる腟壁びらんが進行すると潰瘍形成に至る。そのような場合には前後の腟壁が癒着してリングペッサリーが潰瘍内に埋没する状態となる。図の症例ではハードリングペッサリーが長期間挿入された状態で前後の腟壁が癒着している。ペッサリーは腟内に存在しているが著明な膀胱瘤が生じている。このような状況では腟壁を切開してリングを取り除くか，ワイヤーカッターなどでリングの2カ所を切断して取り除く。リング切断専用のカッターも販売されている。

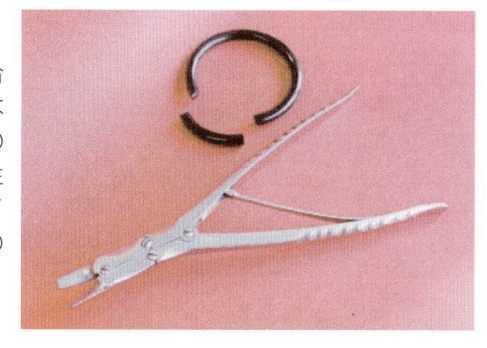

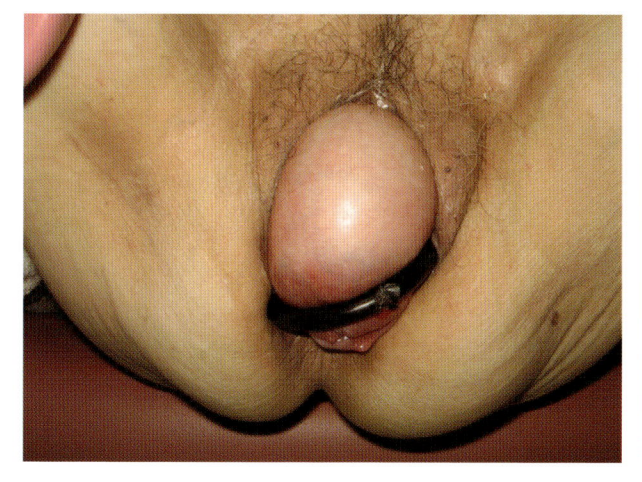

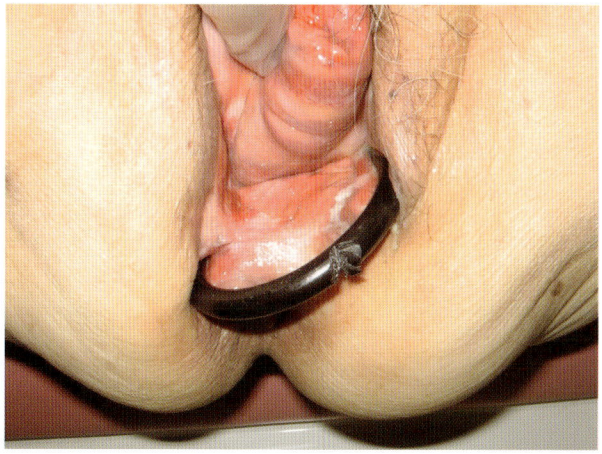

手術療法への移行（表5）

　生活指導や骨盤底筋訓練が無効の場合はまずペッサリー治療を考慮する。さらにペッサリー治療が不成功の場合や合併症を繰り返す場合，本人が手術を希望した場合は手術療法へ移行することになる。

　長期間のペッサリー治療後は，びらんによる腟壁の炎症性変化が高度となり，術創部の癒合不良やTVM手術でのメッシュ露出のリスクになるので，少なくとも1カ月前にはペッサリーを抜去して炎症が鎮静化した後に手術を実施する。自己着脱可能な症例では術前まで継続可能である。

　骨盤臓器脱はQOL疾患であるので手術療法に確固たる基準はないが，患者の希望や患者背景，症状の程度，手術リスク，保存療法の限界を総合的に判断して適切に手術療法へ移行する。

> **コツ＆注意点**
>
> **フェミクッション（女性医療研究所製）（図9）**
> ● 軽症あるいは中等症の骨盤臓器脱症例に対する治療器具（サポート下着）。炎症などでペッサリー治療を一時中断する症例，手術を希望しない症例，手術待機中の症例に対しては脱出部分を腟外から圧迫・支持することにより脱症状を緩和できる場合がある。柔軟性のある半球状のクッションを腟口に接することで脱出部位を腟内に押しとどめる効果があり，腟口周辺の違和感を改善する。クッションを適切な位置に保持するためのサポート機能をもった専用の下着を装着して用いる。クッションサイズにはS, M, Lの3種がある。同器具が脱自覚症状の改善に有用であったとの使用報告もみられる。

表5　手術療法への移行を考慮する条件

① 頻回の脱出
② 合併症を繰り返す例
③ SUIの悪化，de novo SUI
④ 本人の手術希望

図9　フェミクッション（女性医療研究所製）

本器具は吸水性のあるホルダーに取り付けた柔軟性のあるクッションと，クッションを腟口に接するためのサポート機能を持った専用の下着を装着して用いる。クッションは脱出した部位を圧迫し腟内へ押しとどめる効果があり，腟口周辺の違和感を改善する。サイズにはS, M, Lがある。

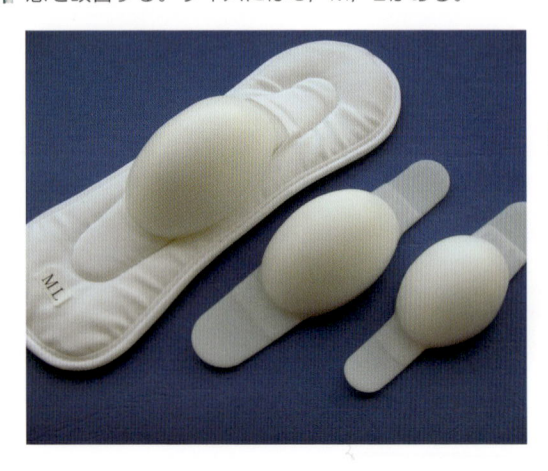

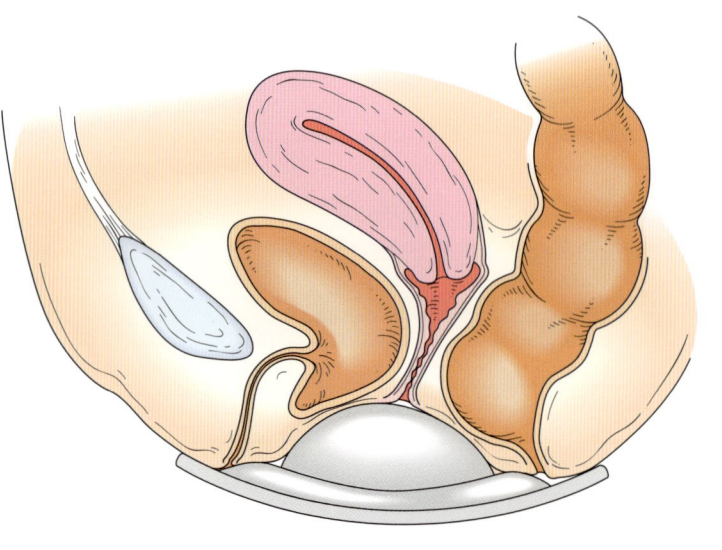

■文献

1) Clemons JL, Aguilar VC, Tillinghast TA, et al : Risk factors associated with an unsuccessful pessary fitting trial in women with pelvic organ prolapse. Am J Obstet Gynecol 2004 ; 190 : 345-50.
2) 岩宮　正, 山嵜正人：性器脱の保存療法－ペッサリーの有用性と問題点. 臨床婦人科産科 2009 ; 63 : 692-7.
3) Clemons JL, Aguilar VC, Tillinghast TA, et al : Patient satisfaction and changes in prolapse and urinary symptoms in women who were fitted successfully with a pessary for pelvic organ prolapse. Am J Obstet Gynecol 2004 ; 190 : 1025-9.
4) Abdool Z, Thakar R, Sultan AH, et al : Prospective evaluation of outcome of vaginal pessaries versus surgery in women with symptomatic pelvic organ prolapse. Int Urogynecol J 2011 ; 22 : 273-8.
5) Sarma S, Ying T, Moore KH : Long-term vaginal ring pessary use: discontinuation rates and adverse events. BJOG 2009 ; 116 : 1715-21.

腟式子宮全摘術（子宮筋腫を含む）

岡山大学大学院医歯薬学総合研究科産科・婦人科
平松祐司

術式の特徴とストラテジー

- 子宮摘出術は腹式手術と腟式手術に大別される。またこれを腹腔鏡で補助するかどうかの選択肢も加わる。腟式子宮全摘術は，腹壁にはまったく創が残らず女性に喜ばれる術式であり，産婦人科医の腕のみせどころでもある。初心者はまず腹式子宮全摘術を習得し，子宮周囲の解剖を理解した後に腟式子宮全摘術をマスターするのが望ましい。
- 腟式子宮全摘術は，腹式子宮全摘術と逆の手順で靱帯，血管処理を行い，また視野が狭いため，その適応を慎重に検討し，1つ1つの操作を確実に行い，血管断端を腹腔内に逃がさないように工夫しながら，慎重に実施する必要がある。
- 骨盤臓器脱での腟式子宮全摘術では，同時に腟・会陰形成を行うことが多いが，これは他項目で解説されているため，本項では子宮全摘術に限定し，骨盤臓器脱だけでなく子宮筋腫での腟式子宮全摘術も踏まえ，その基本術式[1,2]，応用術式[3]につき解説する。

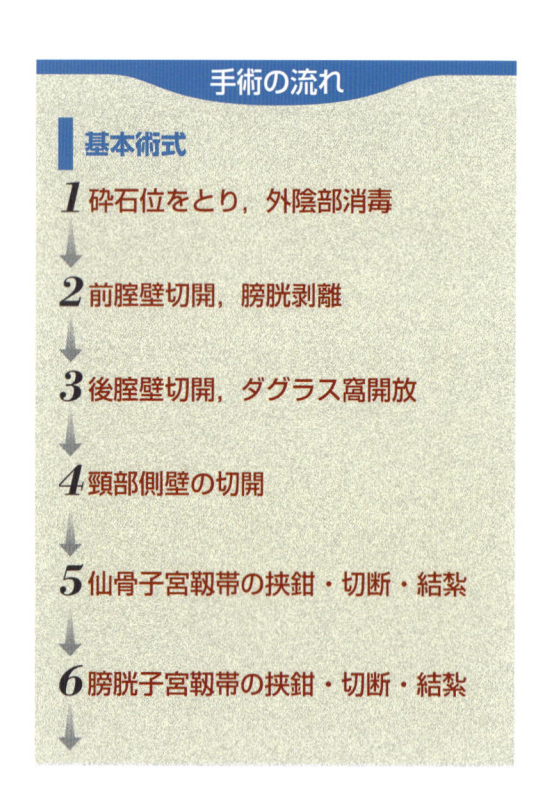

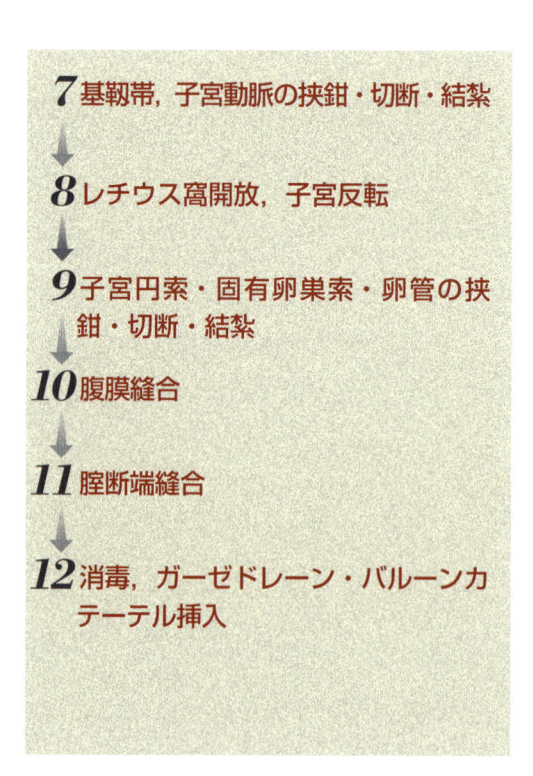

手術の流れ

基本術式

1. 砕石位をとり，外陰部消毒
2. 前腟壁切開，膀胱剥離
3. 後腟壁切開，ダグラス窩開放
4. 頸部側壁の切開
5. 仙骨子宮靱帯の挟鉗・切断・結紮
6. 膀胱子宮靱帯の挟鉗・切断・結紮
7. 基靱帯，子宮動脈の挟鉗・切断・結紮
8. レチウス窩開放，子宮反転
9. 子宮円索・固有卵巣索・卵管の挟鉗・切断・結紮
10. 腹膜縫合
11. 腟断端縫合
12. 消毒，ガーゼドレーン・バルーンカテーテル挿入

検査・診断

通常の手術時と同様の下記検査を実施する。
①貧血，血液生化学，検尿，心電図，胸部X線検査，肺機能検査
②細胞診
③超音波検査，MRI検査
骨盤臓器脱では経腟超音波検査で，子宮の大きさ，頸管の長さ等を検査し，会陰部超音波検査で断裂部，瘤の性状などを検査する。その他の場合は，子宮筋腫の大きさ，部位，子宮腺筋症，子宮と周囲臓器との癒着の状況を判断する。

適応・禁忌（腟式子宮全摘術全般）

●適応
①子宮筋腫：通常手拳大までの大きさ
②子宮下垂・子宮脱
③子宮頸癌1a期まで

●禁忌
①大きな子宮筋腫：手拳大以上
大きさについては，術者の技量，応用術式の利用により，適応範囲が異なるが，一般的には手拳大以上の筋腫については他の術式が勧められる。
②未産婦
③開腹手術，腹膜炎既往のある患者
④適応の1，3の項目は満たすが，牽引しても下垂しない場合

以上の適応，禁忌事項，画像診断，既往歴などを考慮して内診し，子宮腟部を鉗子で牽引しどこまで下垂するか確認し，腟式子宮全摘術の可否を決定する。

治療法の選択

上記診察結果を踏まえて，骨盤臓器脱の場合は，腟式子宮全摘術のほか，前後腟壁形成，会陰形成，側壁脱の修復の要否，どのような断端吊り上げ法を実施するか，またメッシュ手術とどちらを選択するか検討する。
子宮筋腫，子宮腺筋症などで実施する場合は，腟式子宮全摘術の基本術式で可能か，応用術式（子宮切半，筋腫核出，子宮体部牽脱法など）が必要か，腹腔鏡補助下の腟式子宮全摘術を行うか，さらには開腹手術を行うか決定する。

術前準備

骨盤臓器脱を伴う高齢者は高頻度に萎縮性腟炎を合併しているため，術前にエストリオール剤投与を行う。

手術の実際

1 砕石位をとり，外陰部消毒

腟式手術においては，手術台の高さの調節が重要であり，椅子に掛けて手術する場合には，術野が術者の肩の高さよりやや低い位置に設定する。次いで便で術野が汚染されないよう，肛門を覆うように会陰部にドレープを接着し，十分導尿しておく。

2 前腟壁切開，膀胱剥離

鉗子で子宮腟部前唇を把持し内外へ動かすと皺壁ができ，膀胱との境界がわかるため，この部へ10万倍希釈ボスミン加生理食塩水を注入する。正しい層で膀胱剥離できるかどうかが本手術の1つのポイントであるが，ボスミン加生理食塩水で膨化することにより剥離層が発見しやすくなり，出血量も軽減できる。

切開部が決定したら，メーヨのクーパー剪刀で子宮頸部に垂直に前腟壁切開を加える（図1）。この切開の深さが重要で，切開は子宮頸部筋層の表面まで進める。ボスミン加生理食塩水を注入しておくと，頸部表面に達したとき，硬く切開しにくい感触があるため，この深さで切開を中止する。メスを用いるとこの感触がつかみにくいため，クーパー剪刀の使用を勧める。切開が浅いと膀胱を損傷し，深すぎると筋層内に迷入し，レチウス窩が開放できなくなるため慎重に行う。

次いで膀胱を子宮頸部から剥離する。膀胱剥離時のクーパー剪刀は子宮頸部壁に垂直にあて，左手の親指で押すようにし，頸部の表面を剥離しているのを手に感じながら行う。正しい深さに切開できていれば，抵抗なく剥離できる。次いで示指で膀胱剥離を進め（図2），側板を挿入するとレチウス窩腹膜を透見できるようになる。

指がスムーズに挿入できない場合は，剥離層が間違っており，この場合は再度，子宮頸部表面にボスミン加生理食塩水を少量注入すると組織が一層疎となり，その表面をメーヨのクーパー剪刀で軽く切開すると，正しい剥離層が発見できる。

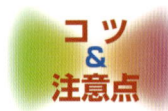

> **コツ＆注意点**
> - 高齢者では子宮腟部が萎縮しているため，鉗子を大きくかけると膀胱を損傷することがあるので注意する。
> - 前腟壁切開部決定に自信のないときは，子宮ゾンデを尿道口から挿入し，膀胱底を確認するのが安全である。特に膀胱瘤を伴った症例では、念のため膀胱下端を確認しておいたほうが安心できる。
> - 万一，膀胱を損傷した際には，正しい層をみつけて手術を進め，モノフィラメントの3-0合成吸収糸（PDSⅡ®，マキソン®）で2層に縫合し，膀胱に約150mlの生理食塩水を注入し，漏れのないことを確認しておけば大丈夫である。ただこのときは，術後10日間バルーンカテーテルを膀胱に留置し，膀胱内圧を上昇させないようにする。

3 後腟壁切開，ダグラス窩開放

　子宮腟部後唇を鉗子で挟鉗して前後に動かし，子宮を押しこんだときできる皺壁の部を切開する。後腟壁切開時には，ボスミン加生理食塩水を多量に注入すると腹膜が奥へ逃げ，ダグラス窩を開放しにくくなるため，ボスミン加生理食塩水は使用しないか，少量の使用にとどめるのがコツである。

図1　前腟壁切開
ボスミン加生理食塩水を注入しておくと，頸部表面に達したとき，硬く切開しにくい。
感触があるため，この深さで切開を中止する。

メーヨのクーパー剪刀で子宮頸部に垂直に前腟壁切開を加える。

図2　膀胱剥離
指がスムーズに挿入できない場合は，剥離層が間違っており，この場合は再度，子宮頸部表面にボスミン加生理食塩水を少量注入すると組織が一層疎となり，その表面をメーヨのクーパー剪刀で軽く切開すると，正しい剥離層が発見できる。

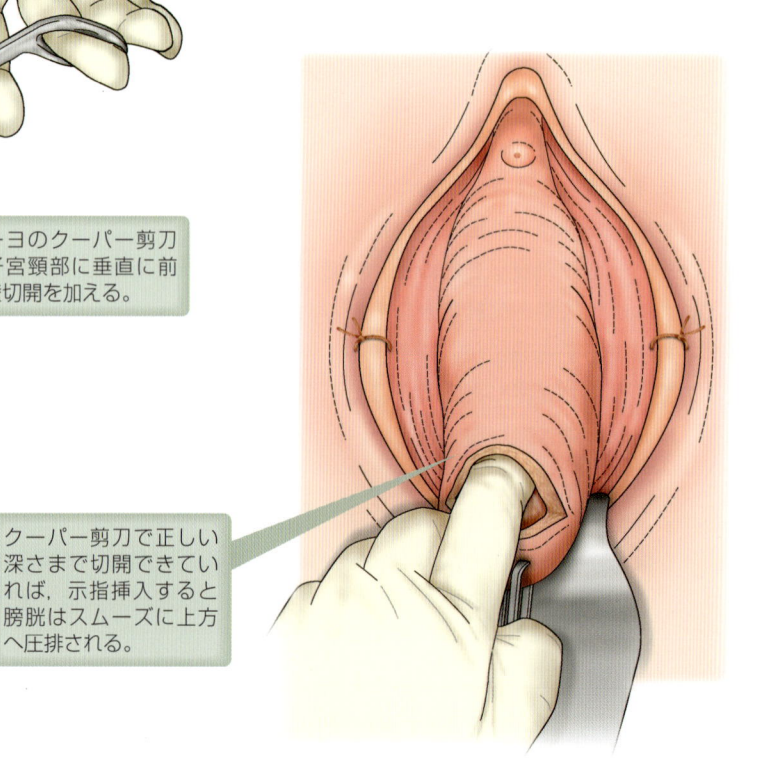

クーパー剪刀で正しい深さまで切開できていれば，示指挿入すると膀胱はスムーズに上方へ圧排される。

腟式子宮全摘術（子宮筋腫を含む）

　切開部が決定したら，鉗子で子宮腟部を前上方に強く牽引し，この部を切開して腟壁を少し押し下げると，ダグラス窩腹膜が少し膨隆してくる。ピンセットでこの部を下方に緊張させ，クーパー剪刀で切開する**（図3）**。直腸損傷を恐れて，子宮頸部に平行に切開すると開放しにくい。開放されると少量の腹水が流出し，ダグラス窩が開放されたのが確認できる。この部へクーパー剪刀を挿入し，先を少し開いた状態で引き抜き，切開創を広げる。不安な場合は指で滑らかな子宮後壁が触知できることを確認しておく。

4 頸部側壁の切開

　次いで両側側壁にもボスミン加生理食塩水を注入し，前後壁の切開線がつながるように子宮頸部側壁にメーヨのクーパー剪刀で切開を加える。切開の深さは，前後壁切開で確認できている正しい剥離層の深さにする。この部をガーゼで奥へ押すか，クーパー剪刀を子宮頸部に直角にあて左手で押すようにすると，容易に子宮動脈の走行が確認できるレベルまで結合織を圧排することができる。

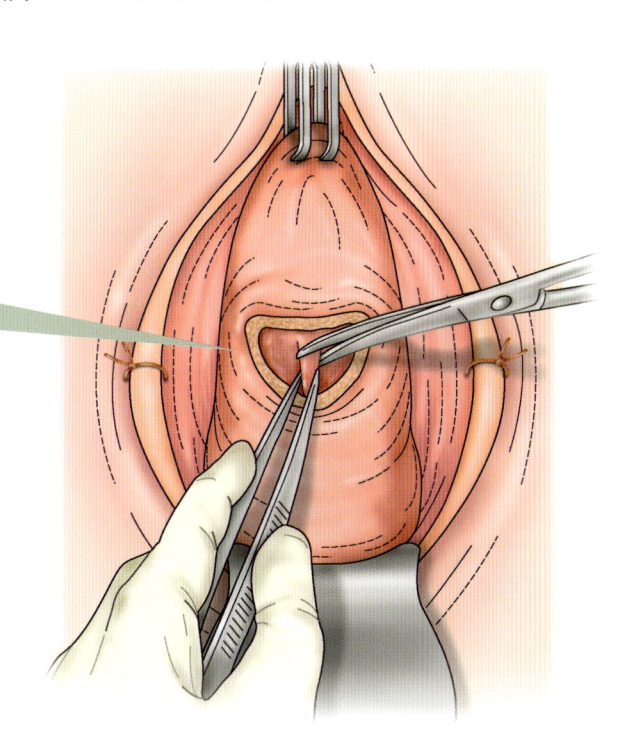

5 仙骨子宮靱帯の挟鉗・切断・結紮

　左手示指をダグラス窩に挿入し，腸などの組織を排除して，指先と子宮頸部の間にヘニー鉗子を挿入し，仙骨子宮靱帯を挟鉗する。ヘニー鉗子の滑脱を防ぐために切断してある組織が三角形になるように挟鉗，切断し**（図4）**コントロールリリースの1号合成吸収糸（Vicryl®）で結紮する。縫合糸は斜め下方にコッヘル鉗子でシーツに止めておく。

6 膀胱子宮靱帯の挟鉗・切断・結紮

　次いでジモン側板で膀胱を十分圧排して子宮を後下方へ牽引し，膀胱子宮靱帯を直視下にヘニー鉗子で挟鉗**（図5）**し，切断，結紮する。子宮動脈は二重結紮しておく。この縫合糸は斜め上方にコッヘル鉗子でシーツに止めておく。

図3 ダグラス窩開放

後腟壁切開して腟壁を少し押し下げると，ダグラス窩腹膜が少し膨隆してくる。ピンセットでこの部を下方に緊張させ，クーパー剪刀で切開すると少量の腹水が流出してくる。

図4 仙骨子宮靱帯の切断

左手示指をダグラス窩に挿入し，腸などの組織を排除して，指先と子宮頸部の間にヘニー鉗子を挿入し，仙骨子宮靱帯を挟鉗する。

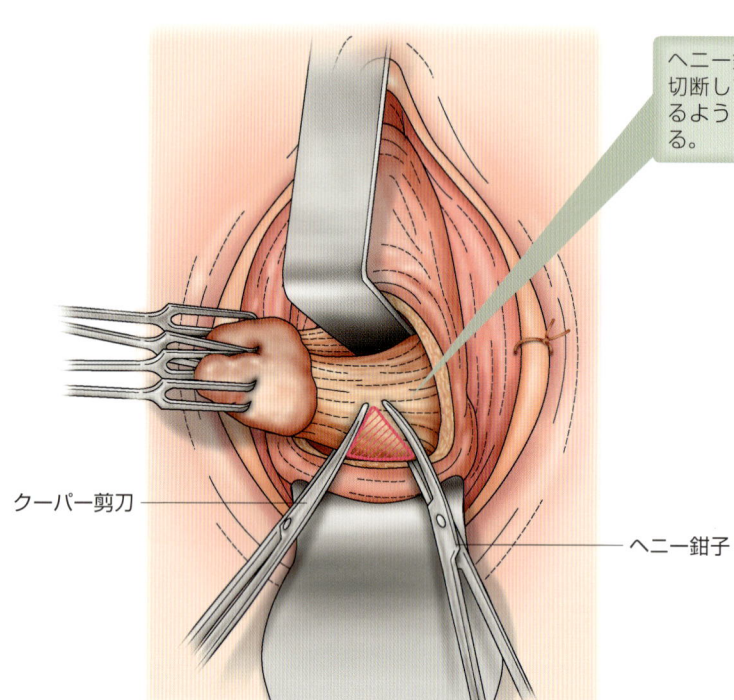

ヘニー鉗子の滑脱を防ぐために切断してある組織が三角形になるように挟鉗，切断して結紮する。

クーパー剪刀

ヘニー鉗子

図5 膀胱子宮靱帯の切断

ジモン側板で膀胱を十分圧排して子宮を後下方へ牽引し，膀胱子宮靱帯を直視下にヘニー鉗子で挟鉗し，切断，結紮する。

図6 子宮動脈・基靱帯の切断

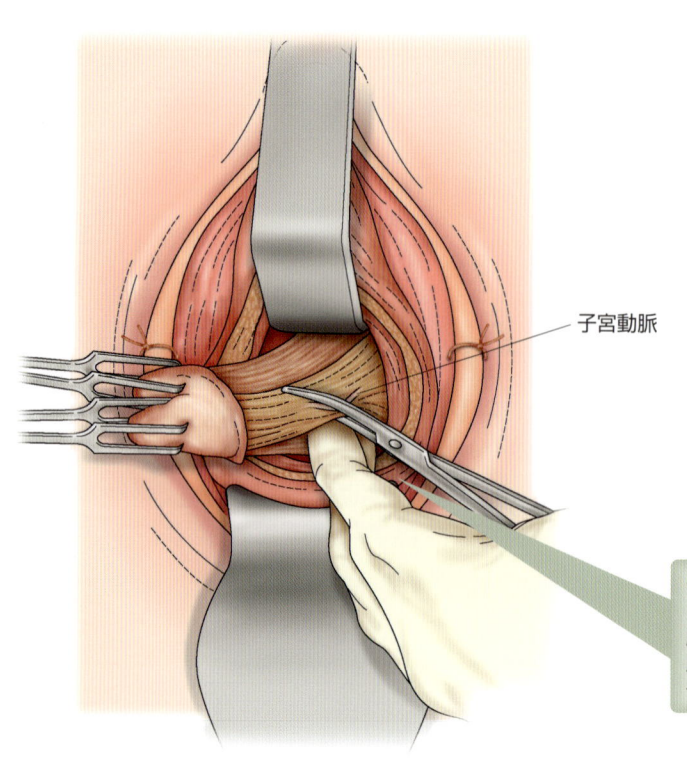

子宮動脈

仙骨子宮靱帯，膀胱子宮靱帯断端をガーゼで上方に軽く圧排すると子宮動脈が白くみえてくるため，これを後腹膜と一緒に挟鉗し，切断，結紮する。子宮動脈は二重結紮しておく。

腟式子宮全摘術（子宮筋腫を含む）

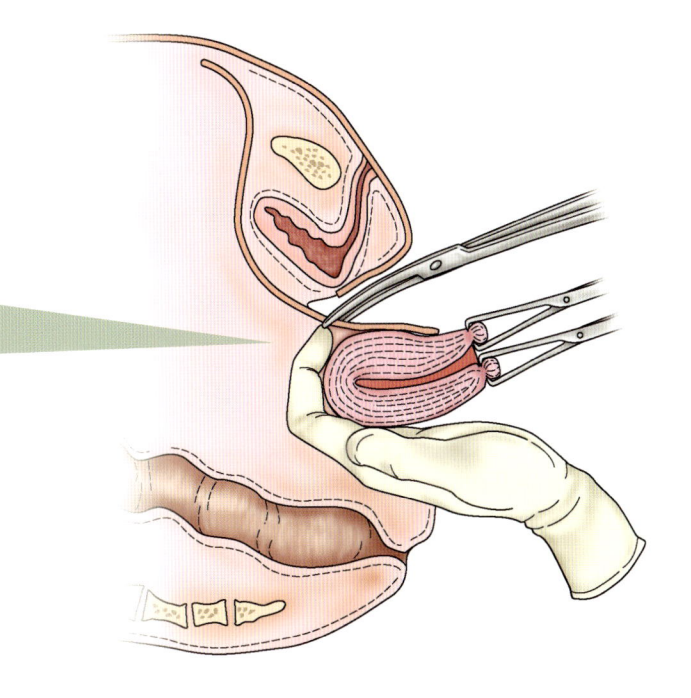

7 基靱帯，子宮動脈の挟鉗・切断・結紮

　仙骨子宮靱帯，膀胱子宮靱帯断端をガーゼで上方に軽く圧排すると子宮動脈が白くみえてくるため，これを後腹膜と一緒に挟鉗し**（図6）**，切断，結紮する。この結紮糸は，緩むと出血の原因となるため切断する。
　5～7の同様の操作を右側にも施す。

8 レチウス窩開放，子宮反転

　次いでレチウス窩を開き，子宮頸部を把持した鉗子をダグラス窩から腹腔内に押し込み，子宮体部を他の鉗子で把持・牽引し，子宮体を反転する。骨盤臓器脱の場合は子宮が下降しているため，特に子宮体を反転しなくても次の操作が可能である。

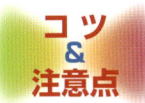

> **コツ＆注意点**
> **トラブルシューティング：レチウス窩，ダグラス窩が開放できないとき**
> ● 腟式子宮全摘術は前・後腟壁が正しく開放できたら半分以上終了したと考えてもよい。ここでつまずくとパニックに陥り，誤った層で無理な操作を進めると，出血量が増し，また近隣臓器の損傷なども引き起こすため，スムーズに開放できなかった場合の対応をマスターしておく必要がある。
> ①腟壁の前後いずれかは開放でき，一方が開放できないとき
> 　開いたほうの切開孔から左手示指を入れ，未開放部に指を回し腹膜を押して膨隆させ，切開の指標とする。そして，その指先の手袋を切開するような気持ちで間にある組織を注意深く切開する**（図7）**。
> ②前後いずれの腟壁も開放できない場合
> 　後述する子宮体部牽脱法を用いる。

図7 レチウス窩，ダグラス窩が開放できないとき

開いたほうの切開孔から左手示指を入れ，未開放部に指を回し腹膜を押して膨隆させ，切開の指標とする。そして，その指先の手袋を切開するような気持ちで間にある組織を注意深く切開する。

❾ 子宮円索・固有卵巣索・卵管の挟鉗・切断・結紮

　子宮円索，固有卵巣索，卵管をヘニー鉗子2本で挟鉗し，組織が滑脱しないように鉗子と子宮の間に約5mmの組織を残して切断し**(図8)**，1-0合成吸収糸で結紮する。特にこのときは滑脱すると組織が奥に入り，修復操作が困難になるため注意する必要がある。
　断端は二重結紮し，この組織もあとで腟断端の下垂防止に利用するため，結紮糸は残しておく。同じ操作を反対側にも施せば子宮は摘出される。

図8 子宮円索・固有卵巣索・卵管の挟鉗・切断・結紮

特にこのときは滑脱すると組織が中に入り，操作が困難になるため注意する必要がある。断端は二重結紮する。

子宮円索，固有卵巣索，卵管をヘニー鉗子2本で挟鉗し，組織が滑脱しないように鉗子と子宮の間に約5mmの組織を残して切断し，1-0合成吸収糸で結紮する。

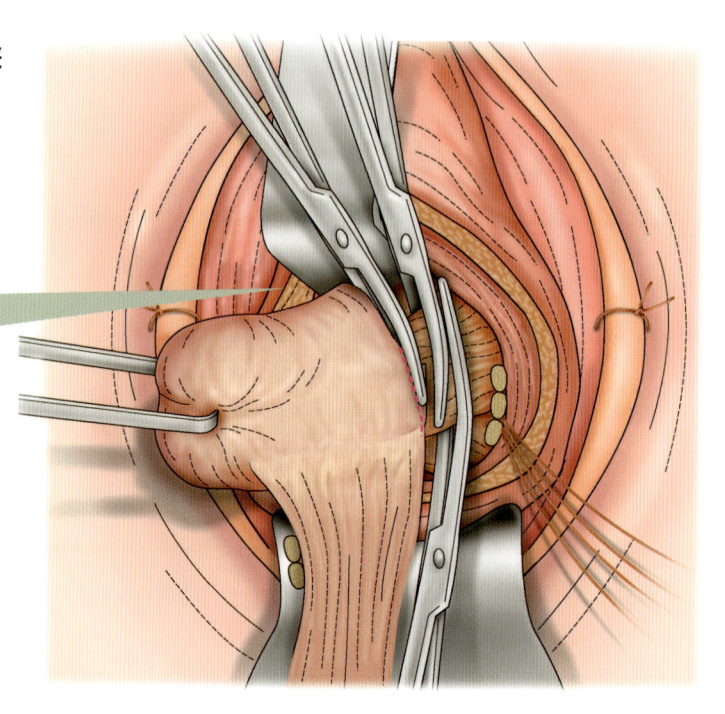

図9 骨盤腹膜縫合

骨盤腹膜縫合は子宮円索，卵管，固有卵巣索の断端を腹膜外に出すように両端を縫合する。

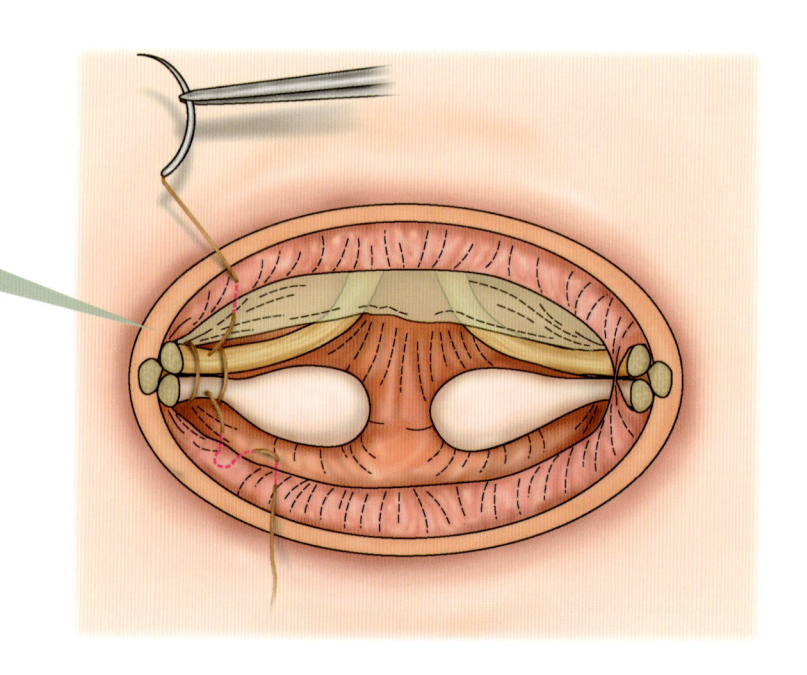

10 腹膜縫合

骨盤腹膜縫合は図9のように，子宮円索，卵管，固有卵巣索の断端を腹膜外に出すように両端を縫合する．この際，右側は図9のように下から上に，左側では反対に上から下に運針すればやりやすい．両結節糸の間は2-0合成吸収糸で連続縫合する．

11 腟断端縫合

この腟断端の縫合は，単に前後壁を縫合するだけでは不十分であり，術後に腟断端下垂が起こらないよう工夫して縫合する必要がある．この予防策として，左右の仙骨子宮靱帯，膀胱子宮靱帯の縫合糸を結び合わせる者もいるが，この方法は結紮が緩んだり，もし感染した際には，この部が核になる可能性もあり，あまり推奨できない．

そこで筆者らは図10のように，腟断端の両端は1-0合成吸収糸で，前腟壁→子宮円索，固有卵巣索，卵管の集束結紮の二重結紮の間→膀胱子宮靱帯の断端→仙骨子宮靱帯の断端→後腟壁の順に運針し結紮する．

これらの諸靱帯はいずれも挟鉗，切断，縫合されたものであるから，子宮に付着していたときより短縮しており，このように3つの諸靱帯の断端に腟断端を縫合することは，かなりの牽引力で腟断端は上方へ引き上げられることになり，腟脱防止に有用な方法であると思われる．骨盤臓器脱の場合は，その他の方法で吊り上げるが，その方法については本号の他頁を参照されたい．

腟断端の残りの腟前後壁は，1-0合成吸収糸で深めに結節縫合する．

図10 腟壁断端縫合

腟断端の縫合は，術後に腟断端下垂が起こらないよう工夫して縫合する必要がある．筆者らは図のように，腟断端の両端は1-0合成吸収糸で，前腟壁→子宮円索，固有卵巣索，卵管の集束結紮の二重結紮の間→膀胱子宮靱帯の断端→仙骨子宮靱帯の断端→後腟壁の順に運針し結紮する．このように諸靱帯の断端に腟断端を縫合することにより，腟断端は上方へ引き上げられる腟脱防止に有用である．

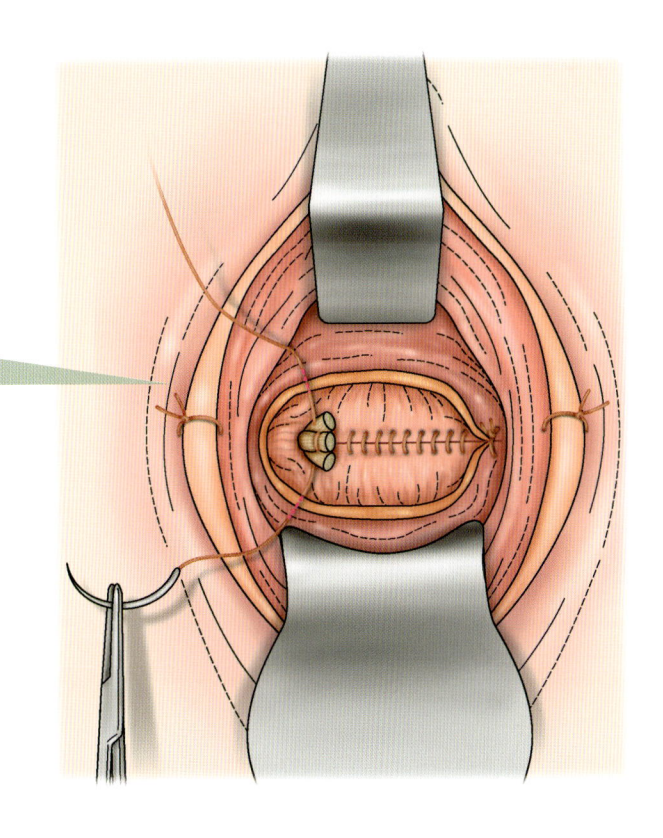

12 消毒，ガーゼドレーン・バルーンカテーテル挿入

　最後に，腟内を消毒し，腟断端に幅約2cmのガーゼドレーンを挿入し，腟内には圧迫ガーゼを挿入し手術を終了する。バルーンカテーテルを膀胱に挿入し，きれいな尿の排泄されることを確認しておく。

術後管理

　圧迫ガーゼは翌朝抜去し，ガーゼドレーンは2日目の朝，バルーンカテーテルは4日目の朝抜去する。腟壁および会陰部はすべて吸収糸で縫合しているため，必ずしも抜糸する必要はないが，通常は7日目から抜糸している。このときは必ず腟の奥の糸から抜去するようにする。入口部から奥へ抜糸を進めると，ときとして入口部の創離開が起こるので注意を要する。

応用手技

　骨盤臓器脱では，腟式子宮全摘術の基本手技で実施可能であるが，子宮筋腫や子宮腺筋症が大きいとき，可動性が悪いときなどに行う応用術式につき解説する。

子宮の反転・脱出できないとき

　通常，手拳大位までは子宮を反転できる。しかし，子宮体の反転・脱出が困難と判断されるならば，無理な力を加えて牽引することなく，以下の応用手技を行う。

●子宮体切半法
　基本術式の操作7まで行い，レチウス窩を開放したところで，子宮切半操作に入る。子宮頸部前壁左右を鉗子で把持し，その中央部を直穿刀で上方へ切開していく（**図11**）。切開がある程度進めば，更に上方を把持・牽引し，さらに切開を上方に進める。子宮底部あたりまで切開が進むと，鉗子を牽引すると子宮体が反転して脱出してくる。
　前壁切開のみで反転・脱出できない場合は，後壁も切半し子宮を完全に切半してしまうと娩出できる。
　次いで，基本手術同様に子宮円索，卵管，固有卵巣索を挟鉗・切断する。最初に切断する側は，もし断端が滑脱すると修復操作が困難になるため一度に切断せず，ヘニー鉗子2本で挟鉗するか，2回に分けて切断する。

●子宮筋腫核出法
　術前に超音波検査あるいはMRI検査を行い，筋腫核の存在部位，大きさを確認しておく。
　子宮体切半法を進めて行くと，その途中で筋腫核に遭遇するため順次核出する。この場合も出血軽減のためには，正しい層での核出が重要で，通常は子宮を強く牽引した状態で子宮壁を切半していると，筋腫に出会うと周囲筋層が少しサッと後退し筋腫核表面の正しい剥離層が自然に発見できる。
　小さい筋腫核はこれを鉗子で把持し，少し左右に捻るようにすれば，容易に正しい

層で核出できる。

　大きい筋腫核で剥離層が不明の場合は，マルチン鉗子で筋腫核を把持し強く牽引した状態で筋腫核表面にメスで切開を加えると，切開が正しい剥離面の深さに達すると周囲筋層が少しサッと後退し剥離層を発見できるため，この層で操作し核出する。

●子宮体部牽脱法

　これはintramyometrial coring methodとしてLash（1941年）[4]により紹介された術式（図12）であり，腹式の筋膜内子宮全摘術（Aldridge術式）を逆に行うような方法で，その後もいくつかの報告[5,6]がみられる。

　手技は基本術式操作7まで行い，レチウス窩を開放し以下の操作に移る。

　鉗子で子宮腟部を手前に強く引き，基靱帯切断部の少し上方で子宮頸部全周にメスあるいは電気メスで深さ3～5mm程度の輪状切開を加える（図13）。そしてこの深さで徐々に均等に上方へ切開を進めていく。

　このときのポイントは，常に子宮頸部を手前に強く牽引した状態で操作することと，子宮頸部全周の剥離組織の厚さが各部で均一になるようにすることである。

　この剥離操作にはメスや電気メスの使用よりメーヨのクーパー剪刀が便利であり，図14のようにメーヨのクーパー剪刀の凹面を中心に向けるように使用する。

　このいわば皮むき操作を，子宮円索から卵管付着部付近まで進めると，内芯にあたる子宮本体が腟外へ牽出できる（図15および図12c）。

　ただし，子宮体部が大きいときは，上方に向かうに従って，皮むきの皮の厚さを厚くしていくことが必要となる。この状態までくると，子宮は漿膜，あるいは少し筋層を含んだ薄い膜組織を残して腟外に脱出してくるので，その後は基本術式9以降の操作を直視下に安全に行うことができる。

図11　子宮体切半法

子宮頸部前壁左右を鉗子で把持し，その中央部を直穿刀で上方へ切開していく。切開がある程度進めば，更に上方を把持・牽引し，さらに切開を上方に進める。子宮底部あたりまで切開が進むと，鉗子を牽引すると子宮体が反転して脱出してくる。前壁切開のみで反転・脱出できない場合は，後壁も切半し子宮を完全に切半してしまうと娩出できる。

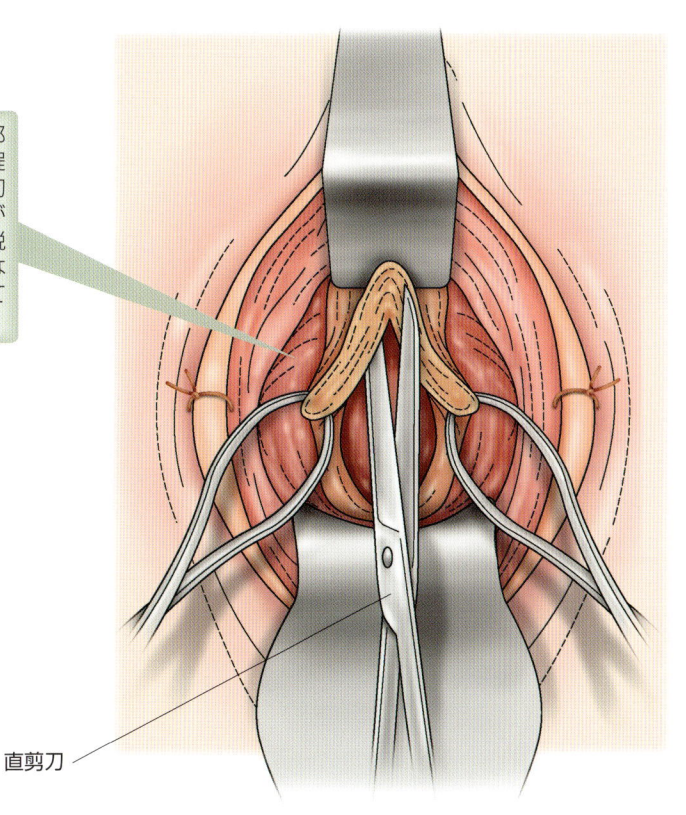

直剪刀

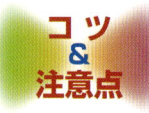

> **コツ＆注意点**
>
> **本術式の特長，利点**
> ●普通の子宮筋腫摘出に使用できるだけでなく，①どうしても前後の腟壁が開放できなかった場合，未開放のまま本法で手術を進め，子宮脱出した時点で直視下に膜様組織を切開しダグラス窩，レチウス窩を開放できる，②子宮内膜症などでダグラス窩癒着がある場合も摘出可能であるといった利点が考えられる。
>
> **適応・禁忌とピットフォール**
> ●子宮腺筋症のような筋腫核のないものもよい適応になる。逆に多発性筋腫で行うと筋腫核にぶつかり剥離操作が困難となる。またこの筋腫核を摘出すると牽引している内芯部が弱くちぎれそうになり操作しにくい。また，子宮底部に筋腫核がある症例では，最後の内反脱出させる操作が難しくなる。

● **小分割法**

　子宮体切半法，子宮筋腫核出法を合わせたような術式である。子宮体切半法で手術を進め，子宮体を腟外に脱出できるまで筋腫核あるいは子宮筋層を2〜3cm角に小分割して摘出する方法である。

　本術式では，子宮本体を何十個もの小分割として摘出するため，1kg以上の子宮筋腫まで腟式に摘出可能であるが，子宮本来の形態は残らないため筆者自身はあまり行わない。いざというときのためにその手技を知っておくことは大切である。

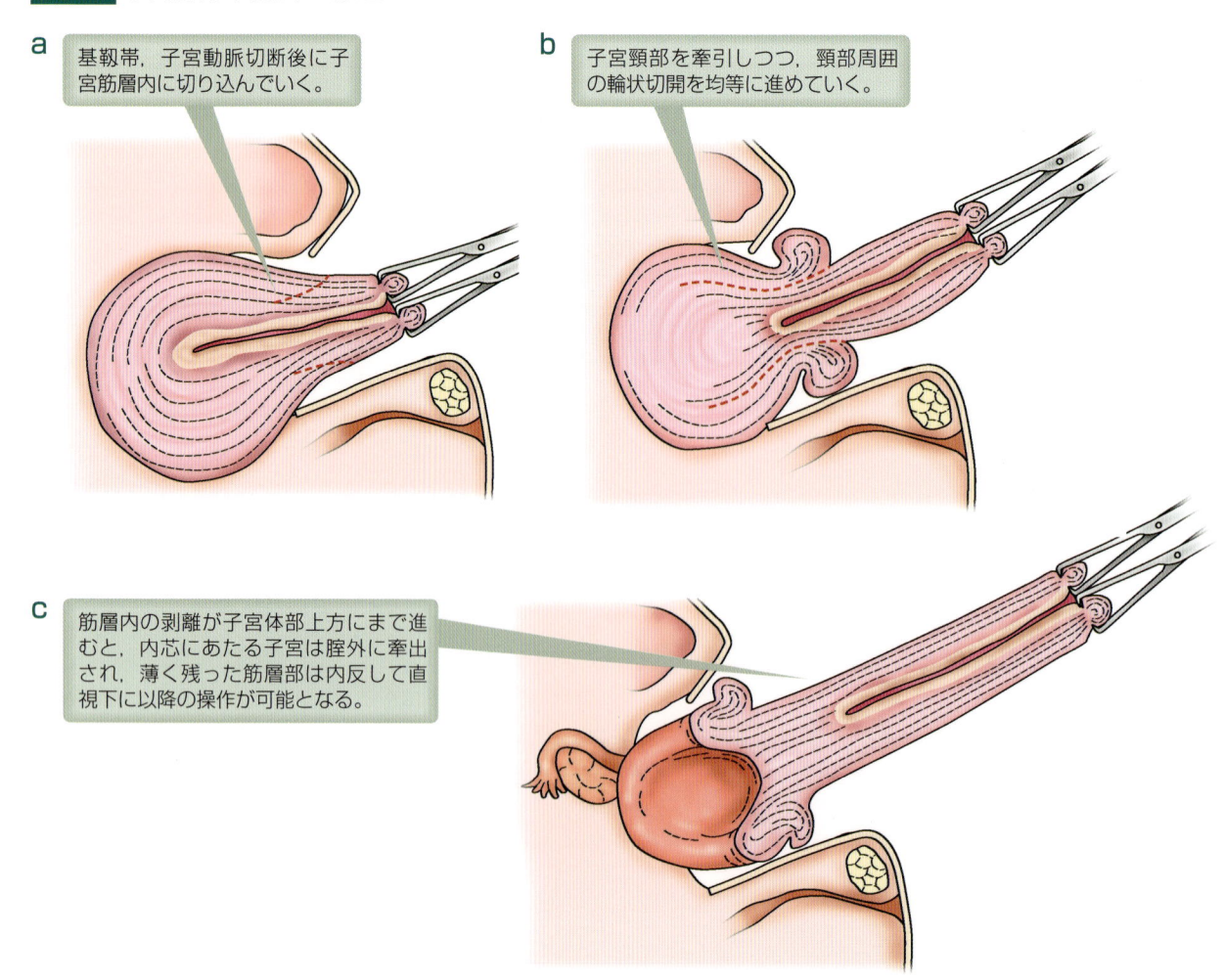

図12 子宮体部牽脱法 の原理

a 基靱帯，子宮動脈切断後に子宮筋層内に切り込んでいく。

b 子宮頸部を牽引しつつ，頸部周囲の輪状切開を均等に進めていく。

c 筋層内の剥離が子宮体部上方にまで進むと，内芯にあたる子宮は腟外に牽出され，薄く残った筋層部は内反して直視下に以降の操作が可能となる。

図13 子宮体部牽脱法

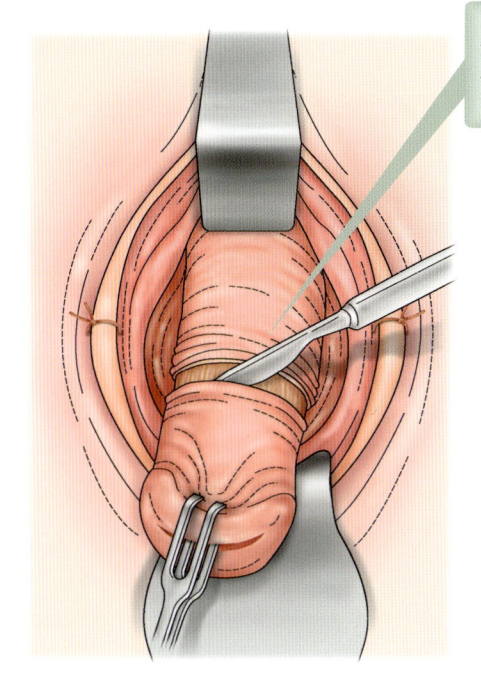

レチウス窩を開放後，鉗子で子宮腟部を手前に強く引き，基靱帯切断部の少し上方で子宮頸部全周にメスあるいは電気メスで深さ3～5mm程度の輪状切開を加える。

図14 子宮体部牽脱法

この剥離操作にはメーヨのクーパー剪刀が便利であり，図のようにメーヨのクーパー剪刀の凹面を中心に向けるように使用する。

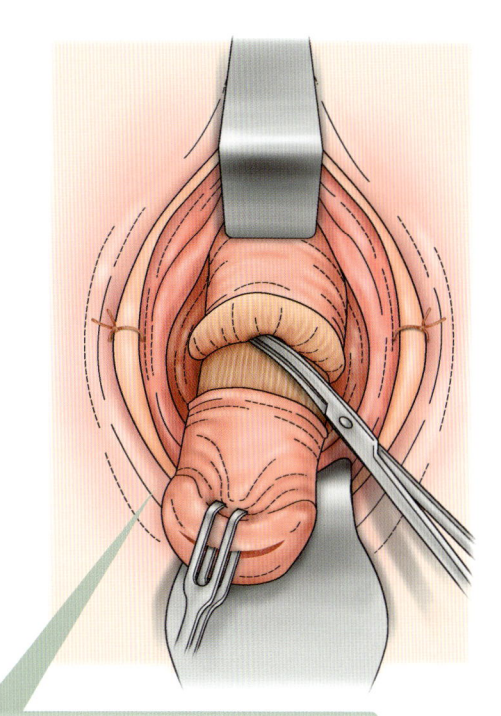

図15 子宮体部牽脱法

子宮体部が大きいときは，上方に向かうに従って，皮むきの皮の厚さを厚くしていく必要がある。

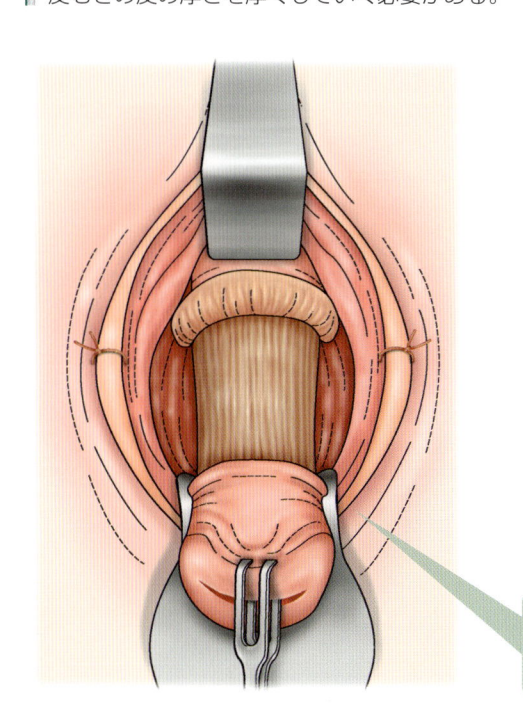

図13の切開の深さで徐々に均等に上方へ切開を進めていく。このときのポイントは，常に子宮頸部を手前に強く牽引した状態で操作することと，子宮頸部全周の剥離組織の厚さが各部で均一になるようにすることである。

このいわば皮むき操作を，子宮円索から卵管付着部付近まで進めると，内芯にあたる子宮本体が腟外へ牽出できる。

■文献

1) 関場　香，平松祐司：腟式子宮全摘術および腟会陰形成術．産婦人科治療 1990；60：596-602.
2) 関場　香，平松祐司：腟式子宮全摘術および腟会陰形成術．子宮全摘術の実際．p79-108，南江堂，東京，1997.
3) 平松祐司，工藤尚文：腟式子宮全摘術における工夫．産婦人科治療 1997；75：479-86.
4) Lash AF：A method for reducing the size of the uterus in vaginal husterectomy. Am J Obstet Gynecol 1941；42：452.
5) Kovac S：Intramyometrial coring as an adjunct to vaginal hysterectomy. Obstet Gynecol 1986；67：131-6.
6) 吉尾　豪，平　浩之：腟式子宮全摘術における子宮体部牽脱法の工夫．産婦人科手術 1996；7：99-107.

子宮脱に対する腟式子宮全摘術

北海道大学大学院医学研究科生殖内分泌・腫瘍学分野
櫻木範明

術式の特徴とストラテジー

- 一般論として，子宮全摘術には腹式アプローチ，腟式アプローチ，内視鏡的アプローチがある。腟式アプローチのメリットは腹式に比べて手術侵襲がきわめて少ないことにある。適応疾患として子宮全摘術を要する子宮筋腫，子宮頸部微小浸潤癌，子宮頸部上皮内癌が挙げられる。しかし内視鏡下子宮全摘術が普及しつつあるのが現状である。
- 腟式アプローチでは術野が狭く，かつ深いので一定の制約があり，手術適応の決定に術者の経験と技量がかかわってくることになる。子宮の大きさと可動性は重要な因子であり，一般には子宮の大きさは手拳大までとされる。熟練すれば子宮を分割切除したり，子宮を半切し筋腫核を摘出することにより，これよりも大きな子宮の摘出も可能となる。子宮の可動性が不良なものは腟式アプローチに適さない。ダグラス窩の伸展性が不良なことは手術を難しくする。
- 子宮脱に対する腟式子宮全摘術は，靱帯の支持組織をつくり，同時に前腟壁形成術および後腟壁形成術を行うことと組み合わせて行われる。子宮は下降し，腟口は開大しているため子宮の摘除は子宮筋腫に対する場合よりも容易である。

術前準備

腟内の感染があれば，術前にコントロールしておく。
Kelly縫合時に尿道膀胱移行部を確認するため，バルーンカテーテルを留置してもよい。

適応

第3度の子宮脱で自覚症状を有する場合。

禁忌

手術リスクの高い患者。

手術の流れ

1. 前腟壁切開および膀胱腟中隔の剥離露出
2. 子宮全摘術
3. 骨盤腹膜開口部の腹膜の縫合（結紮はしないでおく）
4. 膀胱腟中隔縫合による膀胱底形成
5. 腟断端の挙上（Baden-Walker分類のGrade 3，4に行う）
6. 骨盤腹膜開口部の閉鎖
7. 前腟壁縫合
8. 後腟壁切開と直腸および肛門挙筋前面組織の剥離露出
9. 肛門挙筋縫合
10. 後腟壁および会陰縫合

子宮脱に対する腟式子宮全摘術

手術の実際

1 前腟壁切開および膀胱腟中隔の剥離露出

　子宮腟部を鉗子で把持し，外尿道口の1〜1.5cm下方の腟粘膜（膀胱頸部に相当する）に糸をかけ，上下に腟粘膜を伸展させる。腟粘膜下に20万倍ボスミン加生理食塩液（生理食塩水100mlに0.1％アドレナリン（0.1％ボスミン）を0.5ml添加したもの）を浸潤させ，把持糸直下から腟円蓋部までメスで正中線に切開を入れる。腟粘膜切開の中央部でさらにメスで切開し，膀胱腟中隔（恥骨頸部筋膜）を切開するところまで行い，白く柔らかい膀胱壁が露出する高さで止める。そこからクーパー剪刀で腟粘膜，膀胱腟中隔を膀胱から剥離し，残りの腟粘膜と膀胱腟中隔を切開する **(図1)**。
　まず患者の右側の腟粘膜切開縁を短コッヘル鉗子で把持し，メイヨー剪刀などで膀胱腟中隔と膀胱壁の間を側方へ向けて剥離していく **(図2)**。

図1 膀胱腟中隔の切開

a：腟粘膜牽引用の糸の位置と腟粘膜切開の位置を示す。

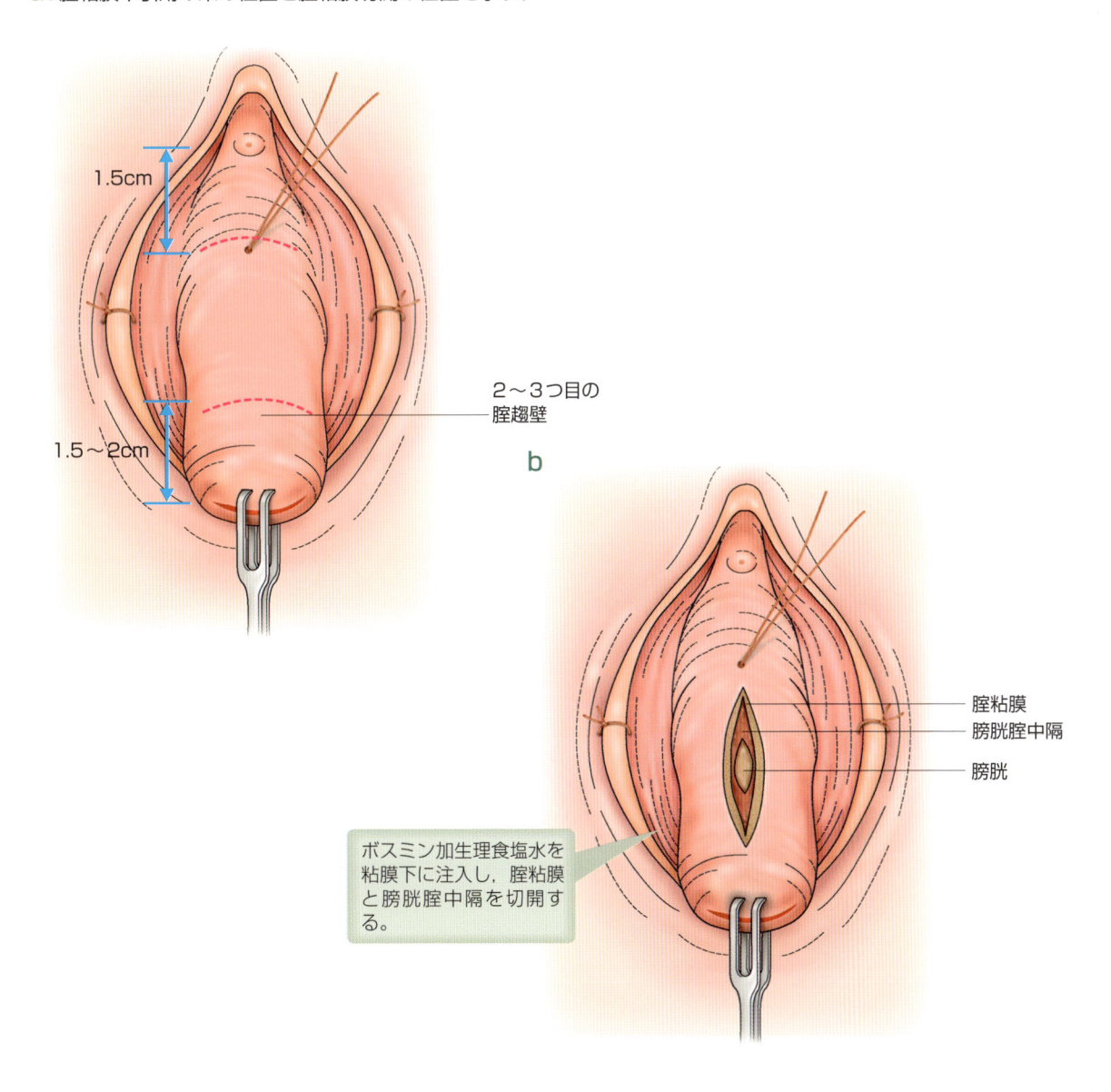

2〜3つ目の腟翼壁

b

腟粘膜
膀胱腟中隔
膀胱

ボスミン加生理食塩水を粘膜下に注入し，腟粘膜と膀胱腟中隔を切開する。

67

膀胱腟中隔を腟粘膜から剥離する。この2者の間の剥離層をみつけるのには，メスで中隔の厚さがわかるように切開する方法，鋏で中隔を切開剥離して侵入する方法などがある。筆者は，外尿道口に最も近い腟壁切開端が最も厚くなっていることを利用して，そこから両者の剥離層に侵入している。剥離層がみつかったら腟壁を緊張させながら鋏を開きながら剥離を全体にまで広げる。左右の中隔を剥離したら，中隔の下端を切開し遊離しておく。次に子宮全摘術に移る**（図3）**。

2 子宮全摘術

　腟円蓋の全周にわたり，20万倍ボスミン液を腟粘膜剥離予定部の粘膜下組織に注射する。なるべく疎な結合織の部分に注入する。これは粘膜の切開と剥離を容易にし，出血の抑制にも効果がある。高血圧患者には禁忌である。
　双鉤鉗子（ミューゾー型あるいは明石型）あるいは単鉤鉗子（マルチン型）で子宮

図2 腟粘膜と膀胱の分離

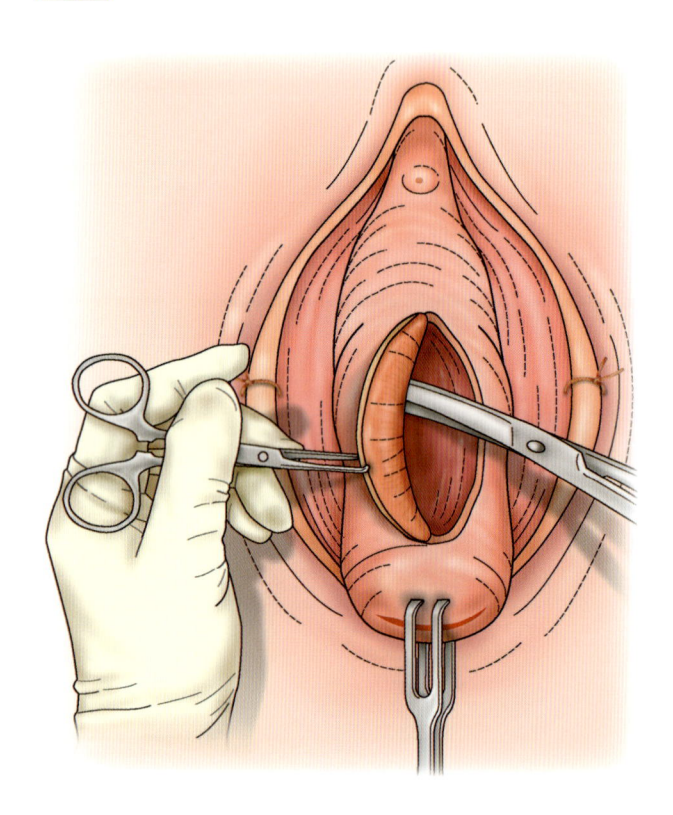

図3 腟粘膜からの膀胱腟中隔の剥離
外尿道口に近いところのほうが，腟粘膜と膀胱腟中隔の境界をみつけやすい。

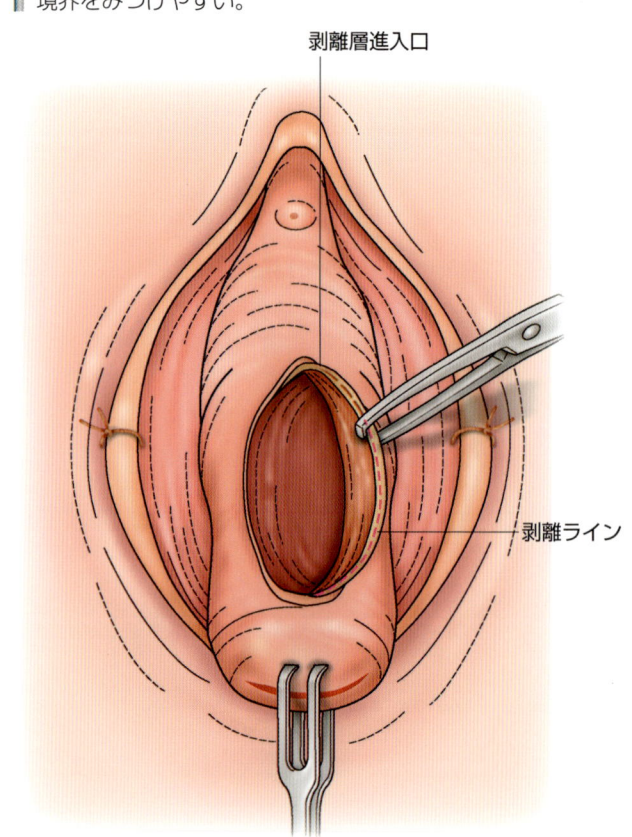

剥離層進入口

剥離ライン

腟部前唇を固定し，下方に強く引き下げて前腟壁を緊張させ，メスで外子宮口から1.5〜2cmほど上方の腟粘膜を切開する。膀胱損傷を恐れて子宮腟部に近すぎる位置で切開すると膀胱を剥離する層に入ることが困難になる。特に子宮脱では子宮頸部が延長しているので通常の腟式子宮全摘術よりも高い位置での切開とする。切開を左右の腟円蓋部と後腟円蓋部にまで広げる**（図1，4）**。

腟粘膜を引き上げ，緊張する結合織線維に垂直（子宮面に対して45°の角度）にクーパー剪刀などの鋏を入れて切断する**（図5）**。

膀胱を剥離挙上し膀胱子宮窩腹膜を確認し，把持して切開する。上方の切開縁に目印として絹糸を通しておく。後の操作では直角鉤で膀胱を圧排・挙上して保護する。この操作は尿管を膀胱とともに上方へ移動させることになり，子宮周囲組織の挟鉗・切断時に尿管損傷の危険を少なくすることになる。

クーパー剪刀を少し開いた状態で左右の腟円蓋部の腟粘膜を，次いで後腟円蓋部の腟粘膜を粘膜下の白色の頸部周囲靱帯組織が見えるまで1〜1.5cm剥離する。後方は

図4 腟円蓋部粘膜の輪状切開

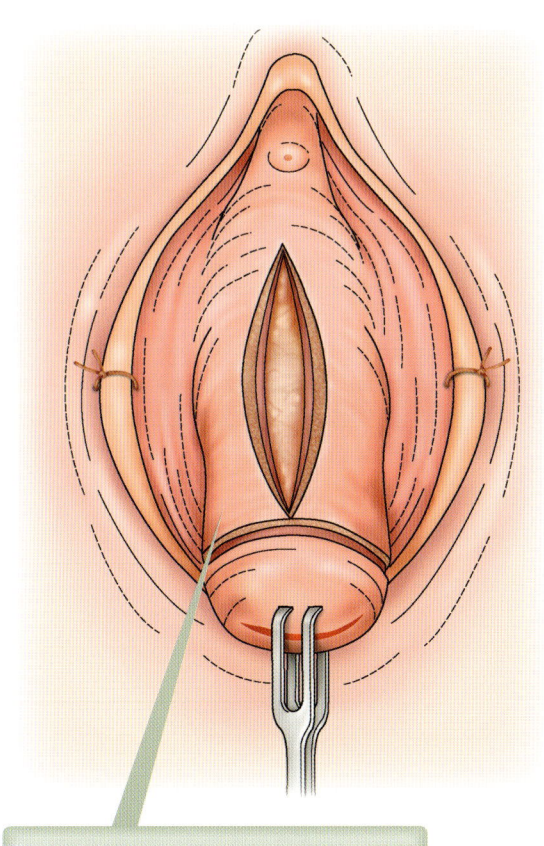

まず腟前壁粘膜の横切開から開始し，腟部前唇にかけたミュゾー鉗子などで子宮腟部を左に牽引しながら，時計回りに切開を3時方向へ，次に子宮腟部を右に牽引しながら切開を9時方向へ延長する。まずは粘膜の浅いところにとどめる。鉗子を腟部後唇に挟み替え，ダグラス窩粘膜の切開を同様に加えて円蓋部全周の輪状切開を行う。

図5 結合織線維の切断

前腟粘膜を引き上げ，緊張する結合織線維に対して直角（子宮頸部前壁に対しては45°）に鋏を入れ，結合織線維を切断する。

a：正しい方向．膀胱を挙上して，緊張させた結合織線維束に直角に切開を加える。
b：子宮の漿膜下に入ってしまう可能性あり。
c：膀胱損傷の可能性あり。

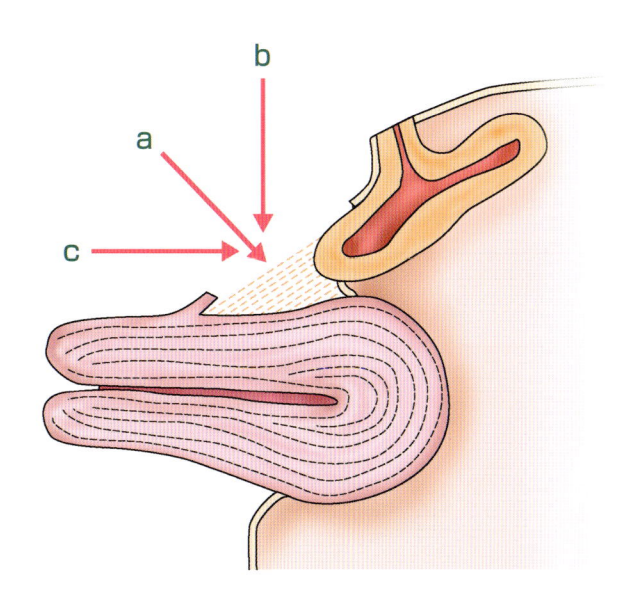

ダグラス窩腹膜が露出するまで剥離しておく **(図6)**。

　ダグラス窩腹膜を切開しダグラス窩を開放する。方向が悪くダグラス窩腹膜に達しないときは，示指を創面に入れて子宮後面をなでると子宮との間に可動性の膜様物として触知するので，これに向かって切開を行う **(図7)**。

　子宮頸部付着靱帯の切断を仙骨子宮靱帯の切断から開始する。子宮腟部を患者の左側に引き，子宮頸部の右側壁を露出する。示指をダグラス窩に入れて，子宮の後方から靱帯付着部へなぞって仙骨子宮靱帯を明らかにする。示指の誘導により後方からケリー鉗子を挿入し，鉗子を開いて靱帯を剥離し，もう1つのケリー鉗子で靱帯を挟鉗する。靱帯を切断し，太めの吸収糸で結紮する。無結紮とする術者もあるが筆者は結紮するようにしている **(図8)**。

　膀胱を直角鉤で恥骨側に圧排挙上し，頸部前面に接して基靱帯の前方部分と膀胱子宮靱帯にケリー鉗子を通して挟鉗し，切断する **(図9)**。

　子宮動脈を含む基靱帯付着部が明らかになるので，後方から頸部に接してケリー鉗子を通して基靱帯を挟鉗する。次いで子宮動脈をケリー鉗子で挟鉗・切断し，二重結紮とする。必要に応じて更に上方の子宮円索下部組織の挟鉗・切断を行う **(図10)**。

　これらの操作により子宮は下降し，両側の子宮円索，卵管，固有卵巣索が腟外にあらわれてくる。指を入れてこれらの組織の全体の厚みを確認する。助手に子宮を反対側に引き下げさせ，示指を後方から挿入し，その指頭に曲鋸歯鉗子を開いた一葉をあてがい，指の誘導で鉗子を進めて子宮付着組織を挟鉗する。断端組織は太いので8字縫合や1度組織に糸を通して結紮してから全周に回して結紮する。必要があればさらに結紮を追加する **(図11)**。

　子宮を摘除後に両側の各靱帯の縫合・結紮部からの出血の有無を確認する。出血点があれば結紮あるいは縫合する。

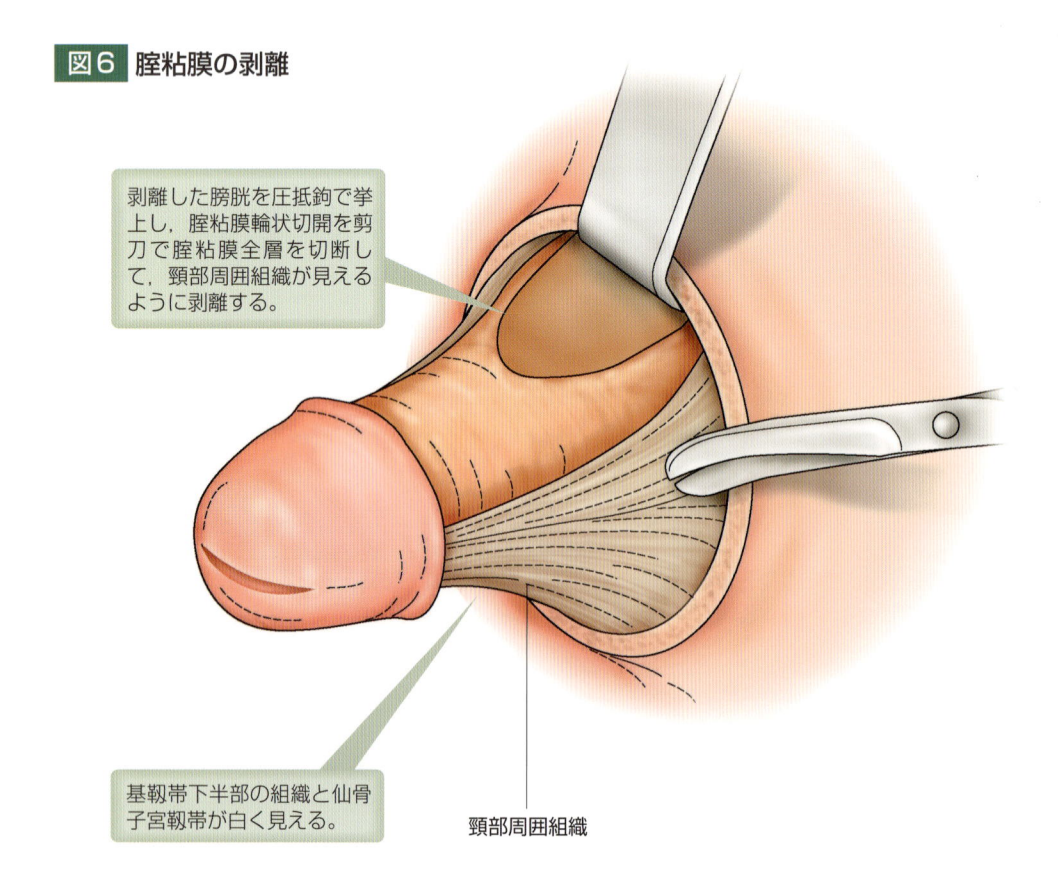

図6　腟粘膜の剥離

剥離した膀胱を圧抵鉤で挙上し，腟粘膜輪状切開を剪刀で腟粘膜全層を切断して，頸部周囲組織が見えるように剥離する。

基靱帯下半部の組織と仙骨子宮靱帯が白く見える。

頸部周囲組織

子宮脱に対する腟式子宮全摘術

図7 ダグラス窩の開放

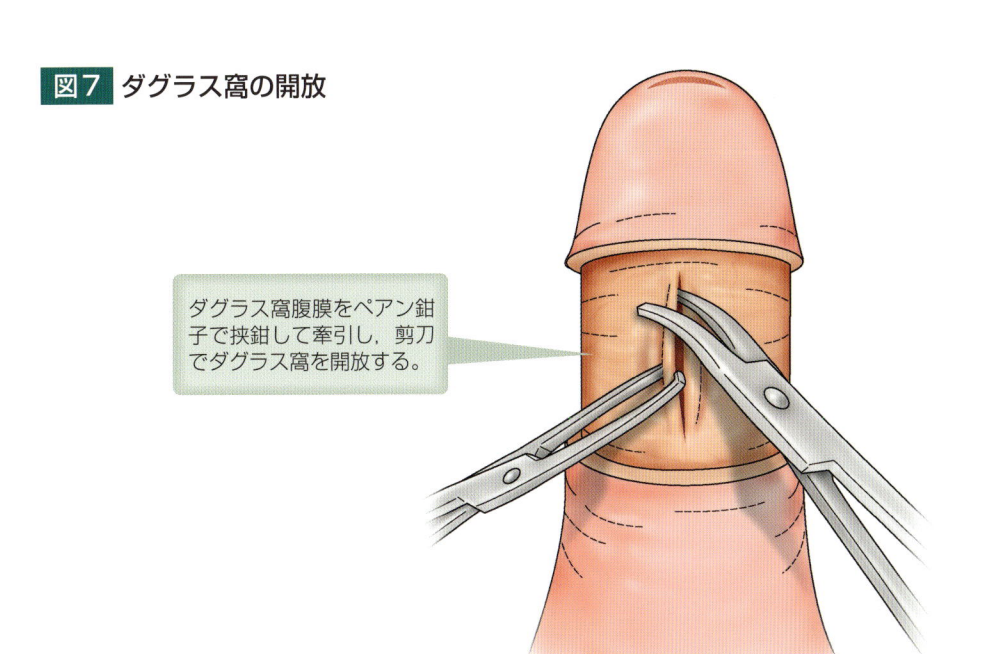

ダグラス窩腹膜をペアン鉗子で挟鉗して牽引し，剪刀でダグラス窩を開放する。

図8 仙骨子宮靱帯の切断

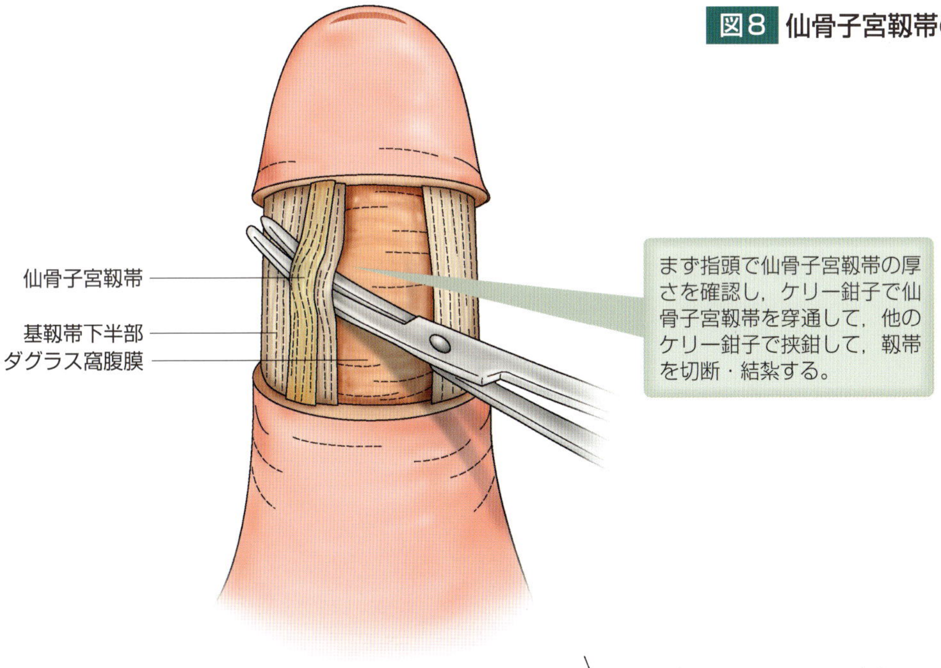

仙骨子宮靱帯
基靱帯下半部
ダグラス窩腹膜

まず指頭で仙骨子宮靱帯の厚さを確認し，ケリー鉗子で仙骨子宮靱帯を穿通して，他のケリー鉗子で挟鉗して，靱帯を切断・結紮する。

図9 膀胱子宮靱帯前層の切断

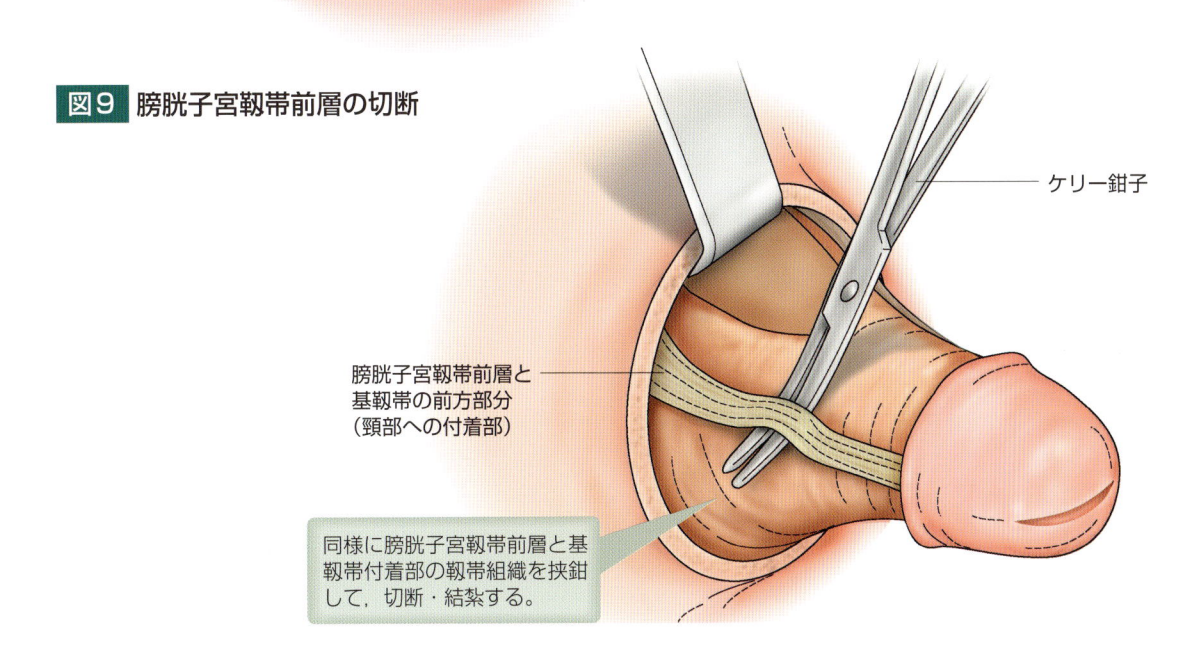

ケリー鉗子

膀胱子宮靱帯前層と基靱帯の前方部分（頸部への付着部）

同様に膀胱子宮靱帯前層と基靱帯付着部の靱帯組織を挟鉗して，切断・結紮する。

3 骨盤腹膜開口部の腹膜の縫合（結紮はしないでおく）

腹膜開放口を2-0 Vicryl®などで縫合閉鎖する．まず後方ダグラス窩腹膜から開始して，諸靱帯断端の内側の腹膜に糸を通し，膀胱子宮窩腹膜を回って，反対側の諸靱帯断端内側の腹膜に糸を通す．この時点ではまだ結紮せず，目印のためペアン鉗子で挟鉗しておく**(図12)**．

4 膀胱腟中隔縫合による膀胱底形成

膀胱腟中隔縫合にあたって，両側の前腟壁粘膜を外陰部の皮膚に縫合固定する．中隔を縫合する方法としては，両者を重ね合わせて縫合する方法，両者をそれぞれのり巻きのようにぐるぐる巻きにして縫合する方法などがある．筆者は，まず尿道膀胱移行部，すなわち膀胱頸部に相当する部位の左右の膀胱腟中隔に2-0 Vicryl®で横マットレス縫合（Kelly縫合）をおき，残りの中隔は重ね合わせるように二重に縫合している**(図13)**．

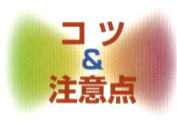

> **コツ＆注意点**
> **Kelly縫合**
> ● 尿道膀胱結合部の膀胱腟中隔に置く縫合であり，後部尿道膀胱角を形成する目的で行われる．

図10 子宮動脈の切断・結紮

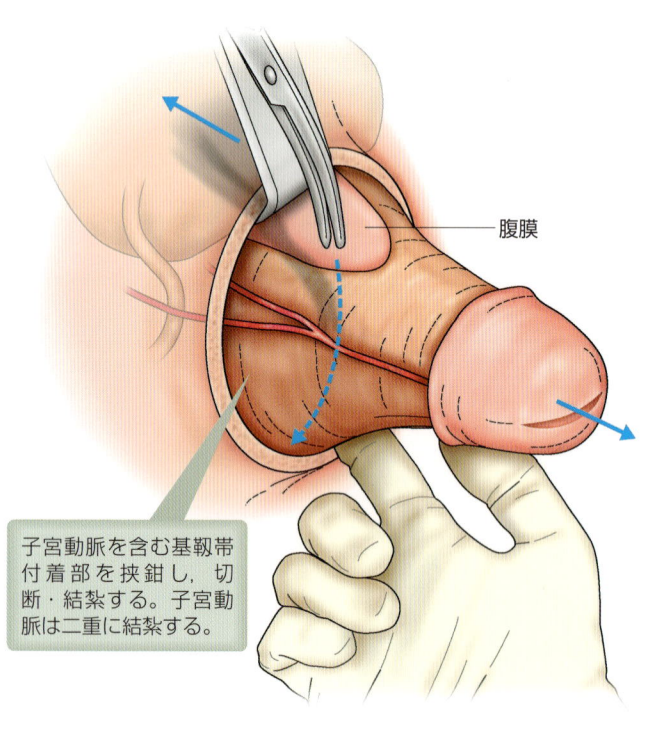

腹膜

子宮動脈を含む基靱帯付着部を挟鉗し，切断・結紮する．子宮動脈は二重に結紮する．

図11 子宮付着組織の挟鉗

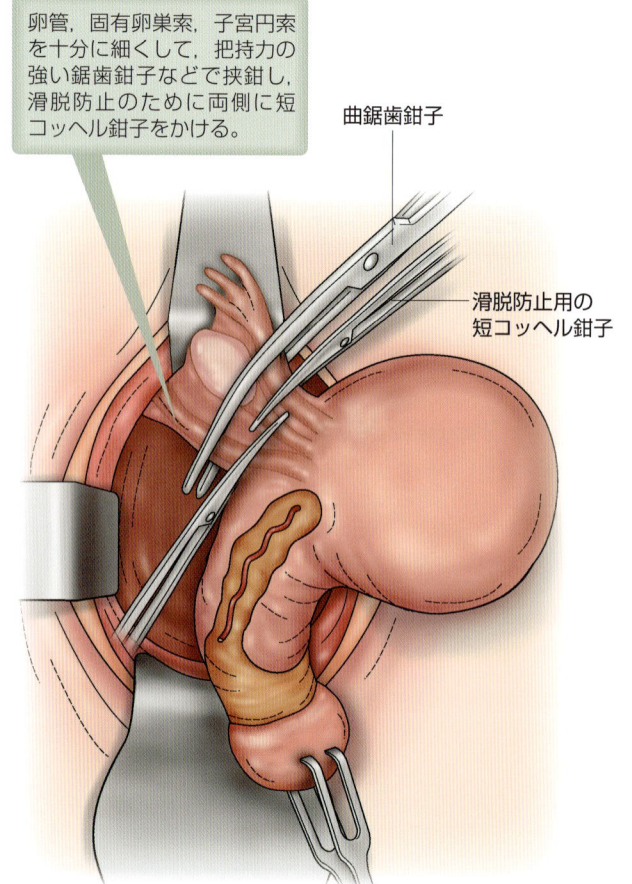

卵管，固有卵巣索，子宮円索を十分に細くして，把持力の強い鋸歯鉗子などで挟鉗し，滑脱防止のために両側に短コッヘル鉗子をかける．

曲鋸歯鉗子

滑脱防止用の短コッヘル鉗子

子宮脱に対する腟式子宮全摘術

図12 骨盤腹膜全周に吸収糸をかける

子宮を摘出した後の骨盤腹膜に全周性に吸収糸をかけておく。糸はペアン鉗子をかけておき，後で結紮する。

- 子宮円索・固有卵巣索
- 基靱帯・子宮動脈
- 仙骨子宮靱帯
- 吸収糸（2-0 Vicryl®）
- 腹膜

図13 膀胱腟中隔の縫合

a

尿道膀胱移行部の膀胱腟中隔に横マットレス縫合を置き，後部尿道膀胱角を形成する（Kelly縫合）。

- Kelly縫合
- 腟粘膜
- 膀胱腟中隔

b

- 腟粘膜
- 膀胱腟中隔

膀胱腟中隔を二重に重ね合わせるように縫合する。

c

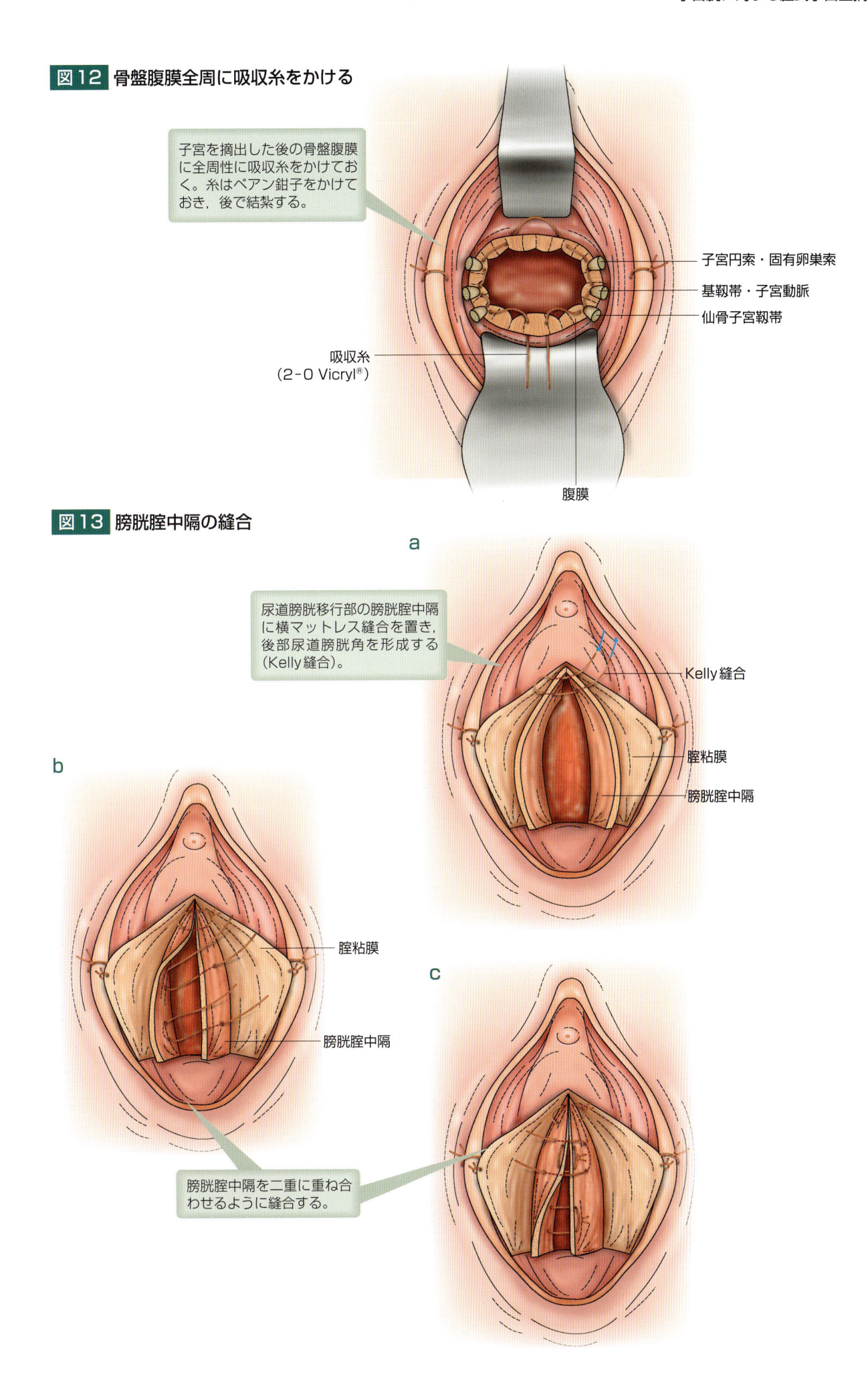

73

5 腟断端の挙上（Baden-Walker分類のGrade3，4に行う）

Baden-Walker分類
0 腹圧をかけても下降しない
1 下降するが腟内に留まる
2 腟入口まで下降する
3 腟外に一部脱出する
4 腟外に完全に脱出する

　子宮摘出後の腟脱を予防するために腟断端の挙上術を加える。本項ではMcCall縫合（McCall culdoplasty）について記述する。仙骨子宮靱帯は支持組織として丈夫であり，大抵は鋸歯鉗子で挟鉗してこれを術者方向に牽引すると患者の体全体が動くのを感じることができる。左右の仙骨子宮靱帯を挟鉗し，後腟壁正中→ダグラス窩→右仙骨子宮靱帯→直腸前面腹膜→左仙骨子宮靱帯→ダグラス窩→後腟壁正中の順に運針し吸収糸（0-PDS）をかけ，結紮する。McCall縫合にはHigh-McCall糸とLow-McCall糸の2本をかける。なお二段目の運針の前に一段目は縫合せず，2段の運針が終了してから，一段目，二段目の順番にしたがって糸を結紮する。注意点は一段目の縫合部位が最深（最高）位となるように運針すること，仙骨子宮靱帯へ運針する際に尿管損傷をきたす場合があるため，浅すぎず，深すぎずを心がけることである。

　手術終了前にはインジゴカルミンを患者に静注し，膀胱鏡で左右の尿管から尿が流出されるのを確認することが望ましい**（図14）**。

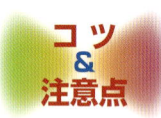

> **コツ&注意点**
> **McCall縫合**
> ●仙骨子宮靱帯を腟断端に固定し，腟断端を挙上し，手術後に腟断端の脱として再発することを防ぐために用いられる。腟断端の挙上には，その他に仙棘靱帯固定術，腸骨尾骨筋膜固定術などが用いられる。

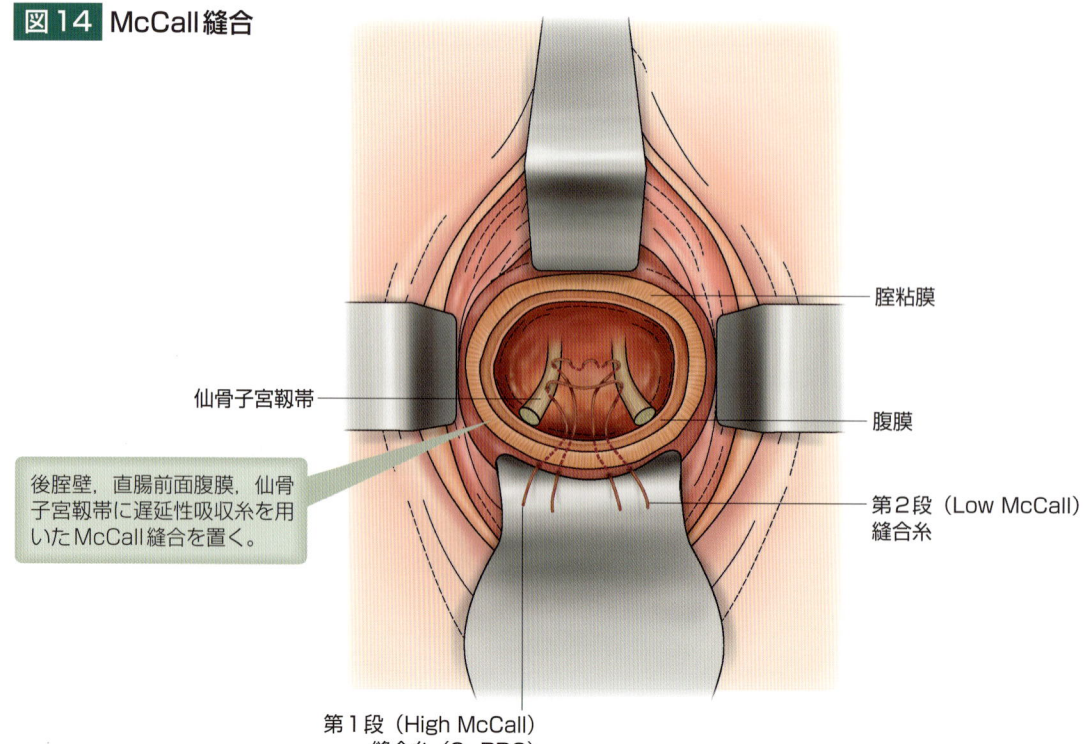

図14 McCall縫合

後腟壁，直腸前面腹膜，仙骨子宮靱帯に遅延性吸収糸を用いたMcCall縫合を置く。

仙骨子宮靱帯
腟粘膜
腹膜
第2段（Low McCall）縫合糸
第1段（High McCall）縫合糸（0-PDS）

6 骨盤腹膜開口部の閉鎖

　McCall縫合糸を結紮する。腹膜開放口に通しておいた糸を結紮して骨盤腹膜を閉鎖する。

　腟壁粘膜を外陰部への固定からはずして左右腟粘膜を腟の奥へ押し込み，切除すべき腟粘膜の幅の見当をつける。腟粘膜の余剰部分を，少し余裕を残して，取りすぎないように切除する。

7 前腟壁縫合

　前腟壁粘膜を手前から縫合し，奥は逆Y字型に縫合する **(図15)**。

8 後腟壁切開と直腸および肛門挙筋前面組織の剥離露出

　ここから後腟壁形成術を行う。後腟壁の正中線上で腟入口部から3〜4cmのところに牽引糸をかける。腟粘膜と会陰皮膚境界の中央から左右それぞれ2〜3cm程度の所を短コッヘル鉗子で挟鉗し，その間の粘膜下と正中の粘膜下に20万倍ボスミン加生理食塩液を注入し，腟入口部粘膜をコッヘル鉗子の間で切開する。正中部の腟粘膜をメスで粘膜の厚さだけ切開する。正中部では粘膜直下が直腸になるので注意を要する **(図16)**。

図15 腟粘膜の縫合

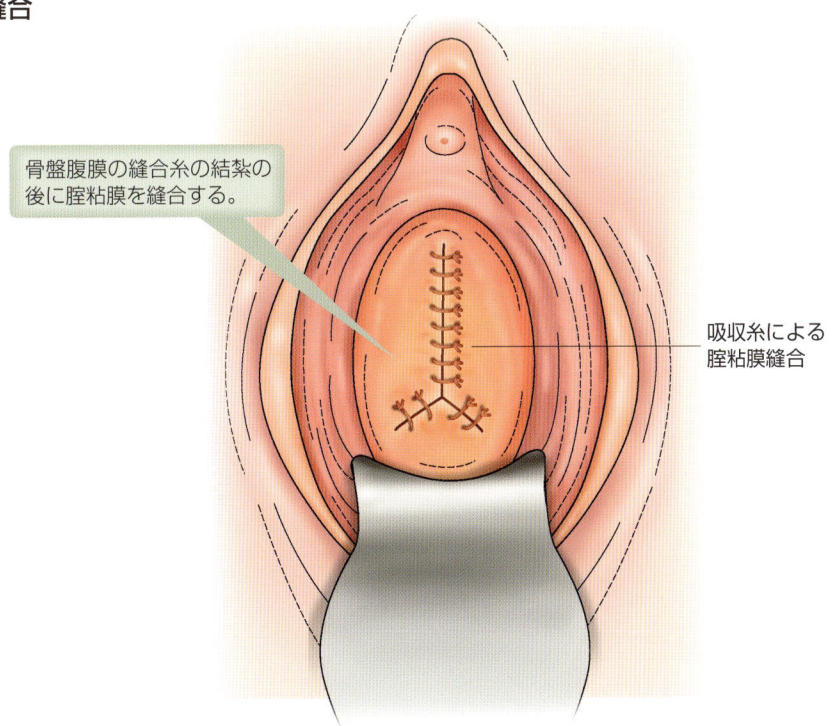

骨盤腹膜の縫合糸の結紮の後に腟粘膜を縫合する。

吸収糸による腟粘膜縫合

図16 腟粘膜後壁の切開

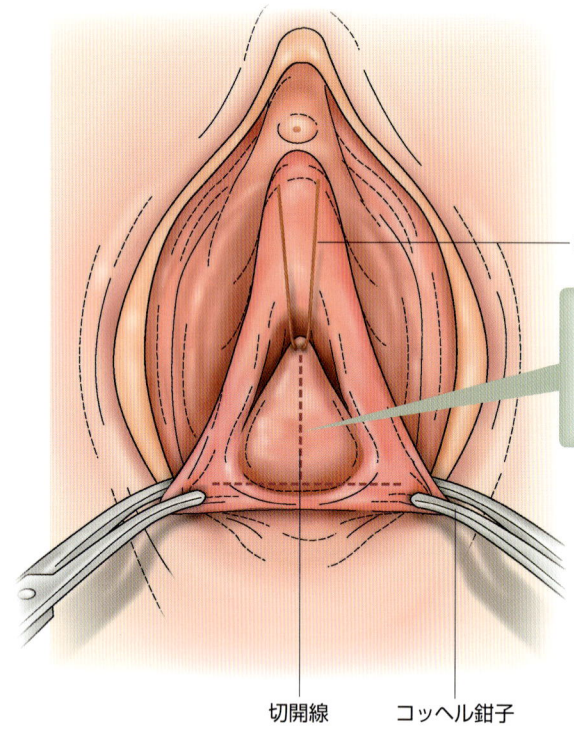

- 牽引糸
- 切開線
- コッヘル鉗子

腟粘膜後壁に牽引糸を置き，左右の腟入口部粘膜を短コッヘル鉗子で挟鉗して，ボスミン加生理食塩水を浸潤させ，腟粘膜を切開する。

図17 肛門挙筋の縫合

- 直腸
- 腟粘膜
- 肛門挙筋

直腸側腔前面の結合織を処理し，左右の肛門挙筋を吸収糸で縫合する。挙筋縫合が過度にならないように留意する。

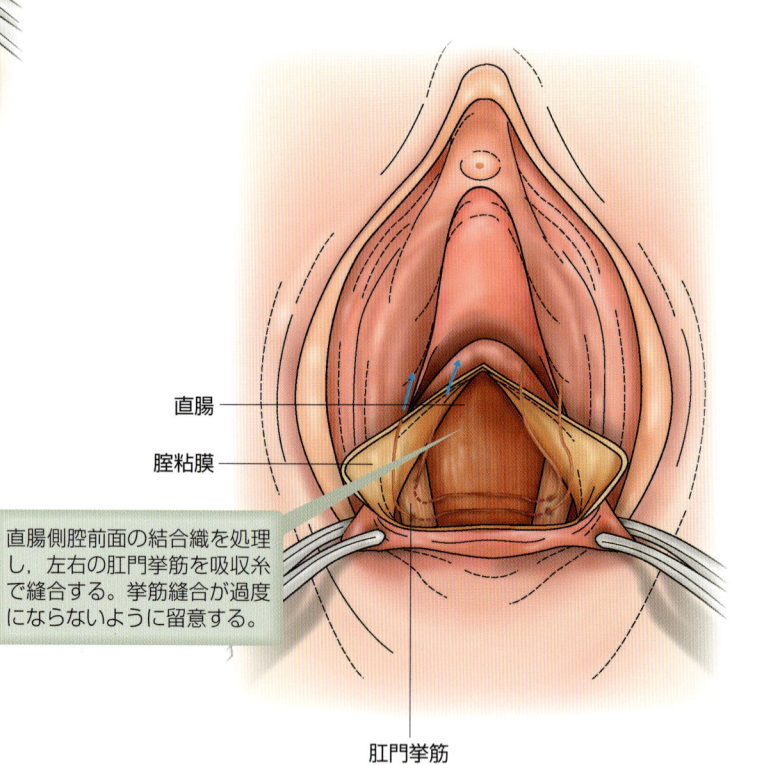

図18 腟後壁と会陰部の縫合

子宮全摘術および前腟壁形成術・後腟壁形成術が終了した状態

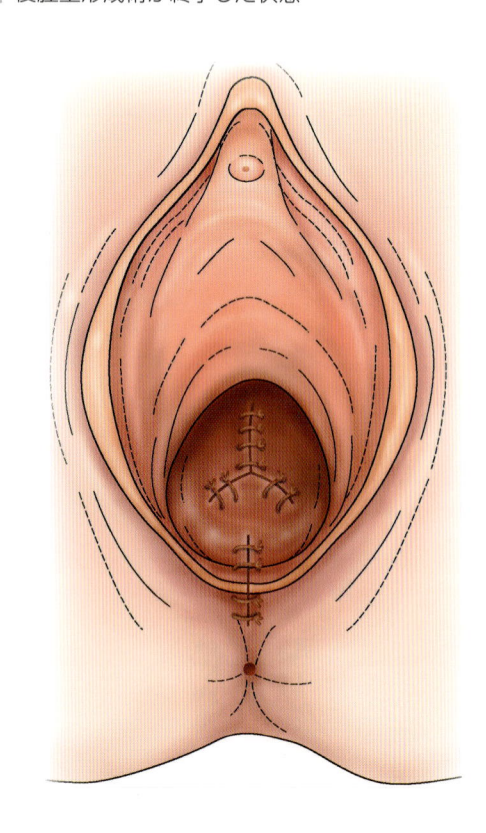

9 肛門挙筋縫合

　メイヨー剪刀などで腟粘膜を剥離して直腸と両側直腸側腔前面の組織を露出する。腟側方に索上の肛門挙筋を触れる。手前から左右の肛門挙筋に2-0 Vicryl®を通して縫合する。その結紮糸を牽引しながらその奥に第2糸を通して結紮する。腟入口部は指2本が楽に入る程度に腟粘膜の切除範囲と肛門挙筋縫合の程度を加減する（図17）。

10 後腟壁および会陰縫合

　三角形に剥離された腟粘膜を切除し，粘膜下の組織を縫合し，最後に腟壁と会陰部の縫合を行う。会陰縫合は2-0 Vicryl®で連続埋没縫合を行う（図18）。

前腟壁形成術

岡山大学大学院医歯薬学総合研究科産科・婦人科
平松祐司

術式の特徴とストラテジー

- 前腟壁形成術は，骨盤臓器脱のうち主に膀胱瘤に対して行う手術であり，子宮がある場合と子宮全摘後の場合がある。いずれの場合も，子宮脱あるいは子宮下垂，直腸瘤，小腸瘤などを合併していることが多いため，これらの修復と同時に行うことが多い。最も多いのは腟式子宮全摘術時に同時に前腟壁形成術を行う場合である。子宮全摘後の場合には，腟断端脱の有無により術式が異なる。したがって，純粋に膀胱瘤のみであって，前腟壁形成術のみで済むことは非常に少ない。
- いずれにしても前腟壁形成術は恥骨頸部筋膜（膀胱腟中隔）の縫縮と尿道・膀胱頸部の挙上が目的であり，本修復手術により，排尿機能と性機能を改善することが重要である。

検査

通常の手術時と同様，貧血，血液生化学，検尿，心電図，胸部Ｘ線検査，肺機能検査，細胞診などの検査を実施する。高齢患者が多いため，全身合併症の有無についても問診，検査し，手術に支障があるかどうか評価しておく。

診断と治療法の選択

骨盤臓器脱の診断の詳細は他項（p.18参照）に譲るが，脱出部を用手的に修復後，腹圧をかけさせる，子宮腟部を牽引する，脱出部を胎盤鉗子等で把持・牽引する，直腸診することにより脱出部位の正確な診断をする[1,2]。
また，前腟壁形成術をする場合には，正中型，遠位型，側方型（傍腟欠損），横断型のいずれであるか診断する**（図1）**。排尿障害の有無も詳細に問診し確認しておく。
上記診察結果を踏まえ，また性生活の有無も考慮し，①腟式子宮全摘術＋前腟壁形成，②tension-free vaginal mesh（TVM）法，③腟閉鎖術の長所，欠点を説明し，いずれを選択するか検討する。

術前準備・手術体位

骨盤臓器脱を伴う高齢者は高頻度に萎縮性腟炎を合併しているため，術前にエストリオール剤投与を行う。これにより粘膜面がきれいになり，手術しやすくなる。
砕石位で手術するが，手術台の高さの調節が重要であり，椅子にかけて術野が術者の肩の高さよりやや低い位置に設定する。高齢者が多いため，特に血栓予防のためにも膝固定でなく，足首のみ固定するタイプの支持器を使用する。また，麻酔前に開排制限の有無を確認しておく。

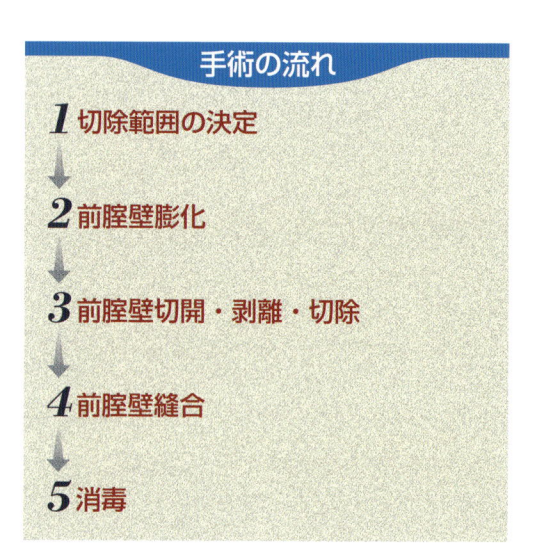

手術の流れ

1. 切除範囲の決定
2. 前腟壁膨化
3. 前腟壁切開・剥離・切除
4. 前腟壁縫合
5. 消毒

手術の実際[3～6]

腔式子宮全摘術と同時に行う場合

1 切除範囲の決定

　腔式子宮全摘術（p.54参照）の，骨盤腹膜縫合に続き前腟壁形成に移る。尿管口の約2cm下の前腟壁中央に絹糸を1針かけ，上方に牽引し正中にメスで印をつける。
　次いで膀胱脱の程度を指でよく触診し，切除範囲にメスで印をつける。

2 前腟壁膨化

　正中マークの両側をコッヘル鉗子で把持し，下方に牽引して緊張させ，膀胱腟粘膜部に10万倍希釈ボスミン加生理食塩水を注入する。しかし，高血圧合併例では生理食塩水のみ注入する。

3 前腟壁切開・剥離・切除

　浮腫状になったところで剥離面の入口を探し，そこからメーヨのクーパー剪刀の凹面を上にして挿入し，クーパー剪刀で腟壁の裏をこするようにして，先を開閉させながら進めると容易に剥離できる**（図2）**。この際注意すべき点は，**膀胱損傷を恐れるあまり，腟壁と膀胱腟中隔の間を剥離しないようにすることであり，必ず腟壁に恥骨頸部筋膜をつけて膀胱から剥離する**。
　前腟壁の中央部がある程度剥離できたら，前壁を下方に緊張させ中央部を切開する。そして切開部を粘膜鉗子か短コッヘル鉗子で把持し緊張させ，ガーゼあるいはクーパー剪刀で膀胱を圧排すれば簡単に膀胱剥離ができる**（図3）**。**この剥離は，あらかじめデザインした切除範囲より少し大きめに剥離しておく。こうすれば，次の膀胱腟中隔の埋没縫合が楽にできる**。そして，最初にデザインした切開線に従って，余分な前腟壁を切除する。

図1　恥骨頸部筋膜欠損部位の診断

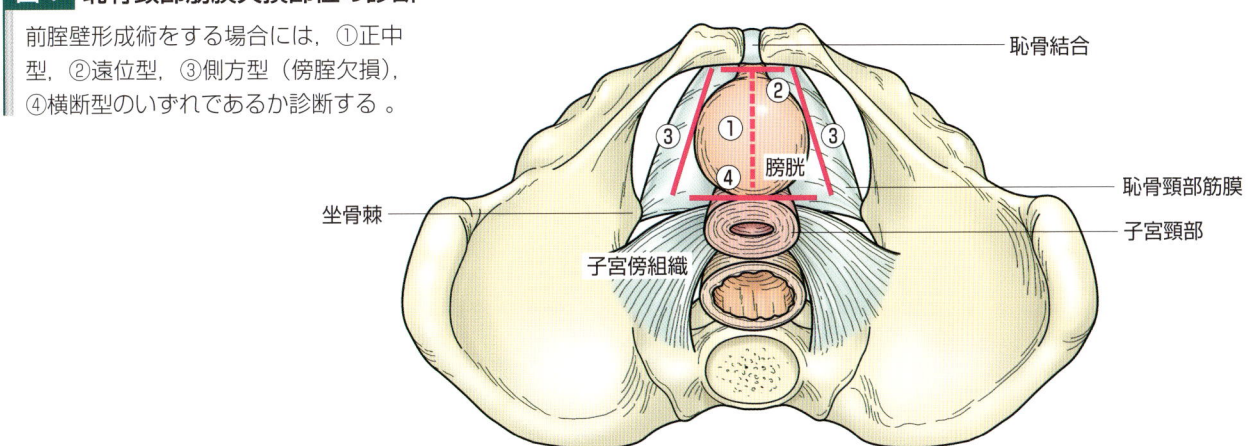

前腟壁形成術をする場合には，①正中型，②遠位型，③側方型（傍腟欠損），④横断型のいずれであるか診断する。

4 前腟壁縫合

　2-0合成吸収糸で恥骨頸部筋膜（膀胱腟中隔）を連続縫合する**（図4）**。その後，腟壁を1-0合成吸収糸で結節縫合する。以前は，膀胱腟中隔をきれいに分離・剥離し縫合していたが，現在は，膀胱腟中隔は腟壁につけたまま埋没縫合しており，この方法で問題ないと考えている。

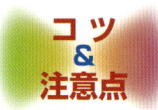

> **コツ＆注意点**
>
> **補強の工夫**
> - 前腟壁補強法には種々のものがあるが，以前は，恥骨頸部筋膜をきれいに腟壁から剥離し，図5に示すような，それを丸めて縫合（b：ロール法），重ねて縫合（c：重ね合わせ法）などを実施していたが，現在は膀胱腟中隔は腟壁につけたまま図4のように恥骨頸部筋膜を広く取るように運針し，そのまま縫合している。

図2 前腟壁の剥離

ボスミン加生理食塩水を注入する。浮腫状になったところで剥離面の入口を探し，そこからメーヨのクーパー剪刀の凹面を上にして挿入し，クーパー剪刀で腟壁の裏をこするようにして，先を開閉させながら剥離する。

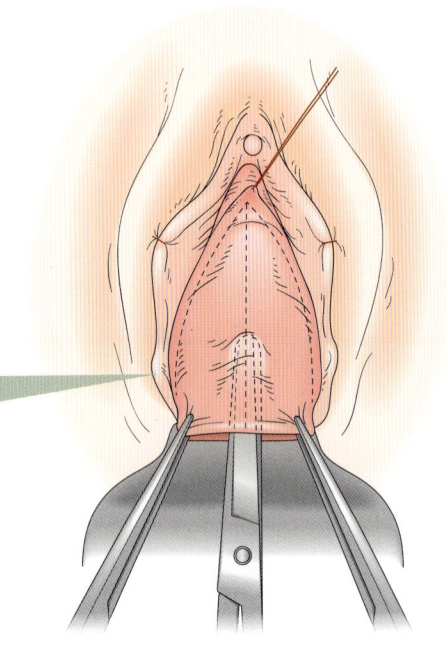

図3 前腟壁の剥離

前腟壁の中央部がある程度剥離できたら，前壁を下方に緊張させ中央部を切開する。そして切開部を粘膜鉗子か短コッヘル鉗子かアリス鉗子で把持し緊張させ，左手指を裏面にあてて緊張させ，腟壁の厚みを感じながらクーパー剪刀で膀胱を圧排しながら剥離する。正しい層で操作していれば，ガーゼで圧迫しても簡単に膀胱剥離できる。

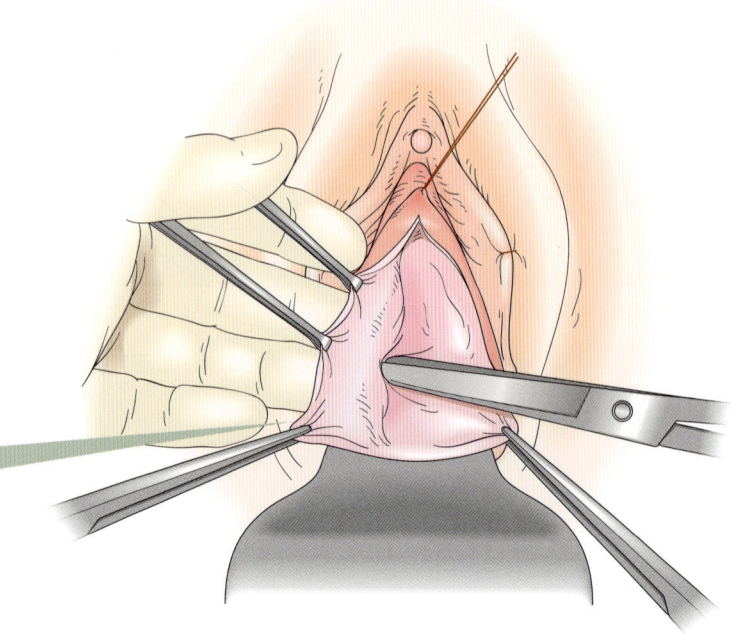

図4 前腔壁の縫合

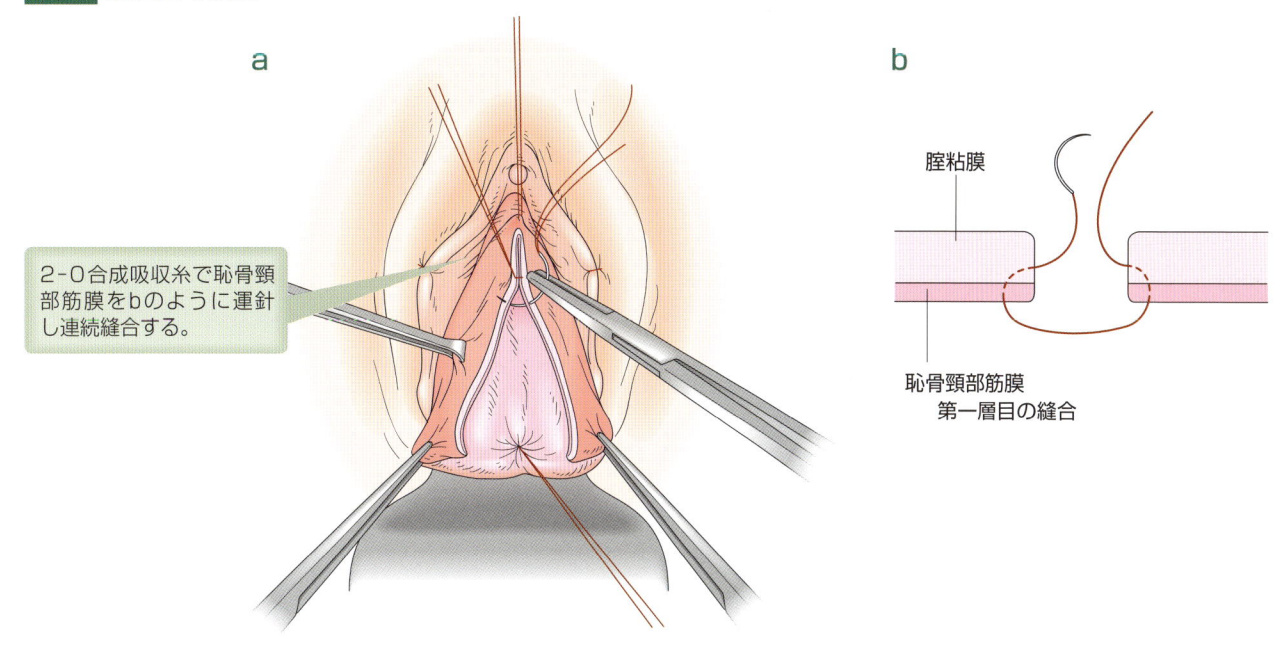

a

2-0合成吸収糸で恥骨頸部筋膜をbのように運針し連続縫合する。

b

腟粘膜

恥骨頸部筋膜
第一層目の縫合

図5 前腔壁補強法

前腔壁補強法には種々のものがあるが，恥骨頸部筋膜を腟壁から剥離し，それを丸めて縫合（b：ロール法），重ねて縫合（c：重ね合わせ法）などがある。

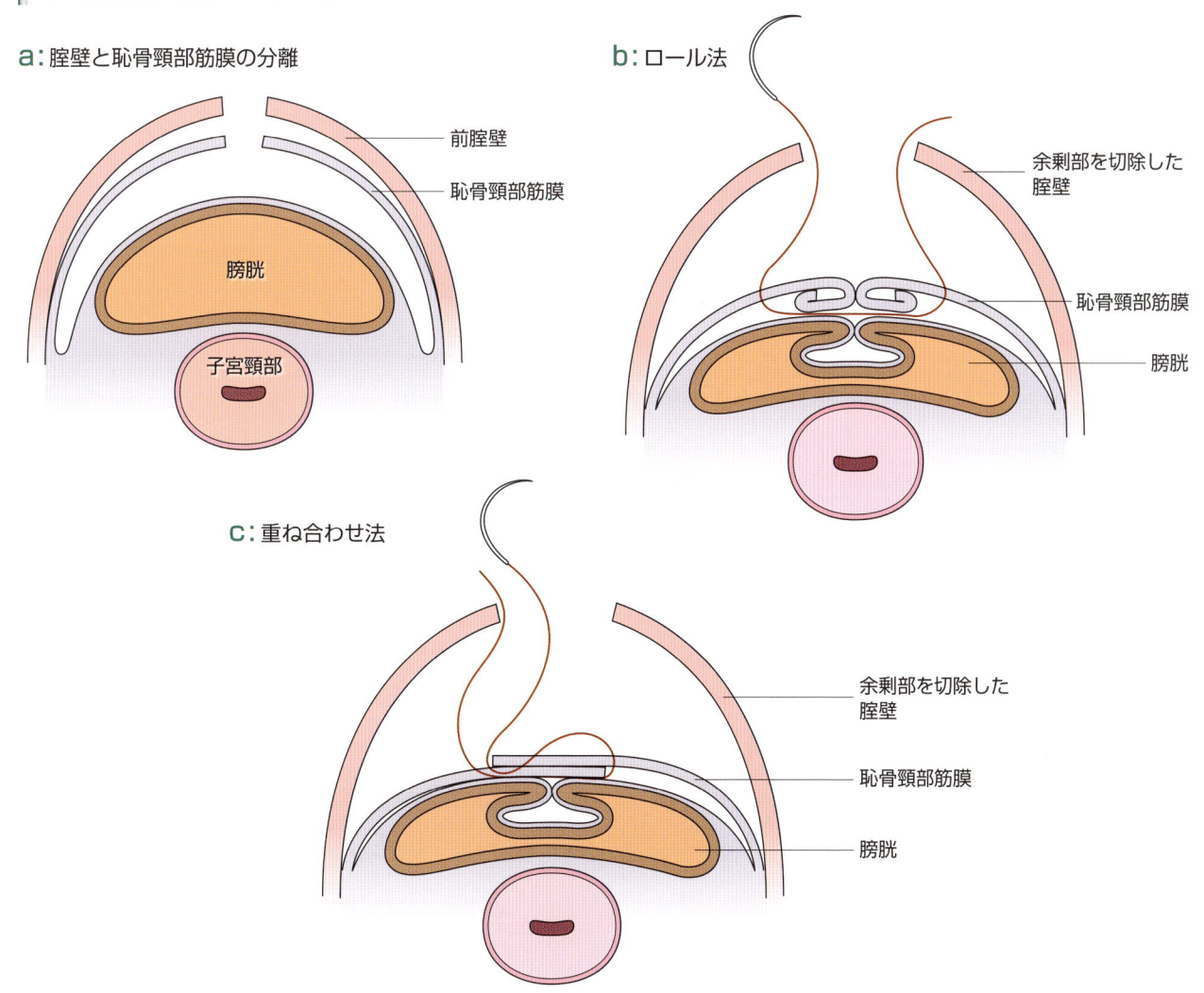

a：腟壁と恥骨頸部筋膜の分離

前腔壁
恥骨頸部筋膜
膀胱
子宮頸部

b：ロール法

余剰部を切除した腟壁
恥骨頸部筋膜
膀胱

c：重ね合わせ法

余剰部を切除した腟壁
恥骨頸部筋膜
膀胱

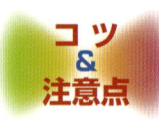

> **コツ＆注意点**
>
> **Kelly縫合**
> - 軽度の腹圧性尿失禁を伴う膀胱瘤，尿道過活動があるような場合に腟壁縫合の前に行う．この部分の正中切開は浅めにして尿道を傷つけないように配慮し，膀胱に留置したバルーンカテーテルを牽引して膀胱頸部の位置確認を行い，1cm下方に2-0 PDSⅡでマットレス縫合を行う（図6）．

5 消毒

腟内を消毒し，腟内圧迫ガーゼを挿入し手術を終了する．

膀胱瘤単独例（子宮がある場合）

1 切除範囲の決定

尿管口の約2cm下の前腟壁中央に絹糸を1針かけ，上方に牽引し正中にメスで印をつける．

次いで膀胱瘤の程度を指でよく触診し，切除範囲にメスで印をつける（図7）．切除しすぎると縫合時に緊張して縫合不全をきたし，反対に切除不足であると膀胱瘤が再発するので慎重に決定する．

2 前腟壁膨化

正しい層で膀胱剥離できるかどうかがこの手術の1つのポイントである．出血を少なくし，正しい層を発見しやすくするために，切開部の子宮筋層と中隔の間にボスミン加生理食塩水を注入する．

図6 Kelly縫合
軽度の腹圧性尿失禁を伴う膀胱瘤，尿道過活動があるような場合に腟壁縫合の前に行う．

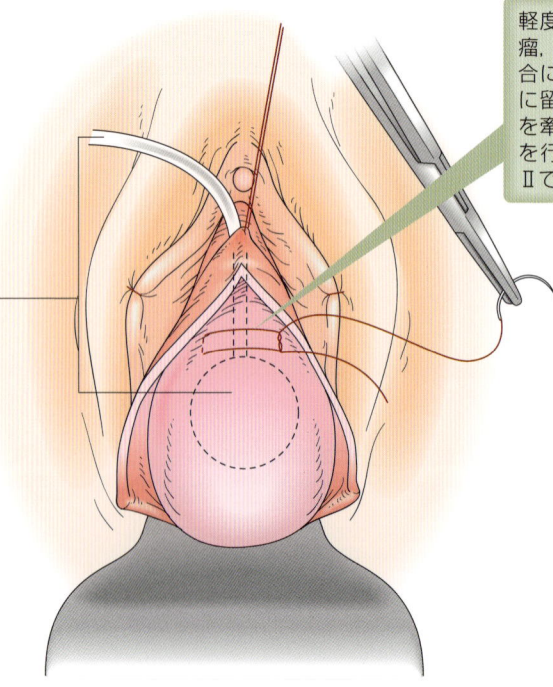

軽度の腹圧性尿失禁を伴う膀胱瘤，尿道過活動があるような場合に腟壁縫合の前に行う．膀胱に留置したバルーンカテーテルを牽引して膀胱頸部の位置確認を行い，1cm下方に2-0 PDSⅡでマットレス縫合を行う．

バルーンカテーテル

前腟壁形成術

3 前腟壁切開・剥離・切除

尿管口下の前腟壁中央にかけた絹糸を上方に牽引し，正中部メスで縦切開を入れる。腟粘膜切開部をアリス鉗子か短コッヘル鉗子数本で把持し，左手指を腟壁表面に置き，腟壁の厚さを感じながら，膀胱腟中隔を腟粘膜につけてメーヨのクーパー剪刀で剥離する **(図8)**。その手技は，腟式子宮全摘術と同時に行う場合で述べた（p.79）のと同様である。そして最初にデザインした切開線に従って，余分な前腟壁を切除する。

4 前腟壁縫合

膀胱腟中隔に糸をかけるように2-0合成吸収糸で連続縫合し，腟粘膜は1-0合成吸収糸で結節縫合する。

5 消毒

腟内を消毒し，腟内圧迫ガーゼを挿入し手術を終了する。

図7 切除範囲の決定

尿管口の約2cm下の前腟壁中央に絹糸を1針かけ，上方に牽引し正中にメスで印をつける。次いで膀胱脱の程度を指でよく触診し，切除範囲にメスで印をつける。

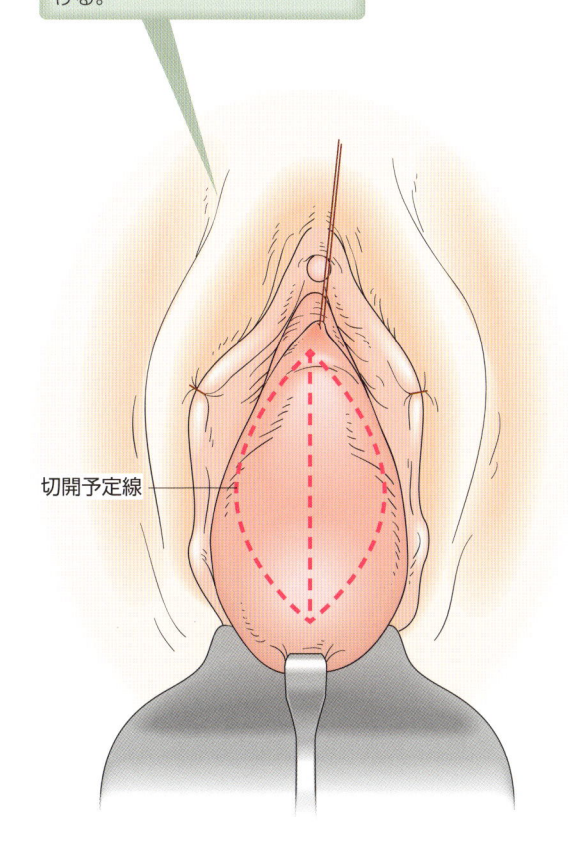

切開予定線

図8 膀胱腟中隔の剥離

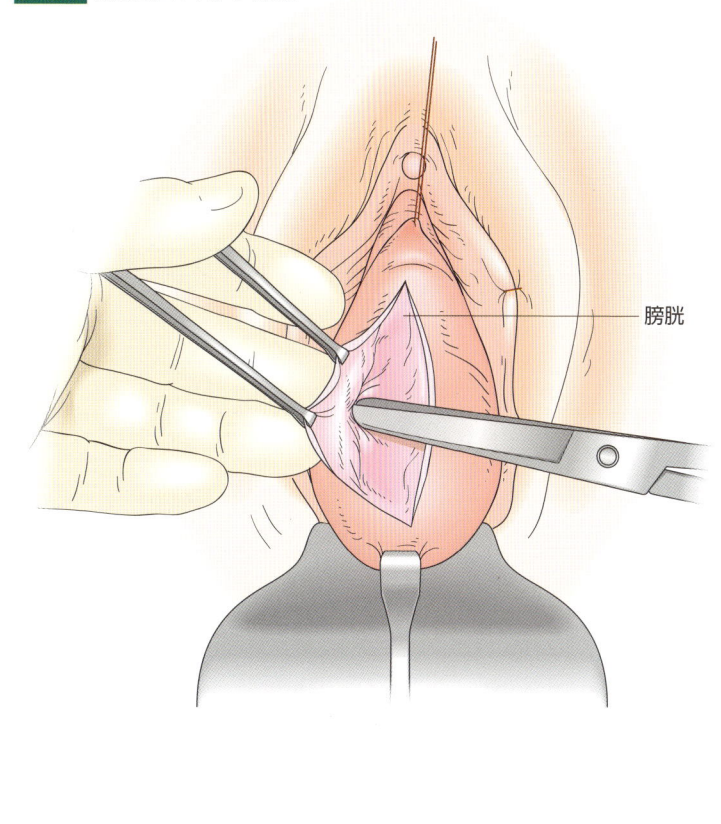

膀胱

膀胱瘤単独例（子宮全摘後の場合）

　子宮全摘後の膀胱瘤単独例では，先述の膀胱瘤単独例（子宮がある場合）と同様に，尿管口の約2cm下の前腟壁中央に絹糸を1針かけ，上方に牽引する。そして，腟断端部両側の陥凹部を把持牽引しても下垂しない場合は，その状態でどこまで切開するか決定し，その部をコッヘル鉗子で挟鉗する。その後の前腟壁膨化，前腟壁切開・剥離・切除，前腟壁縫合の手技は同様である。

子宮全摘後の腸瘤に対する前腟壁形成術

　子宮全摘術後に膀胱瘤でなく腸瘤が脱出し，前腟壁形成を必要とすることがある。この際は，腟断端の両端を短コッヘル鉗子で把持牽引し，**図9**のように断端の約1cm前方をボスミン加生理食塩水で膨化し，横切開を加える。
　横切開の上縁をコッヘル鉗子で把持し，メーヨのクーパー剪刀の凹面を上方に向け，前腟壁裏をこするようにして膀胱を剥離する。剥離できたら正中部を逆T字に切開する。
　ヘルニア囊になっている部分を十分剥離し，腹膜を開放する。そして，子宮円索，固有卵巣索，基靱帯断端，仙骨子宮靱帯にあたる部分を探し出し，非吸収糸の2-0絹糸で巾着縫合を加え，ヘルニア囊を高位で閉鎖する**（図10）**。基靱帯断端はコッヘル鉗子を牽引することにより緊張してくるため，発見できる。縫合にあたっては示指で尿管を触診し，尿管をさけて運針する。
　ヘルニア囊閉鎖後は，これまで述べたと同様の方法で余剰腟壁を切除し，縫合する。

図9 腟断端の把持・切除部位のデザイン

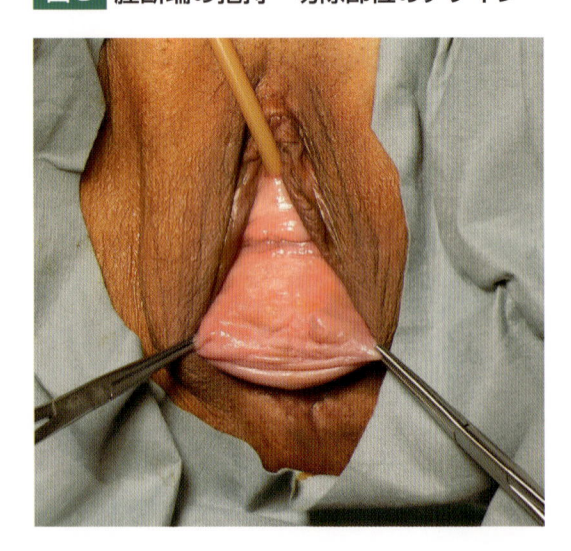

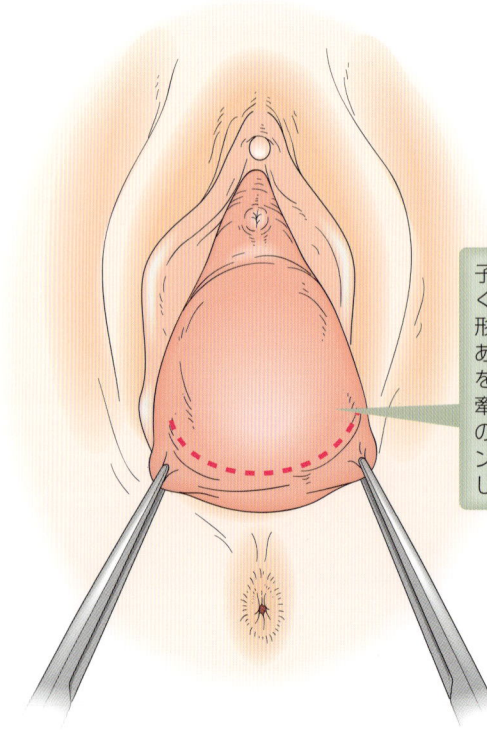

子宮全摘後に膀胱瘤でなく腸瘤が脱出し，前腟壁形成を必要とすることがある。この際は，腟両断を短コッヘル鉗子で把持牽引し，図のように断端の約1cm前方をボスミン加生理食塩水で膨化し，横切開を加える。

図10 子宮全摘後の腸瘤に対する前腟壁形成術

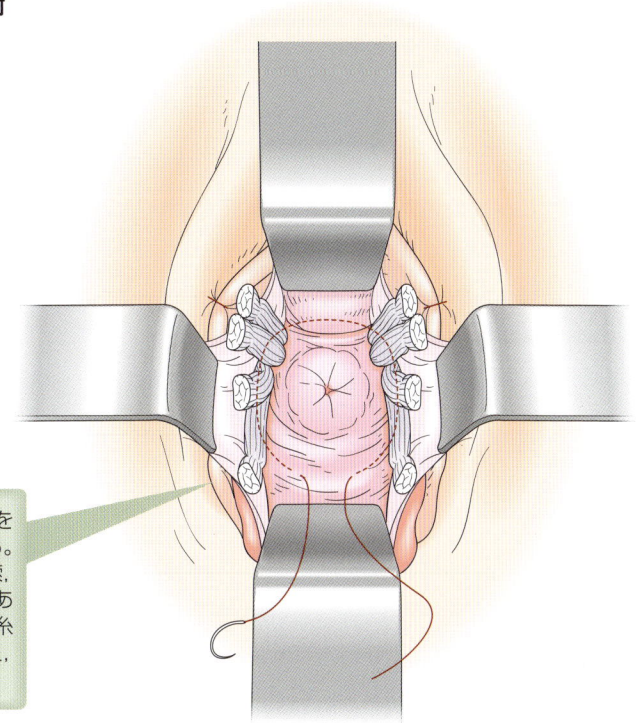

> ヘルニア嚢になっている部分を十分剥離し，腹膜を開放する。そして，子宮円索，固有卵巣索，基靱帯断端，仙骨子宮靱帯にあたる部分を探し出し，非吸収糸の2-0絹糸で巾着縫合を加え，ヘルニア嚢を高位で閉鎖する。

術後管理

　圧迫ガーゼは翌朝抜去し，バルーンカテーテルは4日目留置し，膀胱の充満を避けるようにする。術後に切迫性尿失禁を生じることがあるが，多くは一過性である。創傷治癒後に排尿状態をチェックし，腹圧性尿失禁があるような場合は，引き続き経過観察し，その状況に応じて尿失禁手術を考慮する。腟壁はすべて吸収糸で縫合しているため，必ずしも抜糸する必要はない。

　以上，前腟壁形成術につき記載したが，冒頭にも述べたように，膀胱瘤単独のことは少ないため，診断を確実にし，総合的に本巻で紹介されているどの方法が最もその患者に対し有用な方法であるかを判断し，手術を実施することが重要である。

■文献
1) 平松祐司，友國弘敬：性器脱の診断．臨床婦人科産科 2009；63：684-90．
2) 平松祐司：子宮脱・子宮下垂．エビデンス婦人科学．p299-305，メジカルビュー社，2003．
3) 関場　香，平松祐司：腟式子宮全摘術および腟会陰形成術．産婦人科治療 1990；60：596-602．
4) 関場　香，平松祐司：腟式子宮全摘術および腟会陰形成術．子宮全摘術の実際．p80-108，南江堂，1997．
5) 平松祐司：前腟壁形成術．図説産婦人科VIEW 3 性器脱・形成手術．p34-49，メジカルビュー社，1994．
6) 平松祐司，工藤尚文：腟式子宮全摘術における工夫．産婦人科治療 1997；75：479-86．

後腟壁・会陰形成術

日本医科大学産婦人科
明楽重夫

術式の特徴とストラテジー

- 後腟壁・会陰形成術（後方腟壁縫縮術；posterior colporrhaphy）は主として直腸瘤の手術に対して施行される術式で，分娩時に生じた陳旧性会陰裂傷の修復にも応用される。
- これまで，手術の意義は哆開した肛門挙筋を縫縮し，後腟壁，会陰を再建することにあるとされていたが，近年では直腸瘤は直腸腟筋膜の欠損・損傷が主因と考えられており，今後はその外科的治療法は直腸腟筋膜の修復やメッシュ手術などにとって代わられ，肛門挙筋縫縮術の適応は会陰の形成など限局的なものとなってくると思われる。

検査，診断

まず直腸指診を行う。肛門に指を挿入し，直腸が腟側へ脱出してくるかどうかを確認する。直腸瘤を有する場合，直腸にポケットが存在しているので，そこに指を入れると腟側に飛び出してくる。
排便障害の症状が強いときには直腸重積，直腸粘膜脱，痔核や裂肛などの肛門疾患を合併していることがあるので，肛門鏡（クスコ腟鏡でも代用可）を用いて確認しておく。
肛門疾患の合併が疑われたら，大腸肛門科に排便造影検査や大腸ファイバーなどを依頼するとよい。

治療法の選択と適応

前述したように直腸瘤の原因は直腸腟筋膜の損傷であり，損傷部位をsite-specificに修復する本法は理にかなっているが，実際には直腸腟筋膜損傷部位がはっきりとしないことや子宮脱など他部位の損傷が重なっていることが多い。この流れから，近年，損傷部位をnon site-specificにメッシュで補強する方法（p-TVM）が広く施行されるようになってきている。
したがって，本法は会陰体と腟直腸筋膜が離開したことによる低位直腸瘤や腟入口部開大症例，会陰断裂症例などにはいい適応であろう。ただし，会陰部痛や性交痛の出現に注意が必要である。

手術の流れ

1. 腟出口のデザイン
2. 腟粘膜の切開
3. 直腸腟筋膜の剥出と欠損部の同定
4. 肛門挙筋の縫合
5. 会陰体の形成
6. 直腸腟筋膜の縫合
7. 余剰腟壁の切除
8. 後腟壁の縫合

手術の実際

1 腟出口のデザイン

まず会陰部の開大の程度をみるため，会陰体の長さ（肛門中央から後腟壁の処女膜瘢痕までの長さ）を測定する．この長さが2cm以上あれば，原則として会陰形成は行わない．

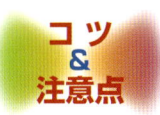

> **コツ&注意点**
> **会陰形成を行う場合**
> ● 2cm以下に短縮している場合や会陰部の変形があれば，会陰形成のために，腟出口部の腟粘膜と皮膚の境界の部位を，両側に対称的に短ペアン鉗子にてつかんで左右に牽引する．この部が手術終了前に合わさって，新生腟出口部の後部中央になるわけであるが，この際，2指挿入できるくらいになるよう，ペアン鉗子の挟鉗位置を決定する（図1）。

2 腟粘膜の切開

後腟壁の正中線上で腟出口部から5cmほど奥，または直腸瘤の上縁の腟粘膜に目印の糸をかけ，上方に牽引する（図2）。後腟壁にボスミン加生理食塩水を注入し，腟粘膜と直腸の剥離をより容易に行えるようにする．

会陰形成をしない場合には，メスにて会陰部から2cmほど腟奥に向かって浅く正中切開し（図3），左右腟壁創部をペアン鉗子またはアリス鉗子にて挟む．

図1 会陰形成をする時の腟出口のデザイン

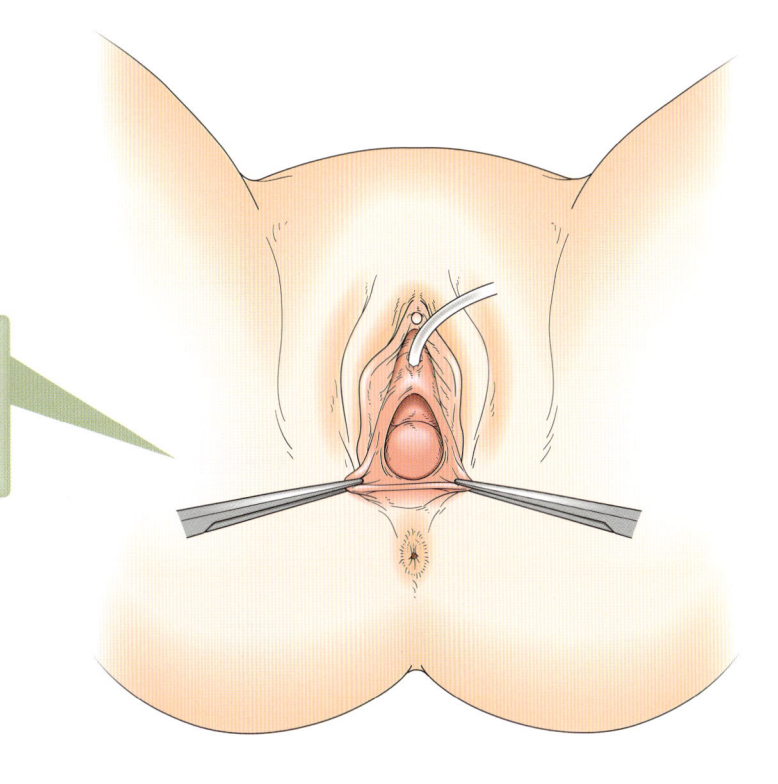

腟出口部の腟粘膜と皮膚の境界の部位を，両側に対称的に短ペアン鉗子にてつかんで左右に牽引する．ペアン鉗子の位置は，新生腟出口に2指を挿入できるくらいになるようにする．

図2 目印の糸の設置

腟正中切開の上縁を決めるため，後腟壁の正中線上で腟出口部から5cmほど奥，または直腸瘤の上縁の腟粘膜に目印の糸をかけ，上方に牽引する。

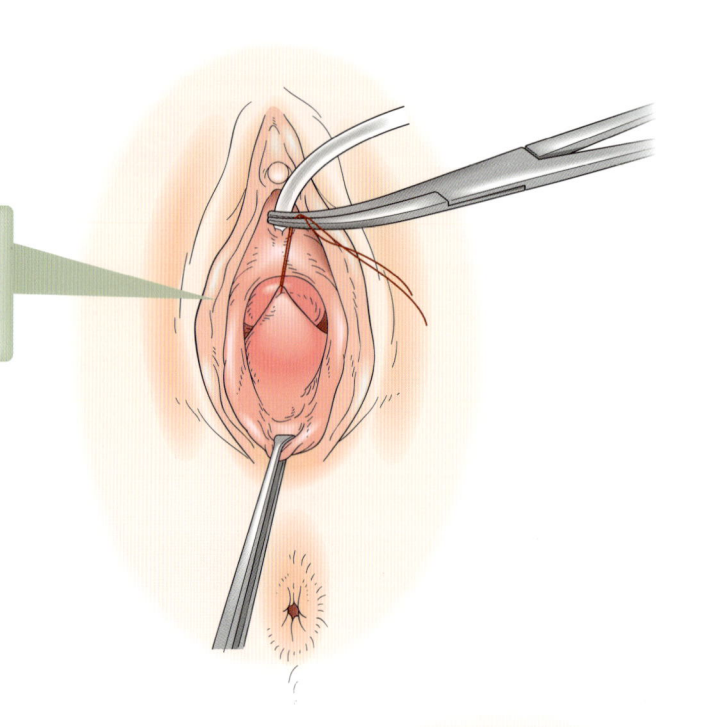

図3 後腟壁の正中切開①

目印の糸で後腟壁を緊張させ，メスにて会陰部から2cmほど腟奥に向かって浅く正中切開する。

図4 腟壁の正中切開②

左右腟壁創部をペアン鉗子またはアリス鉗子にて挟み，腟壁創部正中にて直腸腟筋膜と腟粘膜の間にクーパー剪刀先端を入れ，先においた糸にむけて先を開閉しながら腟粘膜と直腸腟筋膜の間を剥離する。

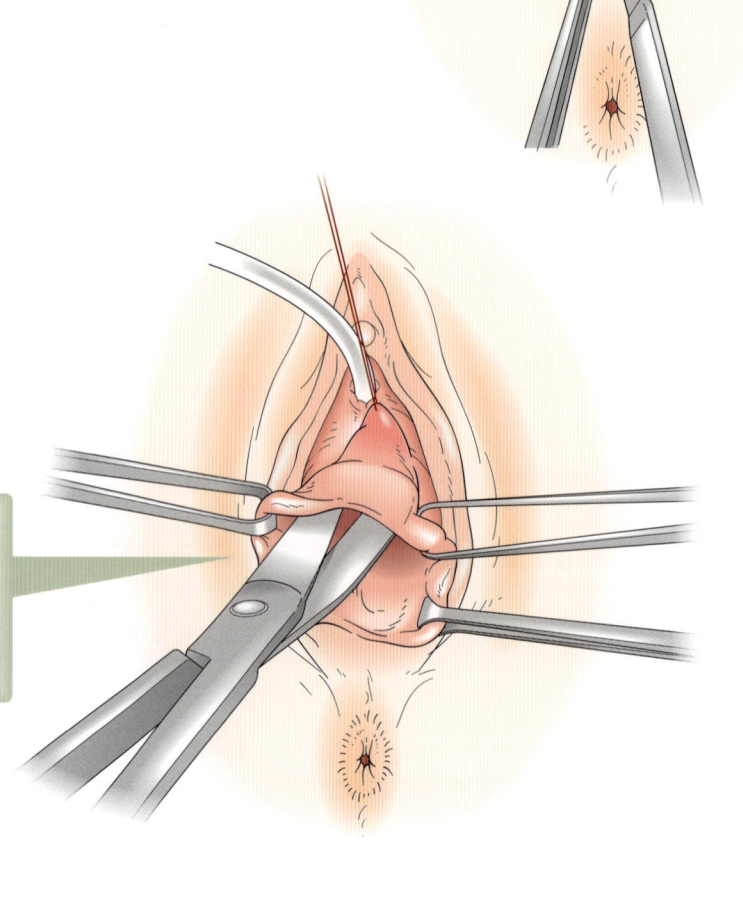

後腟壁・会陰形成術

　腟壁創部正中にて直腸腟筋膜と腟粘膜の間にクーパー剪刀先端を入れ，先に置いた糸にむけて先を開閉しながら腟粘膜と直腸腟筋膜の間を剥離する**（図4）**。糸まで達したらクーパー剪刀で腟壁を糸まで正中切開する**（図5）**。
　会陰形成をする際には，先の腟出口部のデザインにて挟鉗した両ペアン鉗子の間の腟粘膜・会陰皮膚の境界を腟粘膜の深さだけメスにて横切開する**（図6）**。切開中央部をペアン鉗子で挟んで挙上し，短クーパー剪刀にて腟出口部から前述の糸にむけて先を開閉しながら腟粘膜と直腸腟筋膜の間を剥離する。前述の糸まで達したら，クーパー剪刀で後腟壁を縦切開し，逆T字切開を完成させる**（図7）**。

図5 腟壁の正中切開③

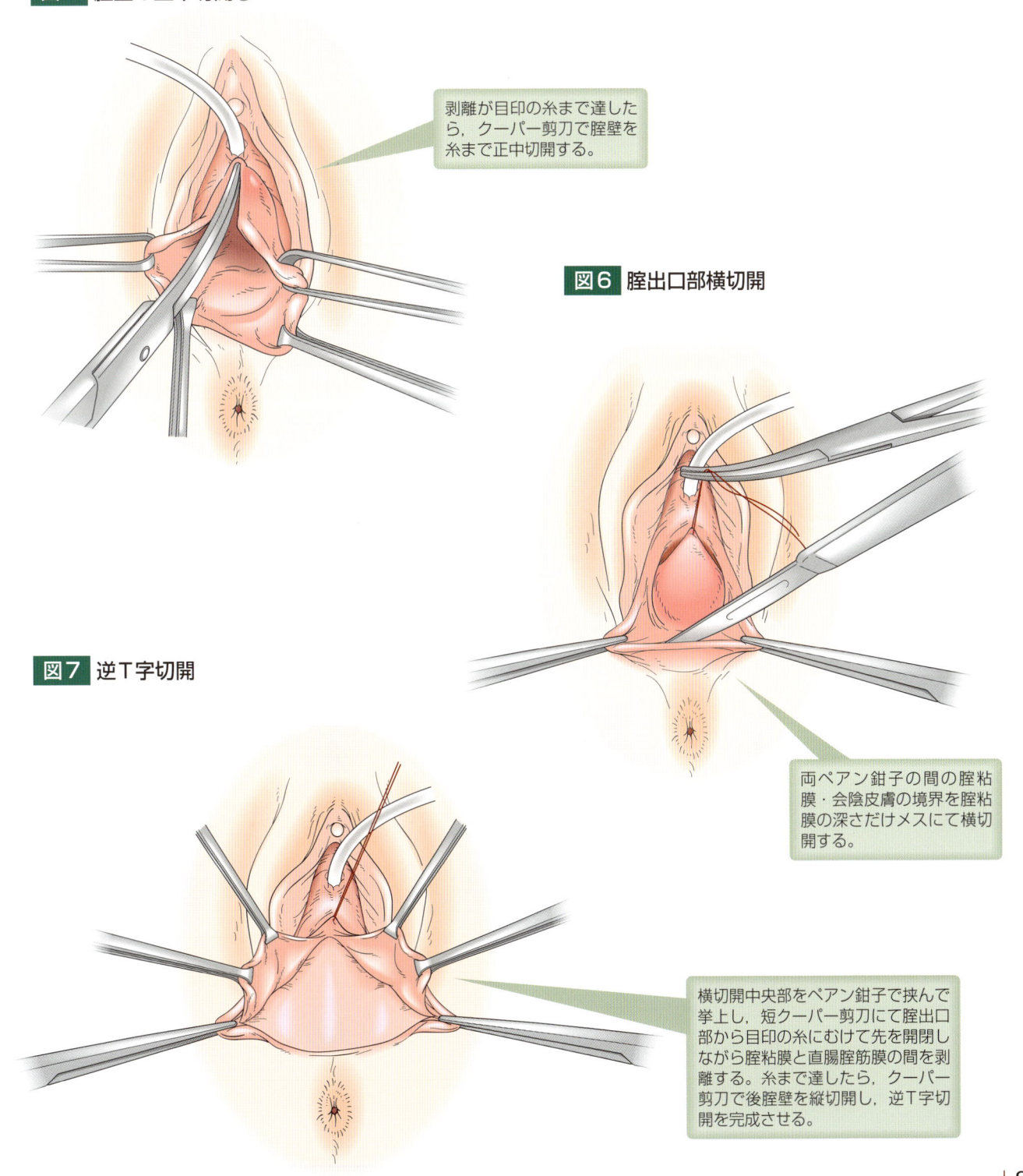

剥離が目印の糸まで達したら，クーパー剪刀で腟壁を糸まで正中切開する。

図6 腟出口部横切開

両ペアン鉗子の間の腟粘膜・会陰皮膚の境界を腟粘膜の深さだけメスにて横切開する。

図7 逆T字切開

横切開中央部をペアン鉗子で挟んで挙上し，短クーパー剪刀にて腟出口部から目印の糸にむけて先を開閉しながら腟粘膜と直腸腟筋膜の間を剥離する。糸まで達したら，クーパー剪刀で後腟壁を縦切開し，逆T字切開を完成させる。

3 直腸腟筋膜の剥出と欠損部の同定

　腟の縦切開が終了したら創縁をペアン鉗子またはアリス鉗子で挟鉗し，腟壁側方まで腟粘膜と直腸腟筋膜の間を剥離する。

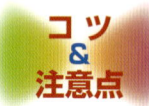

> **コツ＆注意点**
>
> **いい剥離層に入るためには**
> - 腟粘膜を側方に剥離するとき，左示指をめくれた腟粘膜後方にあてがい，指に沿ってクーパー剪刀を進めると，腟粘膜と直腸腟筋膜の間の良い剥離層に入れる（図8，9）。
>
> **直腸損傷を避けるには**
> - 左指先の感覚で腟壁の厚さを確かめながら腟壁をできるだけ薄く，すなわち直腸腟筋膜を直腸側に付けるようにして側方に剥離すると，直腸の損傷を避けることができる（図8，9）。

図8 腟壁と直腸壁の剥離（患者右側）

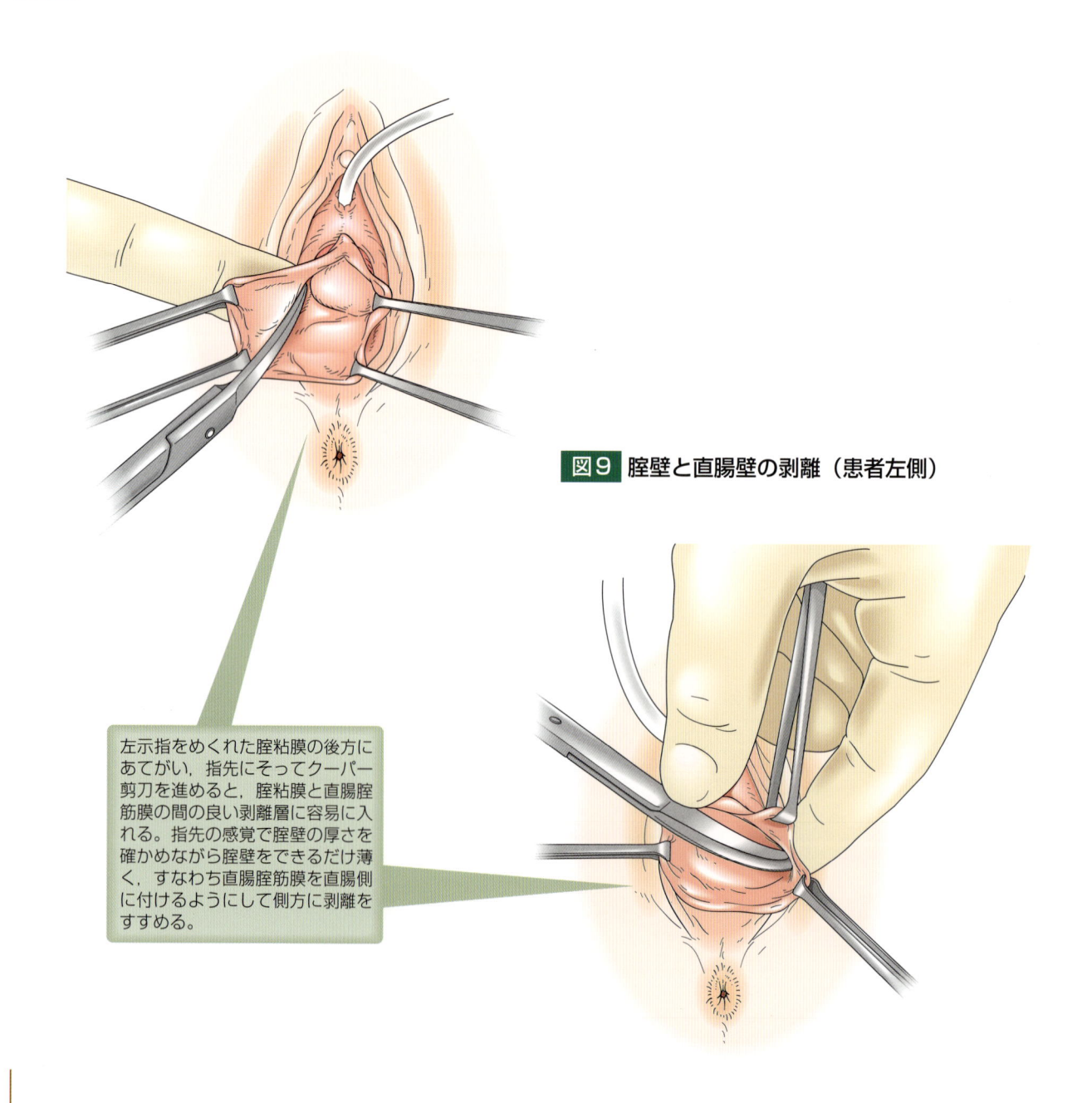

図9 腟壁と直腸壁の剥離（患者左側）

左示指をめくれた腟粘膜の後方にあてがい，指先にそってクーパー剪刀を進めると，腟粘膜と直腸腟筋膜の間の良い剥離層に容易に入れる。指先の感覚で腟壁の厚さを確かめながら腟壁をできるだけ薄く，すなわち直腸腟筋膜を直腸側に付けるようにして側方に剥離をすすめる。

広く直腸腟筋膜が露出されたら，直腸指診を行い，欠損している部位や脆弱な部位を検索し，強度の保たれている部位を同定する（**図10**）。主な欠損部は，子宮頸部周囲輪または会陰体と直腸腟筋膜の横断欠損と，正中部の縦断欠損がある。**直腸腟筋膜の縦断欠損の場合には直腸瘤が，子宮頸部周囲輪との間の横断欠損では小腸瘤が，会陰体との間の横断欠損の場合には低位直腸瘤が発生し，視診および直腸診で鑑別する。**

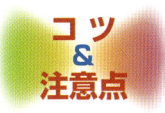

> **コツ&注意点**
> **double-hump sign**
> ● 直腸瘤と小腸瘤の間にできる凹みをいい，両者の鑑別に有用である（**図11**）。

図10 直腸腟欠損部の同定

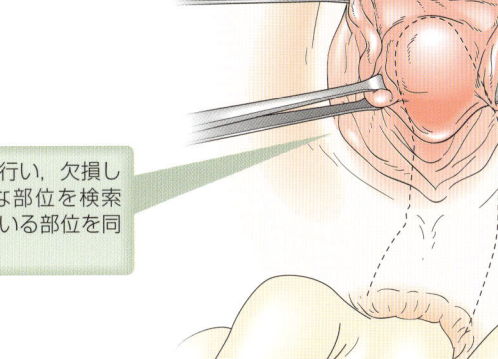

示指にて直腸指診を行い，欠損している部位や脆弱な部位を検索し，強度の保たれている部位を同定する

図11 double-hump sign
直腸瘤と小腸瘤の間にできる凹みをいい，両者の鑑別に有用である。この状態で直腸診を行うと，直腸と小腸の鑑別が容易である。

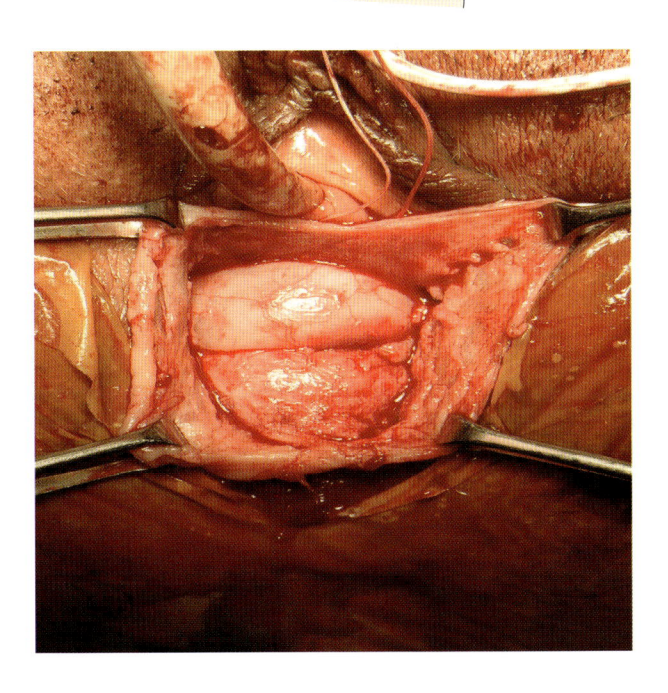

4 肛門挙筋の縫合

　会陰形成を行う場合のみ本操作を追加する。先に置いたT字切開を側方まで腟粘膜と直腸腟筋膜の間で剥離し，三角形の創面を展開する。展開した創面の腟側縁結合織に示指またはペアン鉗子にて入り口をつくり，示指尖にて直腸を正中方向に圧排しつつ結合織を排除していけば肛門挙筋が露出されてくる**（図12）**。

　次いでアリス鉗子にて左右肛門挙筋を挟んで軽く引き出し，1号吸収糸を深くかけて**（図13）**正中部で縫合する。結紮糸を牽引しつつ，同様の縫合をさらに上方に向け1～2針行う。

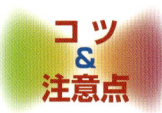

> **コツ＆注意点**
> **肛門挙筋をみつけるには**
> ●腟入口部を肛門方向に圧排しつつ左右腟側壁を手指にてこすると，腟入口から2cmほど奥に腹背方向に走る索状の組織として触れる**（図14）**。

図12 肛門挙筋の剥出

創面の腟側縁結合織に示指またはペアン鉗子にて入り口をつくり，示指尖にて直腸を正中方向に圧排しつつ結合織を排除して肛門挙筋を剥出する。

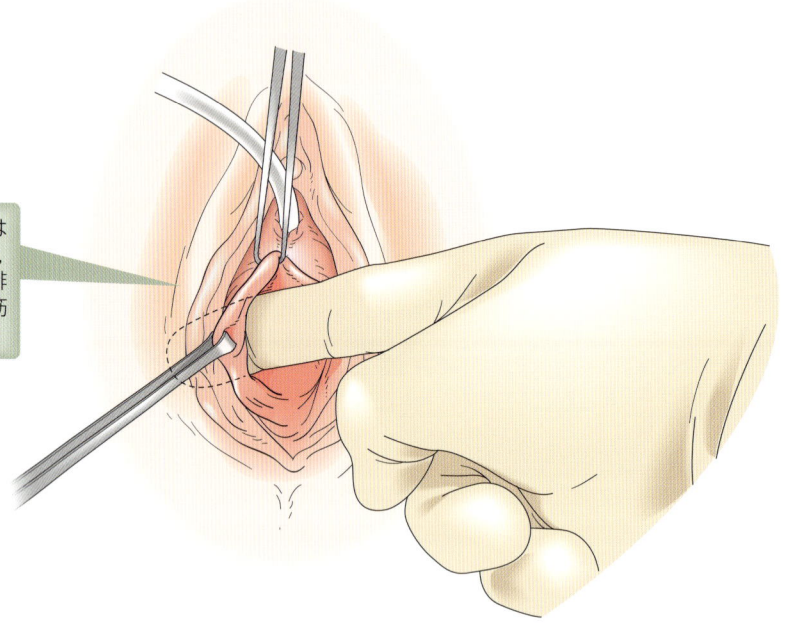

図13 挙筋縫合

アリス鉗子にて右肛門挙筋を挟んで軽く引き出し，1号吸収糸を深くかける。

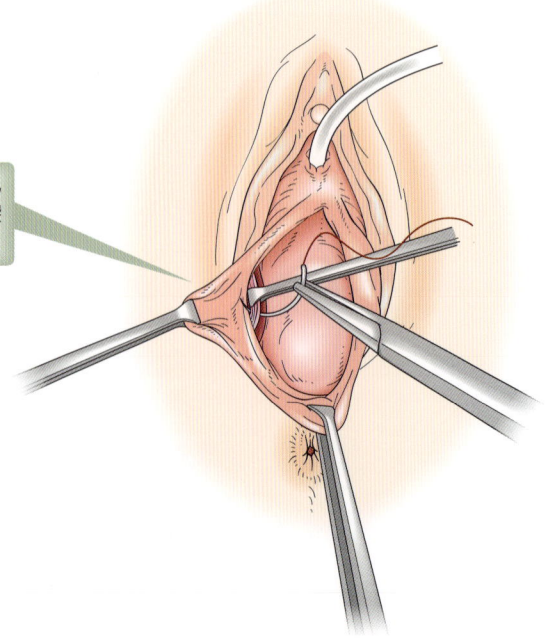

5 会陰体の形成

会陰の損傷が強く，会陰体の長さが2cm以下のときに追加する手技である。

まず，肛門から指を挿入して筋膜の厚さを感じながら損傷された会陰体の剥離を行う。次いで両側の浅会陰横筋，球海綿体筋を合わせるようにして，会陰体を形成する**(図15)**。

図14 肛門挙筋の見つけ方

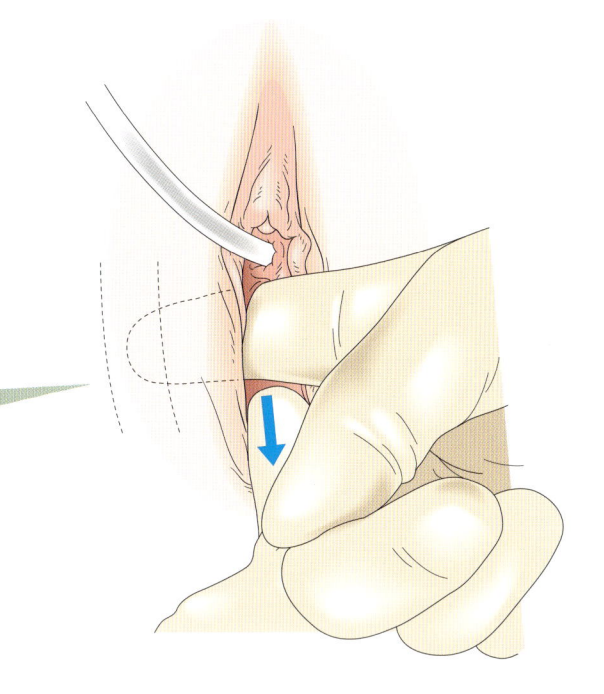

左示指にて腟入口部を肛門方向に圧排しつつ右腟側壁を手指にてこすると，腟入口から2cmほど奥に腹背方向に走る索状の組織として肛門挙筋を触れることができる。

図15 会陰体形成

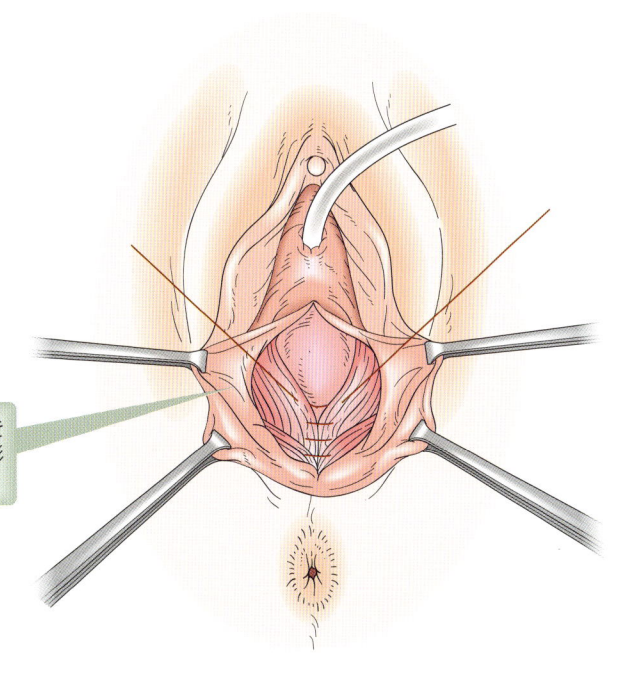

両側の浅会陰横筋，球海綿体筋を合わせるようにして，会陰体を形成する。

6 直腸腟筋膜の縫合

　直腸腟筋膜の欠損部を，筋膜の強度が保たれている部分で覆うように補修するのが原則である。正中欠損の場合は，左右側腟壁の直腸腟靱帯を，2-0吸収糸にて奥から創部下端まで順次コの字縫合にて正中縫合する**（図16）**。

　小腸瘤がある場合には，腟壁と左右直腸腟筋膜に巾着縫合を行い，小腸瘤を押し込むようにして修復する。なお，肛門挙筋の縫合を追加した場合も，この筋膜正中縫合を挙筋縫合の上から行っておく。会陰体を形成した場合には，直腸腟筋膜と会陰体を縫合しておく。

図16 直腸腟筋膜の縫合（正中欠損の場合）

左右側腟壁の直腸腟靱帯を，2-0吸収糸にて奥から創部下端まで順次コの字縫合にて正中縫合する。この際，できるだけ直腸腟靱帯の側方，腟壁との境界付近で運針するのが縫縮効果を上げるポイントである。

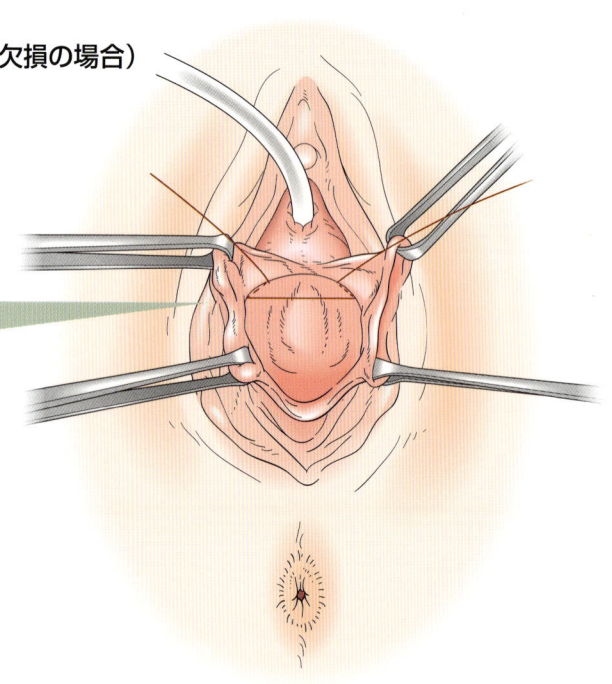

図17 後腟壁の縫合（肛門挙筋縫合をした場合）

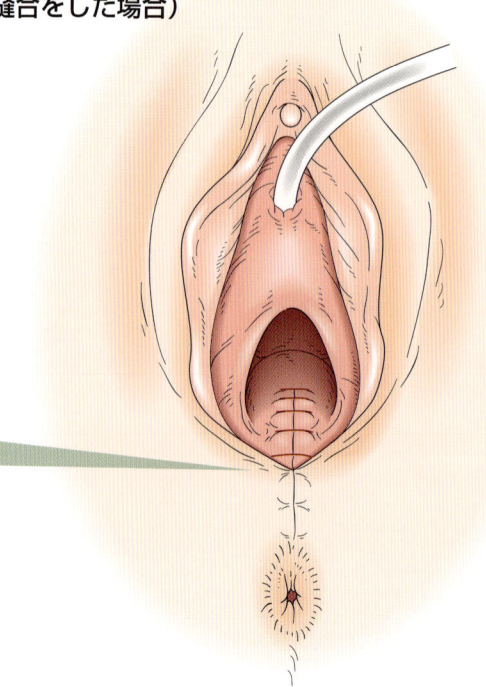

腟壁創部を奥から順次2-0吸収糸にて連続縫合した後，先においたペアン鉗子で挟鉗した部位を合わせて，新生腟出口部の後部中央（後陰唇交連）を作る。会陰部はそのまま連続埋没縫合しておく。

7 余剰腟壁の切除

クーパー剪刀で先においた糸から会陰まで，余剰腟壁を切除する．この際，腟壁の過度の狭小化を防止するため，切除範囲は少しゆとりがあるくらいにしておく．

8 後腟壁の縫合

腟壁創部を奥から順次2-0吸収糸にて連続縫合する．肛門挙筋縫合のためにT字切開した場合には，先においたペアン鉗子で挟鉗した部位を合わせて，新生腟出口部の後部中央（後陰唇交連）になるようにする．会陰部は連続埋没縫合しておく **(図17)**．

■文献
1) Grody MHT : Rectocele and perineal defects. Benign postreproductive gynecologic surgery. p247, McGraw-Hill Inc, 1994.

側壁脱の修復法

公立那賀病院
西　丈則

術式の特徴とストラテジー

- 前腟壁に認められる骨盤臓器脱（Pelvic Organ Prolapse；POP）には，その発生部位により側壁脱（paravaginal defect），正中脱（central defect），横断脱（transverse defect），および遠位側脱（distal defect）の4つ部位に分けられている。このうち側壁脱とは，繊維筋層（fibromuscular layer）である恥骨頸部筋膜（pubocervical fascia）と骨盤側壁の内閉鎖筋膜上に存在する骨盤筋膜腱弓（arcus tendineus fascia pelvis；ATFP，あるいは白線（white line））との間の支持欠損が原因となり骨盤臓器脱が認められる状態をいう。
- 側壁脱の修復法には，defect-directed repair[1]の1つである側壁脱修復術（paravaginal repair）と，前腟壁の欠損部位を問わずメッシュ等で前腟壁を一括修復する方法が一般によく知られている。しかしながら，どの方法を行うかは，施設あるいは術者に依存しているのが現状である。
- defect-directed repairによる側壁脱修復術には，経腹的，経腟的および腹腔鏡下に行う3方法があり，それぞれ利点と欠点を有する。
- 経腹的に行う手技は，側壁脱を起こしている解剖学的欠損部に容易に到達でき，かつ正確に欠損部の修復が行うことができる一方，経腟的に行った他部位の腟管修復術後，更に経腹操作に移らなければならない煩雑さが残る。また，一般的に行われている経腹的側壁脱修復術は，皮膚切開創が大きい。本項ではminimally invasive surgeryに配慮した，筆者が行っている皮膚小切開（約6～7cm，Küstner切開）下に行う経腹的側壁脱修復術を提示する。
- 到達目標：恥骨頸部筋膜を骨盤筋膜腱弓および内閉鎖筋膜に再縫着することにより側壁脱を修復し，腟管の形態と機能の回復を目指す。

検査・診断

- 膀胱瘤・脱（腟前壁レベルIIの障害）の診断

診察体位は立位および仰臥位（内診台上）で行い，ともにいきみを加えたときと加えないときで評価する。内診台では，腟内に入れた腟鏡を腟円蓋部から手前に引きながら下降する腟壁の部位と程度，および，前腟皺壁の有無を評価する。

次に，幅広の腟側鉤あるいは取り外しのできる腟鏡の一葉を後腟壁円蓋部に押し当て，レベルIの下垂と後腟壁の影響をなくした状態で，前腟壁，腟管側壁，および腟側溝の有無を再度評価する。これら一連の診察で，上述前腟壁4部位の支持欠損の有無と程度を評価，判定する。

側壁脱の診断には，上述の一般的な前腟壁の診察・評価以外に追加評価が必要である。リングピンセットあるいは胎盤鉗子を前腟壁側溝の骨盤筋膜腱弓部にあて，これを坐骨棘に向け押し上げることで腟管側方の支持を確保する。この処置で前腟壁脱が改善すれば側壁脱が疑われ，改善が認められなければ側壁脱を合併する他部位の前腟壁脱，あるいは側壁脱を合併しない他部位の前腟壁脱と判断される。

手術の流れ

1. 膀胱内留置バルーンカテーテルの挿入
2. 下腹部横切開（6～7cmのKüstner切開）
3. レチウス腔の剥離・展開
4. 骨盤筋膜腱弓周囲を恥骨結合近位部から坐骨棘まで剥離・展開
5. 骨盤筋膜腱弓損傷部の確認・修復
6. （対側にも同様の操作（3～5）を行う）
7. 閉腹

また，側壁脱が両側性か片側性かの評価も行う。
- その他行っておくべき検査
・ウロダイナミックテスト
・画像診断（US，MRIなど）による子宮，子宮付属器，および会陰体の欠損や菲薄化など，合併疾患の評価も行っておく。

適応

前腔壁脱・下垂が認められる症例のうち術前および麻酔下での診察で，側壁脱が確認された症例。
経腹的側壁脱修復を行う場合は，経腟的に行う骨盤臓器脱修復術後に経腹操作に移行する。

手術の実際

本手術ではレチウス腔の解剖（**図1a**）の理解が必要である。この腔は，前方に恥骨結合，上方に恥骨上枝，側方に恥骨と内閉鎖筋，下方には恥骨頸部筋膜，恥骨尿道靱帯，恥骨膀胱靱帯，近位尿道，および膀胱の腹膜外部よりなる。この部には，脂肪組織，閉鎖動静脈の分枝（pubic branchおよびaberrant/accessory obturator vessel），Santorini静脈，閉鎖孔に至る閉鎖神経および閉鎖血管が存在する。

皮膚小切開下に行われる本手術は，狭くて深い術野で行われるため，術野を照らすヘッドライト，ライト付きの圧排鉤あるいは腹腔鏡用カメラ（全員が術野を観察できる）を用いる（**図1b**）。

1 膀胱内留置バルーンカテーテルの挿入

まず，膀胱内に留置バルーンカテーテルを挿入する。この処置はのちに行われる**骨盤筋膜腱弓周囲の剥離・展開時に尿管や膀胱頸部の位置確認が容易，安全に行え，かつ側壁脱の修復時には尿道や膀胱の誤穿刺や損傷の予防に役立つ**。

2 下腹部横切開（6〜7cmのKüstner切開）

恥骨頭側約2cmの位置に約6〜7cmの皮膚横切開を置く。皮下脂肪を頭尾側に剥離したのち，腹直筋鞘，腹直筋，および腹横筋膜を正中で縦切開し，腹膜前脂肪層を剥離・展開する（**図2a〜c**）。壁側腹膜前面を腹膜外に側方へ剥離，レチウス腔を目指し試掘する。

3 レチウス腔の剥離・展開

右側レチウス腔の展開につき解説する。術者は患者の左側に立ち，腹膜前脂肪層を側方に剥離し右恥骨上枝に至る（**図3a**）。その後，恥骨に沿い腹側正中に剥離を進めると恥骨結合に至る。**恥骨結合をあらかじめ同定しておくことは，レチウス腔の展開時に位置関係の指標となるため**，基本的な操作である。

次に，右側恥骨上枝に沿い外側方かつ下方（背尾側）に進み，恥骨裏面を剥離する。**右恥骨上枝裏面と疎な脂肪組織との間の脂肪組織を腸ベラで内側（正中側）へ軽く圧排すると恥骨裏面，骨盤側壁の剥離が容易に行える。**

剥離を下方（背尾側）に進めていくと，閉鎖神経および閉鎖血管，さらに内閉鎖筋が同定できる（**図3b**）。閉鎖管入口部より約2cm尾側下方に剥離を進めると骨盤筋膜腱弓に至る。この骨盤筋膜腱弓を背尾側にたどっていくと坐骨棘に至る（**図3c**）。皮膚小切開による狭い術野では，手指によるこれらの剥離，展開は行い難く，腸ベラを用いた剥離が適している。

左側レチウス腔の展開時には，術者は患者の右側に立って操作するほうが容易である。

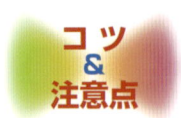

> **コツ＆注意点**
> ● レチウス腔の展開時，恥骨上枝裏面から閉鎖管に至る恥骨裏面には，恥骨枝や副閉鎖血管（accessory branch）など細血管の分岐が，また，恥骨結合下縁では恥骨膀胱靱帯や尿道が存在する。これら部位の損傷や出血に注意が必要である。

図1　側壁脱修復術を行うのに必要な解剖と器具類

a：レチウス腔の解剖

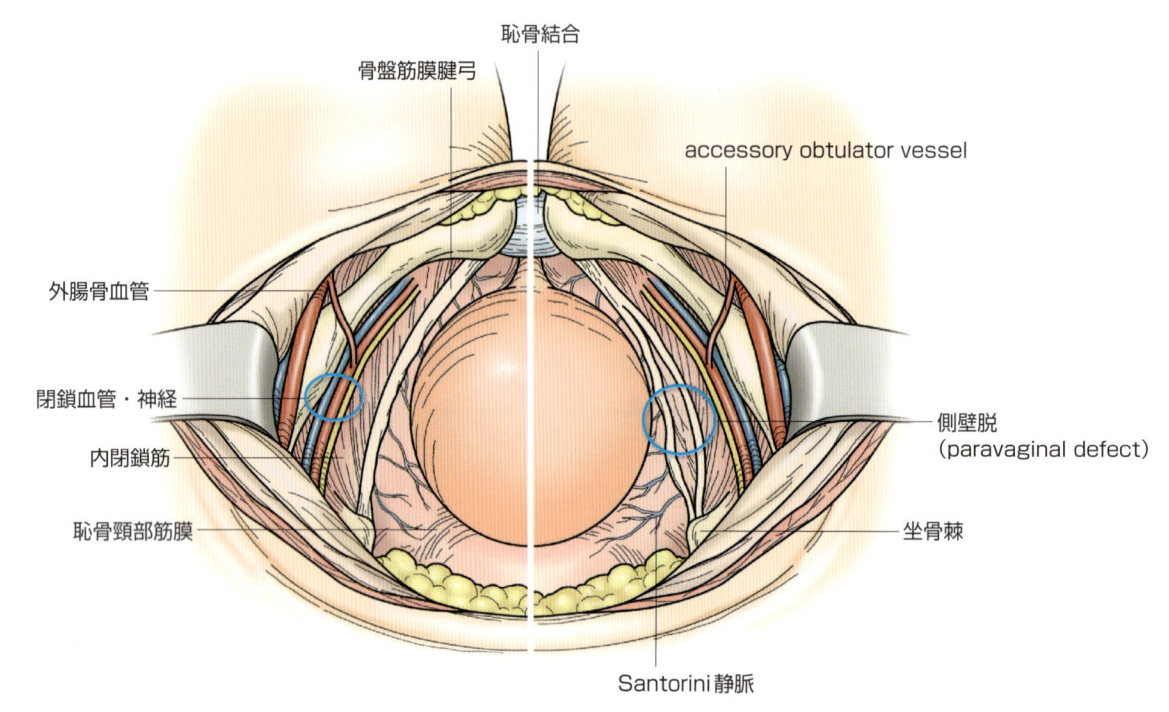

主なラベル：恥骨結合，骨盤筋膜腱弓，accessory obtulator vessel，外腸骨血管，閉鎖血管・神経，内閉鎖筋，恥骨頸部筋膜，側壁脱（paravaginal defect），坐骨棘，Santorini静脈

b：側壁脱修復術に用いられる主な器具
　左から腸ベラ（3種類），ツッペル，ヘニー持針器，鞍状鉤，knot pusher，ライト付き側鉤：円内はヘニー持針器による針の把持法

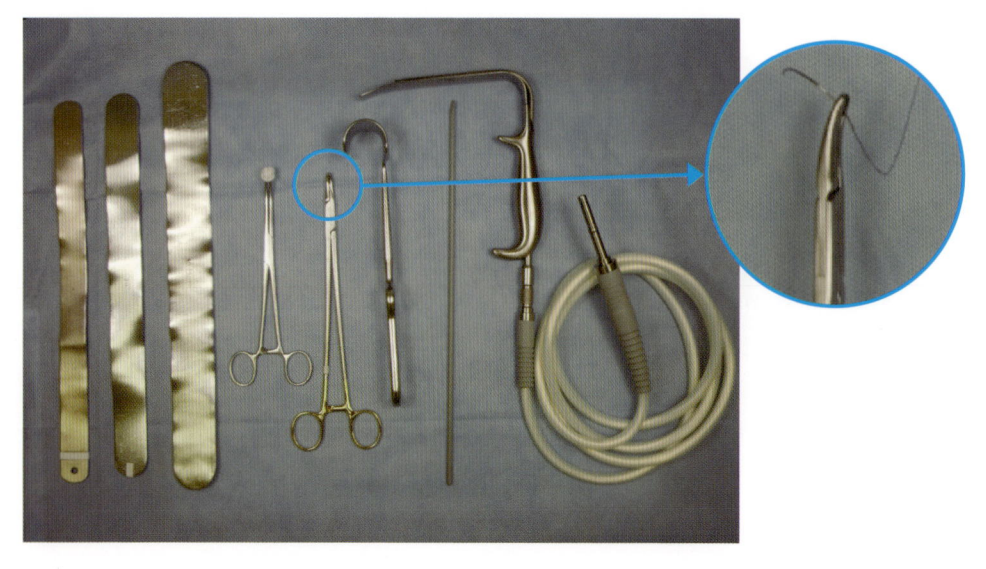

側壁脱の修復法

図2 皮膚切開（Küstner incision）からRetzius腔まで

a: 皮膚横切開と皮下脂肪の剥離，さらに腹直筋鞘の縦切開

b: 腹直筋鞘，腹直筋および腹横筋膜の切開

c: 腹膜前脂肪層を剥離し腹膜に至る

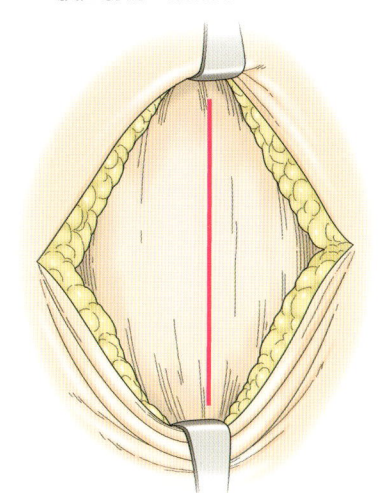

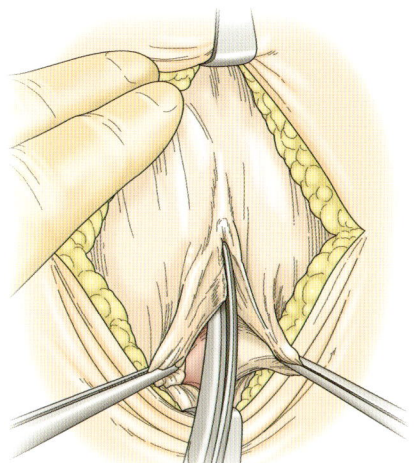

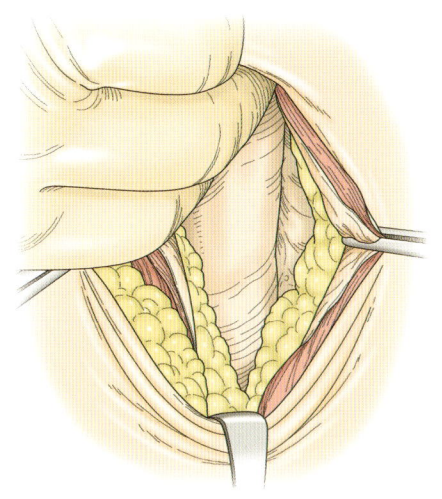

図3 恥骨裏面の展開

a: 骨盤側壁尾側方向に剥離・展開，恥骨を目指す

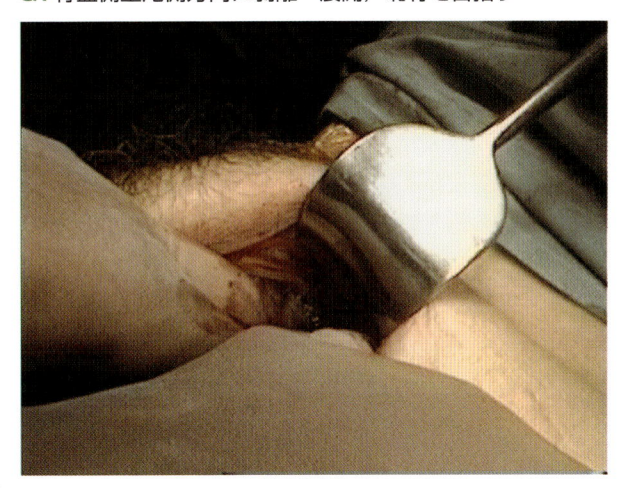

b: 恥骨裏面における閉鎖血管，恥骨枝，内閉鎖筋，骨盤筋膜腱弓を同定

c: 坐骨棘，骨盤筋膜腱弓を同定

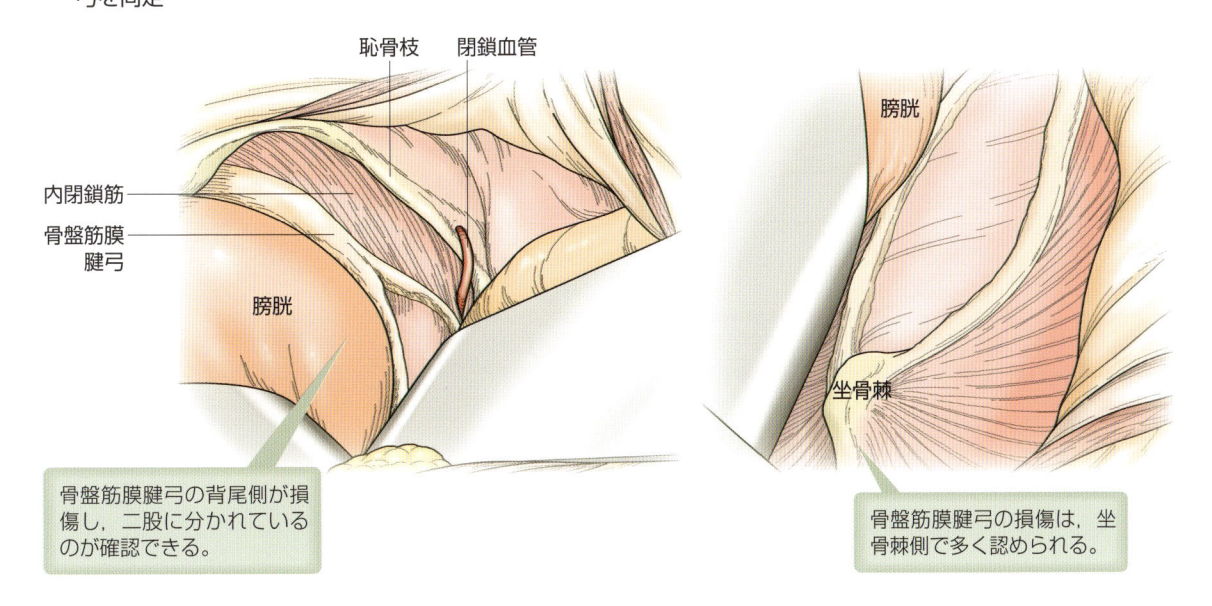

恥骨枝　閉鎖血管

内閉鎖筋
骨盤筋膜腱弓

膀胱

膀胱

坐骨棘

骨盤筋膜腱弓の背尾側が損傷し，二股に分かれているのが確認できる。

骨盤筋膜腱弓の損傷は，坐骨棘側で多く認められる。

4 骨盤筋膜腱弓周囲を恥骨結合近位部から坐骨棘まで剥離・展開

　恥骨結合近位部から坐骨棘までの骨盤筋膜腱弓周囲を剥離展開し，その全体像を明らかにする。この剥離を行う際には膀胱を腸ベラで正中側に圧排し，術野を展開する。

　左手の内診指（第2，3指）を腟内に挿入し，前腟壁を腹壁側に突き上げ脂肪組織を丁寧に剥離する。あらかじめ膀胱内に留置されたバルーンカテーテルを指標とし，尿道，尿道膀胱移行部および膀胱を確認する**（図4a）**。骨盤筋膜腱弓の正中側（恥骨頸部筋膜）には細血管が多く，不要な出血を避けるため恥骨頸部筋膜から膀胱を剥離しないことが重要である。

　剥離展開操作は，狭く深い部位での操作になるため，長鉗子につけたツッペルで行う**（図4b）**。このようにして現れた骨盤筋膜腱弓の損傷・剥離部位を確認し，修復を行う。

5 骨盤筋膜腱弓損傷部の確認・修復

　骨盤筋膜腱弓の裂け目や内閉鎖筋膜からの損傷部を確認する。この部の修復は，坐骨棘から1〜2cm離れた部位から恥骨結合裏面に向かい，2-0非吸収糸の両端針で縫合する**（図5a〜c）**。

　この背尾側から恥骨結合裏面へ向かう修復縫合手順は，仮に運針時に静脈が穿刺され出血が起こった場合，その血液は背尾側に流れ，貯留するため，少量であれば次に行う修復すべき術野を鮮明なままに保つことができる。

図4　骨盤筋膜腱弓周囲の剥離・展開

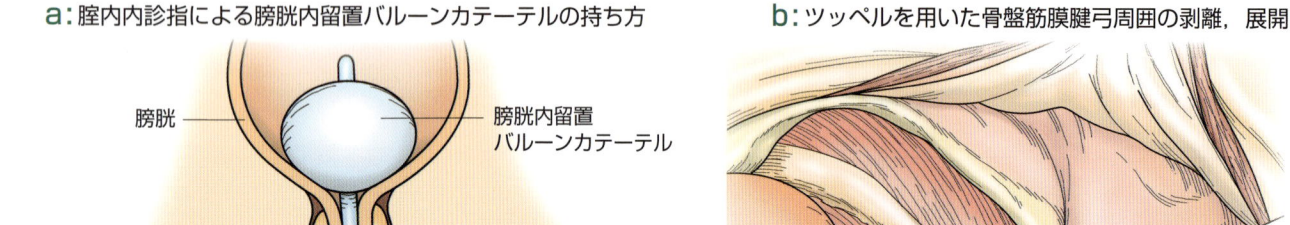

a：腟内内診指による膀胱内留置バルーンカテーテルの持ち方

膀胱内留置バルーンカテーテルを第4，5指で握り込み，内診指（第2，3指）と，腹側のツッペルで，尿道・膀胱移行部や尿道を固定する。

b：ツッペルを用いた骨盤筋膜腱弓周囲の剥離，展開

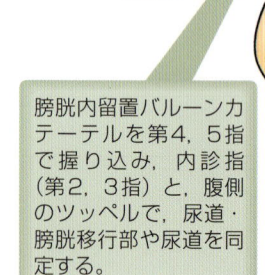

腟内の内診指を腟管上側方へ挿しあげ，腹側のツッペルの抵抗を感じつつ，骨盤筋膜腱弓周囲の剥離，展開を行う。

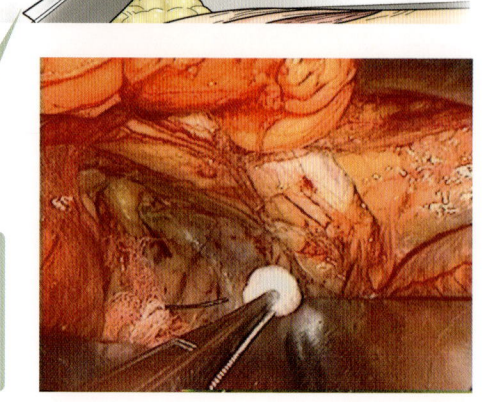

図5 骨盤筋膜腱弓の修復

a：修復は坐骨棘側より開始する（第1針目）
坐骨棘は腸ベラで隠されている。

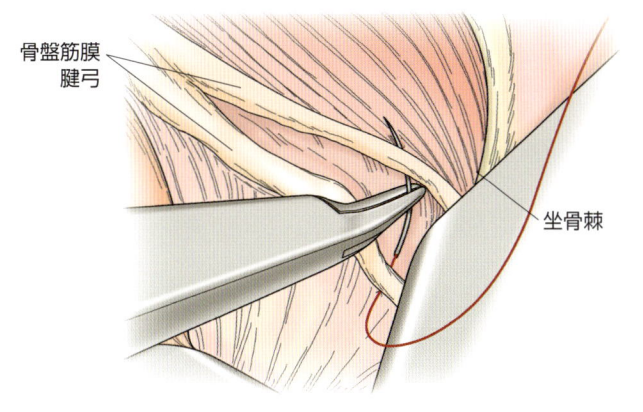

骨盤筋膜腱弓
坐骨棘

b：1針縫合糸をかける

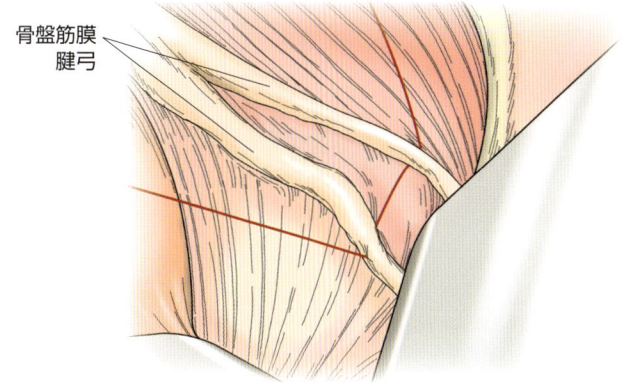

骨盤筋膜腱弓

c：3針目の縫合糸をかける

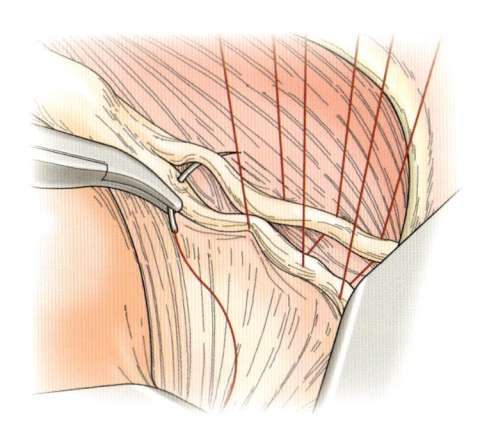

d：運針時の針先は可能なら体軸内側から外側に向くように進める

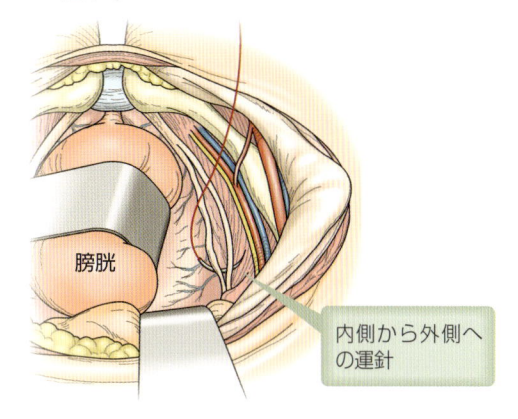

膀胱
内側から外側への運針

e：各々の縫合糸をかけ終える

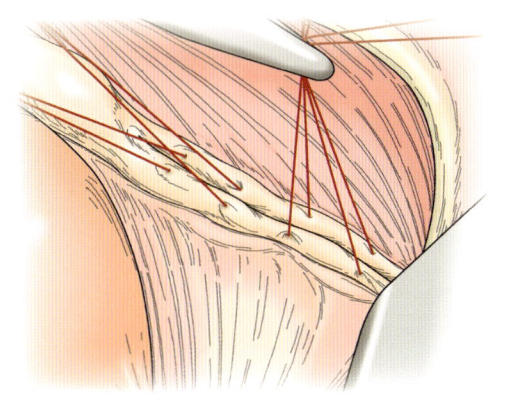

f：骨盤筋膜腱弓結紮終了

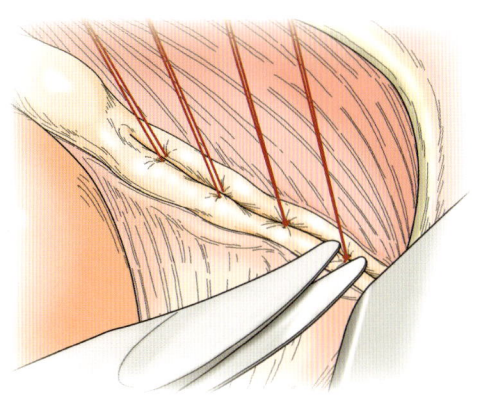

g：側壁脱の修復終了

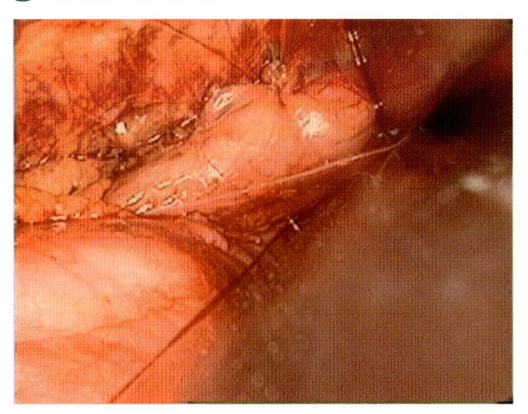

また，運針時の針先進行方向は可能な限り内側から外側に向かうようにする**（図5d）**。運針時の針先は刺入部より出向部位のコントロールがやや難しく，尿道や膀胱を穿刺しない工夫である[2]。この縫合，結紮は片側4〜5針行う**（図5e〜g）**。

Santorini静脈からの出血は，多くの場合圧迫により止血可能である。止血困難な場合は，3-0吸収糸で縫合止血する。

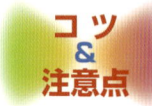

> **コツ&注意点**
> - 左手の第2, 3指を内診指とする。膀胱留置バルーンのチューブを第4, 5指を握り込み**（図4a矢印）**，チューブに緊張をかけたり緩めたりすることで，腹側から尿道の走行や膀胱頸部を確認し剥離を行う。尿道周囲および膀胱の剥離はSantorini静脈**（図6）**を損傷し，大出血の危険性をはらむ。
> - 骨盤筋膜腱弓損傷部の修復時，恥骨頸部筋膜への運針は，腟に挿入した内診指で腟壁を腹壁側に突き上げ，骨盤筋膜腱弓損傷部を開大，明瞭化し，縫合針を内診指で感じつつ行う。運針の深さは，非吸収糸が腟腔内に出ないように注意しつつ，腟上皮直下まで針を深く通し，多くの組織をすくい取ることが大切である。
> - 術前にあきらかな腹圧性尿失禁を認める場合，Burch手術を併施するのも一法である（paravaginal plus repair）。

> **コツ&注意点**
> **皮膚小切開で行うための工夫**
> - レチウス腔の剥離，展開**（図1b）**：3種類の腸ベラ（25mm，30mm，40mmの腸ベラ）を適宜使用し，おおまかな剥離操作を行う。これらの腸ベラを用いることで，狭く深い術野でも剥離操作や術野の展開が可能となる。骨盤筋膜腱弓および尿道・膀胱周囲の露出や展開時には，柄の長い鉗子にツッペルをつけて剥離操作を行う。
> - 深部での運針**（図1b）**：本手術のような狭くて深くかつ持針器長軸にほぼ直交する面への運針には，通常の持針器では縫合面に針が直角に当たらない。持針器の把持部先端が彎曲した柄の長い深部用持針器（ヘニー持針器）が必要である。
> - 深部での結紮**（図7）**：結紮時には，術者の手や指先は深部の結紮部に届かない。腹腔鏡用のknot pusherを用い，かつ第一結紮にsliding knotを用いると確実に結節をつくることができる。

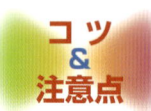

6 対側にも同様の操作を行う

同操作を対側にも行う。片側の側壁脱が想定されても，両側に行うことを原則とする。

図6 怒張したSantorini静脈

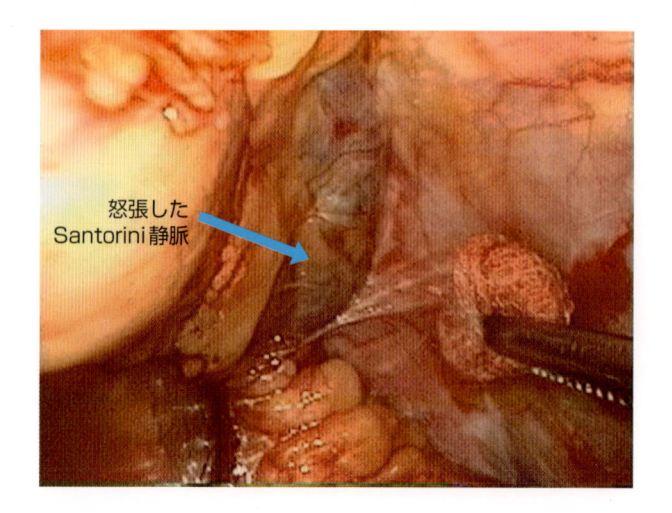

図7 knot pusherの使用法

まず糸に結び目をつくる。糸の一端（糸A）を左手第5指に巻き付け把持固定し，knot pusher使用側とする。他端の糸（糸B）は左手第2指の指尖を経由し第3指で把持した糸を拇指で抑え固定する。糸Bを左手第2指の指先で引き上げ糸を緊張させつつ，糸AをknotㅤpusherにそうしてAを装着し，糸B上をスライドさせ，結紮を締める。

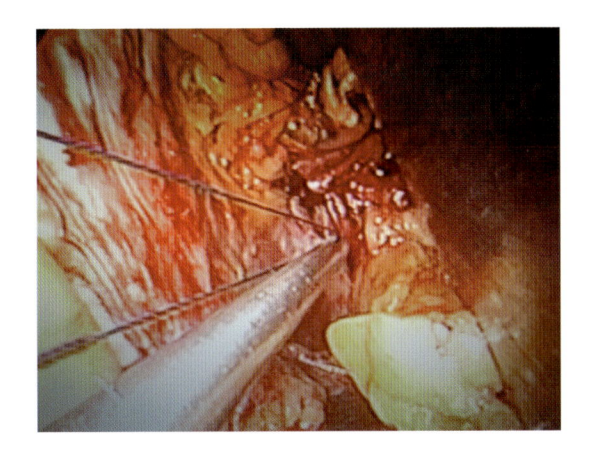

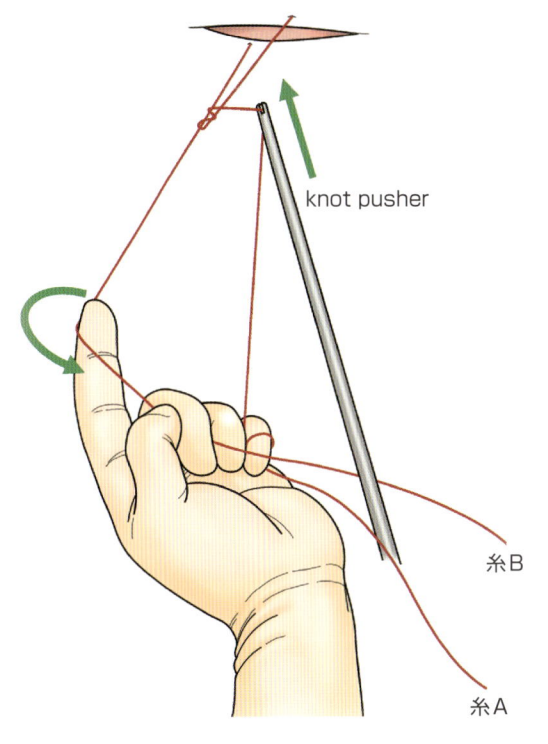

7 閉腹

閉腹は，通常の開腹術における閉腹法と同様である。

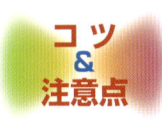

> **コツ&注意点**
> - 腟尖部支持と肛門挙筋の正常な相互協調作用が障害されると前腟壁の骨盤臓器脱が引き起こされる可能性が指摘されている[3]。骨盤臓器脱修復術は損傷部位を腟管各部位にわたり診断，評価し，それらの部位を各々修復しなければならない。このきめ細やかな修復を怠ると再発の頻度が高くなることを常に念頭に置くべきである。
> - 経腟的側壁脱修復術あるいは腹腔鏡下側壁脱修復術であっても，到達目標は同じである。経腟修復術は経腹修復術に比べ，損傷修復部位の同定が判然としない症例や，損傷部剥離時に健常部の損傷を新たに起こす可能性がある。また，出血時の対応も困難であり，習熟を要する[4,5]。ただ，他部位の骨盤臓器脱を腟式に修復した場合には，同一術野で修復できる利点はある。

■文献

1) Vakili B, Huynh T, Loesch H, et al：Outcomes of vaginal reconstructive surgery with and without graft material. Am J Obstet Gynecol 2005；193：2126-32.
2) Shull B, Bachofen C, CoatesK, et al：A transvaginal approach to repair of apical and other associated sites of pelvic organ prolapse with uterosacral ligaments. Am J Obstet Gynecol 2000；183：1365-74.
3) Chen L, Ashton-Miller J, Hsu Y, et al：Interaction among apical support, levator ani impairment, and anterior vaginal wall prolapse. Obstet Gynecol 2006；108：324-32.
4) Young S, Daman J, Bony L：Vaginal paravaginal repair. Am J Obstet Gynecol 2001；185：1360-7.
5) Shull B, Baden W：A six-year experience with paravaginal defect repair for stress urinary incontinence. Am J Obstet Gynecol 1989；160：1432-40.

腟断端の吊り上げ法（腟式）
Pelvic reconstructive surgery to suspend vaginal apex

大阪市立大学大学院医学研究科生殖発達医学生殖発生発育病態学
古山将康

術式の特徴とストラテジー

- 子宮頸部，上部腟管は骨盤上部の垂直方向の軸と，上部腟管を支持する水平方向の軸が交差する位置であり，骨盤底臓器支持異常の中で最も頻度の高い欠損である。腟は外腟口部から深部に徐々に骨盤横方向に広がる台形を呈するため，上部腟管を支持するためにはDeLanceyのレベルⅠとレベルⅡの両軸方向に付着させなければならない。
- この原則に従った上部腟管に支持を与える腟式の代表的な手術として，McCall法，仙棘靱帯固定術，腸骨尾骨筋膜固定術（Inmon法）が施行される。腟上部の固定位置としては，McCall法が最も解剖学的に妥当な部位である。腸骨尾骨筋膜を利用した上部腟管固定法は，仙棘靱帯処理に比べて安全で高齢者やハイリスク患者にも施行できる。固定部位を坐骨棘に近づけることで肛門挙筋腱弓の強度を利用できる。また固定位置を複数にすることでより効果的な耐久性を高くできる。
- 患者のADL，QOLに応じた手術法を選択して欲しい。

検査・診断

●理学的診断

腟断端の下垂の診断は術前の理学的所見が中心となるが，ダグラス窩腹膜の状態は術中の麻酔下での診断が大切である。理学的所見をとるにあたって，Sim型腟鏡とvaginal analyzer（スポンジ鉗子などで代用）を用意して部位別に観察する[1]。

子宮摘出後の腟脱にかかわらず，骨盤臓器脱患者すべてに十分な術前の診断が必要なことはもちろんであるが，子宮全摘後は子宮腟部が存在しないため，膀胱瘤，小腸瘤，直腸瘤の診断が曖昧になりやすい。

本項では膀胱瘤，直腸瘤の形成術は省略するが，内骨盤筋膜はすべての骨盤内臓器に連続し，相互に依存しあって解剖学的に正しい位置に各臓器を支持するので，恥頸筋膜，直腸腟靱帯，会陰体の詳細な診察は手術術式を決めるうえで必要かつ重要である。

診察は排尿後に砕石位で安静時，腹圧時で行うが，腹圧がうまくかけられない患者には必ず立位で確認する。

合併する膀胱瘤，直腸瘤によって腟断端部の最も深い部位（vaginal apex, 腟尖部）が分かりにくいことがある。後述の仙骨子宮靱帯付着部位を確認する。腟尖部から前腟壁には高位の膀胱瘤が存在し，後腟壁には小腸瘤が認められる。腟鏡を後腟壁にあて前腟壁，子宮腟部（腟断端）を観察し，腟鏡を前腟壁にあててダグラス窩，後腟壁を観察する。

脱出の程度はBaden & Walkerのhalfway systemや，腟壁の各部位の脱出点を処女膜瘢痕部からの長さで示すPelvic organ prolapse quantitative description system（POP-Q）などを用いて評価する[2,3]。尿道，膀胱，子宮円蓋部，ダグラス窩，直腸，会陰体をすべて評価する。特に小腸瘤の診断には注意が必要である。小腸瘤はダグラス窩ヘルニア嚢に小腸が貫入した状態である。

手術の流れ

子宮全摘後：McCall法

1. ダグラス窩瘤の確認（子宮切除後の場合は仙骨子宮靱帯付着部の陥凹部）
2. 直腸漿膜の余剰腹膜の切除
3. 仙骨子宮靱帯の強度ある部位の把持
4. 後腟円蓋から仙骨子宮靱帯への運針
5. 膀胱鏡による尿管疎通性の確認（仮結紮）
6. 骨盤腹膜の閉鎖（高位腹膜縫合）
7. 結紮を解放後，併用術式（腟壁縫縮など）施行
8. 断端腟壁の縫合
9. McCall縫合糸の結紮

通常ダグラス窩には小腸は存在せず，ダグラス窩の支持異常があると，後腟円蓋の腟粘膜上皮は薄くなり膨隆し，腹圧時には顕著となる。ダグラス窩に小腸を触知するか蠕動運動を視認することが診断の助けとなる。術前の診察では詳細が得られないことも多いので，術中のダグラス窩の診断が重要である。

- 超音波断層検査

経会陰超音波断層法は腹圧をかけさせて，尿道，膀胱，直腸の動的な観察が可能である。排尿後残尿を確認し，検尿を施行しておく。

- 腎盂尿路造影（DIP）

骨盤臓器脱では尿管通過障害も認められることも多いので，必ず尿路造影が必要である。手術時に尿管の通過性や，膀胱の状態を観察する必要があるので，術前検査として施行する。

- 核磁気共鳴画像（MRI）

近年では動的な観察のできるMRIも使用できるようになってきた。骨盤底筋の欠損部位の観察に有用である。

手術法の選択と手術時期

上部腟管の腟式固定法の長所と短所を表に示す**（表1）**。最も解剖学的に正常に近いのは仙骨子宮靱帯を用いる固定法（McCall改良法，Shull法）である[4]。仙骨子宮靱帯の強度が得られない場合は仙棘靱帯固定が選択される。仙棘靱帯は個人差がなく，強度は得られるが，腟の長さが十分にない症例では困難である。腸骨尾骨筋の筋膜は固定部位を患者の腟の長さに合わせることが可能であるが，筋膜の強度はやや弱い欠点をもつ。

McCall改良法は手技が簡単であるので，腟式子宮全摘術を施行する際に，腟脱予防で施行することも可能である。子宮頸部の軽度の下垂がある症例には術前にインフォームドコンセントを得ておくとよい。

術前処置とインフォームドコンセント

- 腸管の処置

腟式に手術を行う場合，術中の便による術野の汚染防止が大切である。患者の便秘症の改善が必要である。腸蠕動の鈍化した高齢者は多く，結腸，直腸を空にしておく。

- 静脈塞栓症

高齢者に砕石位で手術をするため，ハイリスク患者には前日夕方に5,000Uヘパリンを皮下注し，手術の1～2時間前に5,000U追加する。

子宮全摘後：仙棘靱帯固定法，腸骨尾骨筋膜固定法

1. ダグラス窩瘤の確認（子宮切除後の場合は仙骨子宮靱帯付着部の陥凹部）
2. 直腸漿膜の余剰腹膜の切除と骨盤腹膜の閉鎖
3. 腟断端の裏面から坐骨棘までの展開
4. 仙棘靱帯もしくは腸骨尾骨筋膜の剝離，露出
5. デシャン針による仙棘靱帯もしくは腸骨尾骨筋膜への糸の設置
6. 腟壁への糸の運針
7. 断端腟壁の縫合閉鎖
8. 設置糸の縫合

表1 上部腟管固定術

	利点	問題点
McCall改良法	腟尖部が解剖学的位置に近い ダグラス窩が閉鎖され，小腸瘤に有効 直腸側腔展開がいらない	仙骨子宮靱帯の脆弱な場合は使用できない 運針時に尿管を巻き込む危険性がある
仙棘靱帯固定術	靱帯の強度に個人差が少なく，腟尖部の強い支持固定が得られる 靱帯の強度が一定	内陰部神経・動静脈の損傷の危険性がある 腟管の短小な症例には困難 側方の支持効果が弱く，術後に膀胱瘤が出現しやすい
腸骨尾骨筋膜固定術（Inmon法）	直腸脱・小腸脱の修復にも有効 血管・神経損傷の危険性が少なく，安全性が高い 側方と円蓋支持の効果が得られる	腟尖部の支持が弱い

● 感染予防
抗生物質は手術開始直前および術中，術後1日程度の使用は必要である。

● ホルモン補充療法
高齢者は骨盤底臓器の萎縮があり，手術時の組織の柔軟性を得るためと，術後の創傷治癒，骨盤底機能の増強目的でエストリールを術前後に投与することが望ましい。

● インフォームドコンセントの必要事項
①術中合併症：下部尿路損傷，下部消化管損傷，内陰部神経・動静脈損傷

②術後合併症：尿閉，尿管閉塞（水腎症），腸閉塞，骨盤疼痛，骨盤内血腫，骨盤内感染，下部尿路感染，膀胱腟瘻，直腸腟瘻，腟短縮，腟狭窄

③再発率：腟式根治術では10～15%，腹式腟仙骨固定術では1%，術後の腹圧性，切迫性尿失禁は10～20%。

麻酔法の選択

脊椎麻酔で施行可能であるが，術中に靱帯を強く牽引することが多いので，原則全身麻酔としている。

手術の実際

McCall改良法

McCall原法はダグラス窩形成術として報告され[5]，やや煩雑なためNicholsによるMcCall改良法が簡便で有効である[6]。

1 ダグラス窩瘤の確認

腟式子宮全摘術に続いて施行する。子宮摘出後の患者では腟の最深部を確認して腟壁を切開する。ダグラス窩腹膜を露出して直腸壁に十分注意して腹膜を切開して腹腔内に至る。子宮摘出後の腟脱では腟尖部の確認が難しい場合があるので，両側にやや陥凹した部位（仙骨子宮靱帯の付着部）から切開を加える**（図1）**。

2 直腸漿膜の余剰腹膜の切除

ダグラス窩腹膜を直腸前面の翻転部まで十分に露出し，腹膜を剥離切除する。示指で腟断端内側のダグラス窩から腟壁を検索すると，余剰のダグラス窩腹膜が同定できる。ダグラス窩ヘルニアであるので，ヘルニア嚢の同定切除が原則である**（図2）**。

図1 腟断端部に認められる陥凹部
仙骨子宮靱帯の部着のため腟に陥凹部（えくぼ）が認められる（矢印）。この部位が腟の最深部である。

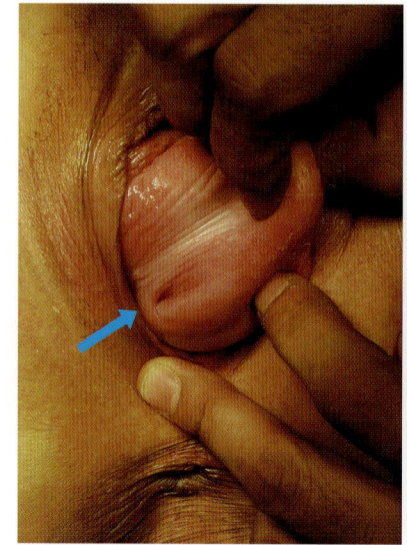

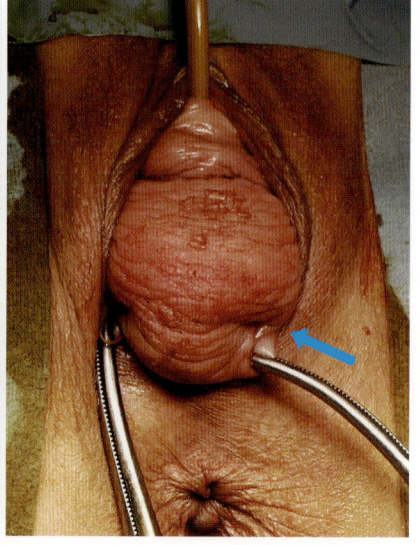

ReadやNovakは，修復されない高位の後腟壁の弛緩は，腟式子宮全摘術後の腟脱の原因となると強調した。この弛緩は，小腸瘤の増大だけでなく腟尖部の脱出の原因となる[7]。

3 仙骨子宮靱帯の強度ある部位の把持

可及的に余剰腹膜を切除後，仙骨子宮靱帯断端を長ケリー鉗子で把持し，牽引しながら同靱帯の強度と太さを評価する。強固な靱帯が得られるときはMcCall改良法を優先する。慎重に検索すれば，ほとんどの患者で強度のある仙骨子宮靱帯が存在する。断端からやや内側（直腸寄り）には傍直腸筋膜が連続しているので，強固な靱帯を確認しやすい。

McCall改良法と仙棘靱帯固定術を比較した場合，後腟円蓋部のより解剖学的な生理的付着部位としては仙骨子宮靱帯が優れているため，強固な靱帯が得られるときはMcCall改良法を優先すべきである。

靱帯が脆弱と判断した場合や，触知できない場合は仙棘靱帯固定術や腸骨尾骨筋膜固定術を選択する。腟管の深さと腟断端部と仙骨子宮靱帯との位置的関係を調べる。術者の手指を挿入した深さでこれを評価する。

4 後腟円蓋から仙骨子宮靱帯への運針

右ききの術者は，患者の腟壁正中やや右寄りから運針を開始する。縫合糸は長期吸収タイプのモノフィラメントの1号の糸を使用する。後腟円蓋部の最深部正中やや右側腟壁に糸を通し，直腸を対側へ圧排し，靱帯組織に針を差し入れる。正中部分で直腸前面の腹膜下縁に糸を通し，対側靱帯にも同様の操作を行う。後腟円蓋の正中寄り左側腟壁に対称性に戻る**（図3）**。糸は他の前腟壁形成術が終了するまで，結紮しないで鉗子で保持しておく。

必ず2段以上で行う。2段目は後腟円蓋部のやや腟断端部寄りから入り，靱帯刺入部は1段目よりやや手前に刺入する。対側の靱帯にも同じく刺入し後腟円蓋に対称性に戻る。もし3段目を行う場合も，同様にさらに腟断端寄りから入り，靱帯は手前寄りとする。

図2 小腸瘤を形成するダグラス窩ヘルニア囊

腟断端の内側に示指を挿入して小腸瘤を確認する。余剰腹膜がヘルニア囊を形成する。

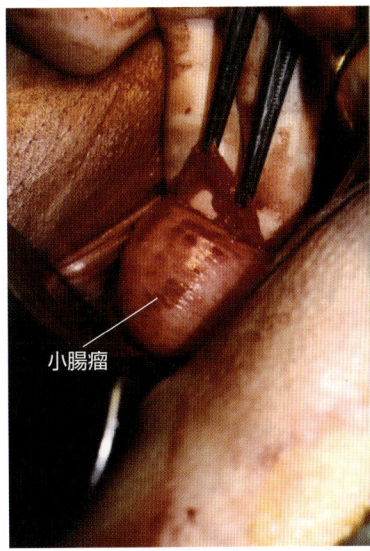

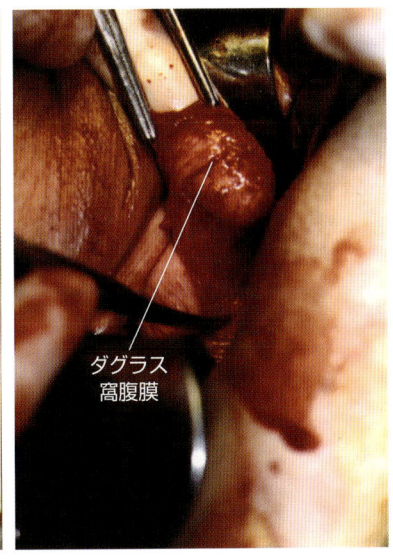

5 膀胱鏡による尿管疎通性の確認（仮結紮後）

　運針の際に腹腔内臓器，大網，腸管，卵巣，卵管の巻き込みに注意する。仙骨子宮靱帯を狭く，深く運針することが大切である。良性疾患に対するQOLを回復させる手術であるので，100％の安全性を追求する必要がある。

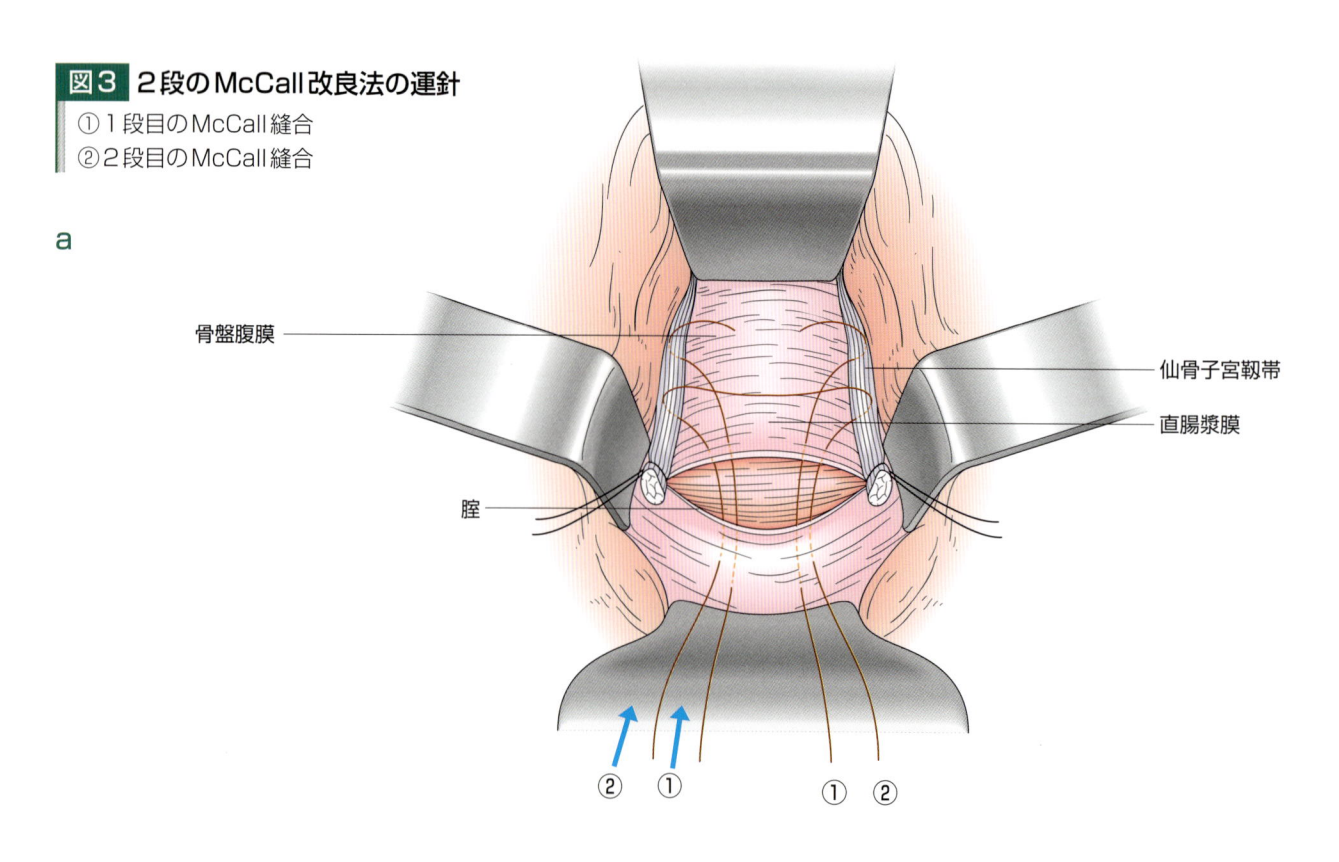

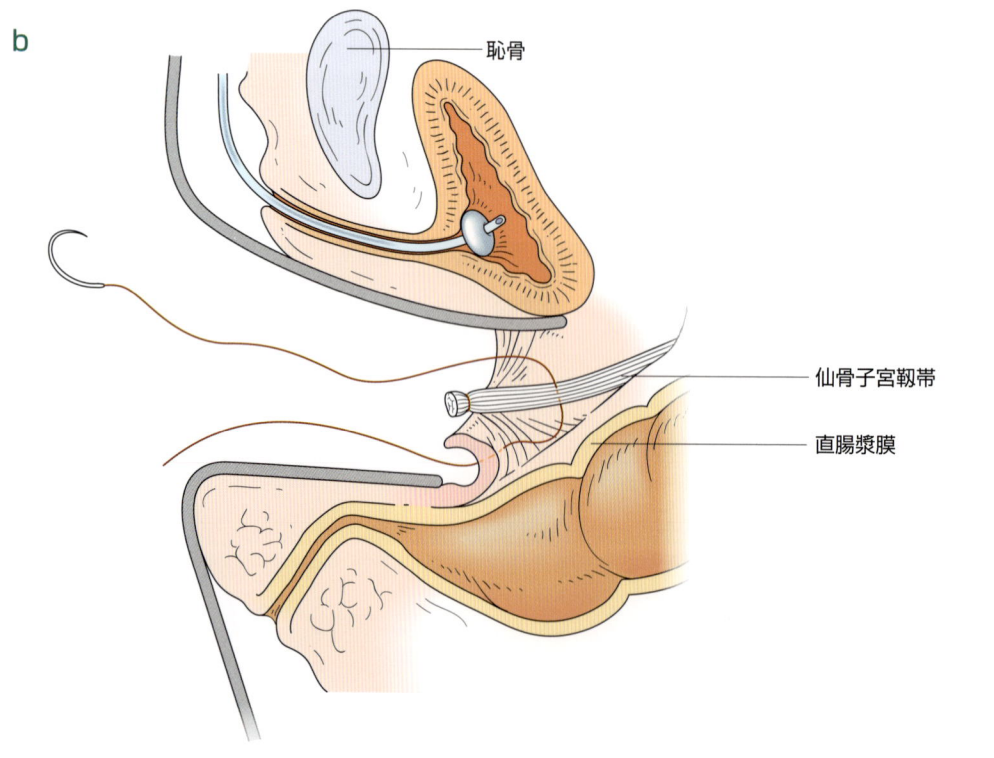

図3　2段のMcCall改良法の運針
① 1段目のMcCall縫合
② 2段目のMcCall縫合

a

骨盤腹膜
仙骨子宮靱帯
直腸漿膜
腟

② ①　　① ②

b

恥骨
仙骨子宮靱帯
直腸漿膜

経静脈的にインジゴカルミンを投与し，静脈投与10分後に膀胱内に300mlの生理食塩水を注入し尿管開口部からの色素の流入を膀胱鏡で確認する．McCall運針後，結紮せずに尿管の通過性を確認し，仮結紮（1回）を行って再度尿管の通過性を確認する．

6 骨盤腹膜の閉鎖（高位腹膜縫合）

仮結紮したMcCall縫合糸を解放する．McCall縫合糸の頭側で骨盤腹膜を縫合する．長期吸収タイプの0号の糸を用いる**（図4）**．

腹膜には張力があり，高位に腹膜を縫合することでダグラス窩が閉鎖し，再発小腸瘤の予防となる．この際にも腸管，尿管の巻き込みに特に注意する．

7 結紮を解放後，併用術式（腟壁縫縮など）施行

McCall縫合のみで腟壁の弛緩が矯正されない場合はDeLanceyのレベルⅡの障害があるので，前腟壁縫縮やInmon法などの追加術式が必要となる[8]．

8 断端腟壁の縫合

併用術式の施行後に断端腟壁の縫合を行う．筆者は長期吸収タイプの0号の糸を用いている．

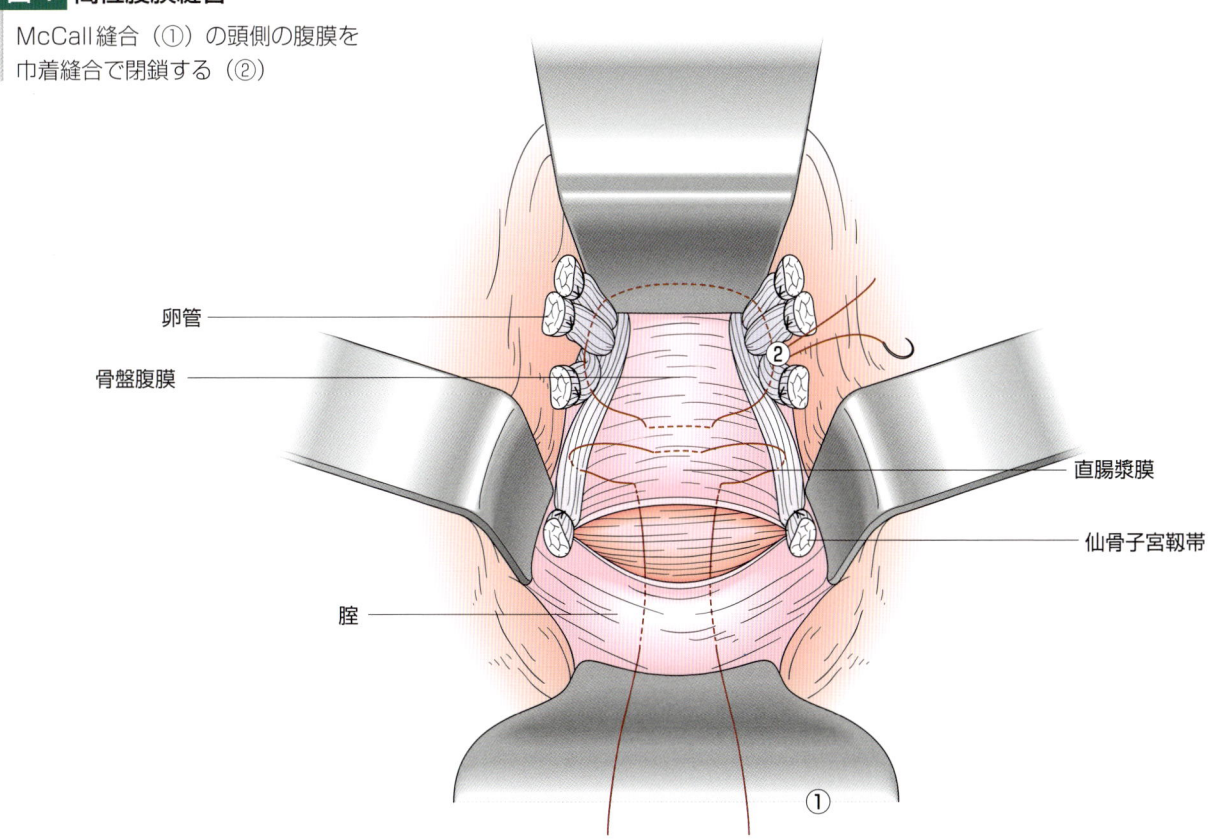

図4 高位腹膜縫合
McCall縫合（①）の頭側の腹膜を巾着縫合で閉鎖する（②）

卵管
骨盤腹膜
直腸漿膜
仙骨子宮靱帯
腟

9 McCall縫合糸の結紮

最後にMcCall縫合糸を1段目, 2段目と結紮して手術を終了する。

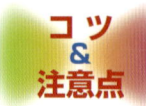

コツ & 注意点

McCall 改良法のコツ

● 触診によって仙骨子宮靱帯が脆弱に感じても, より仙骨側には強固な靱帯を確認できることが多いので, 時間をかけて探ることが大切である。
Nicholsの改良法では1段の縫合しか示されていないが, 必ず2段以上で行うことを強調したい。2段目は後腟円蓋部のやや腟断端部寄りから入り, 靱帯刺入部は1段目よりやや手前に刺入する**(図3)**。対側の靱帯にも同じく刺入し後腟円蓋に対称性に戻る。もし3段目を行う場合も同様にさらに腟断端寄りから入り, 靱帯は手前寄りとする。
2〜3段の縫合糸を設置後, 骨盤腹膜は1段目のMcCall縫合より高位で巾着縫合閉鎖する。支持位置を複数化することで, 支持部位が点から面になり, 上部腟管の支持が強化される。
1段目(最高位)の腟壁への刺入部位は後腟円蓋の腟最深部ではなく, 1cm程度腟断端側にする。実際に評価した最深部に刺入すると, 後腟壁の長軸が緊張しすぎる。仙骨子宮靱帯に運針するときは, 強度のある部位を確実に深く, しかも狭い範囲で運針することを心がける**(図5)**。浅すぎると付着するのが腹膜のみとなり腟壁の支持補強にはならない。
漿膜面を側方に広くとると近傍の尿管を巻き込む可能性があるので, 運針には強彎の丸針を使用するとよい。強彎の針がなければ, 通常の丸針の彎曲を強くするため釣針状に変形させて使用するとよい**(図6)**。
仙骨子宮靱帯に糸をかけるときは直腸側の内側から靱帯の内側を拾うように運針し, 靱帯の外側の腹膜を広くとらないことがコツである**(図6)**。
強度のある仙骨子宮靱帯の目安として, 靱帯を把持した鉗子を術者側から牽引して, 患者の身体も一緒に動くことを確かめる。
運針の糸は感染予防と強度のため, 太い(なるべく1号)モノフィラメントの長期吸収糸を使用する。

図5 仙骨子宮靱帯の運針

強度のある仙骨子宮靱帯を把持して深く, 狭く運針する。

尿管
仙骨子宮靱帯

図6 McCall縫合のための針の加工

尿管損傷を予防するために針を強彎曲に加工する。

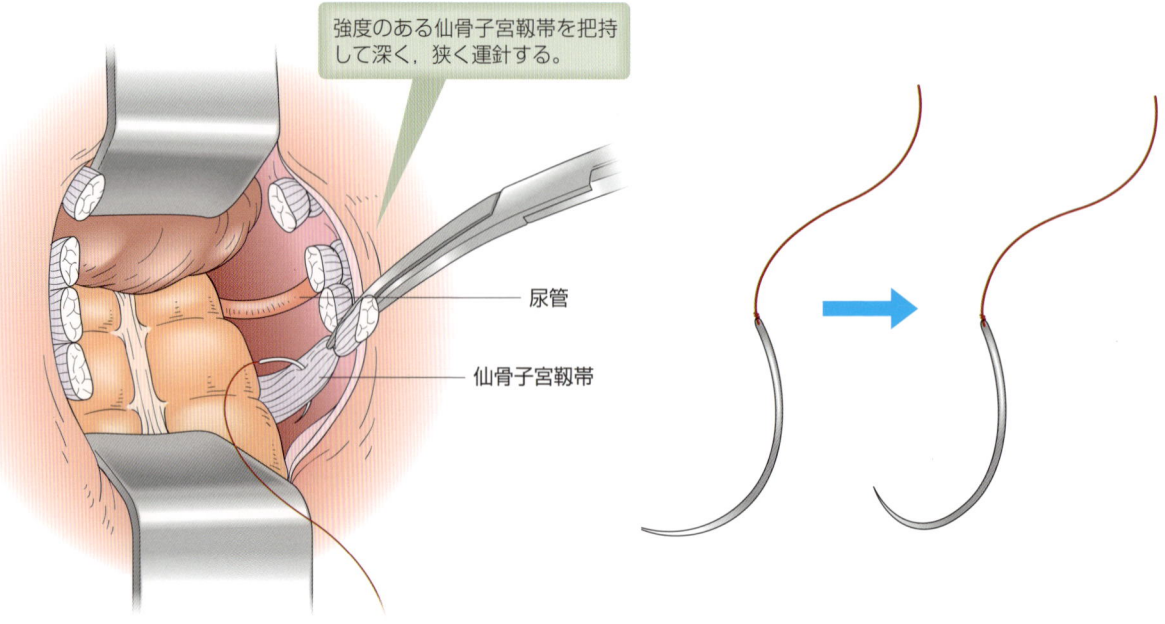

仙棘靱帯固定法，腸骨尾骨筋膜固定法

1 ダグラス窩瘤の確認（子宮切除後の場合）

　腟式子宮全摘術を先に施行した後に腟断端の裏面から操作を開始する。坐骨棘に一致する上部腟管にマーキングのための糸をかけ，以後の操作の目印とする。子宮全摘後の腟脱の場合は腟尖部の腟壁の仙骨子宮靱帯付着部の陥凹部からやや後腟壁側を切開する。

2 直腸漿膜の余剰腹膜の切除と骨盤腹膜の閉鎖

　McCall法と同様にダグラス窩，直腸の余剰腹膜（ヘルニア囊）を同定，切除して高位で腹膜を縫合する。

3 腟断端の裏面から坐骨棘までの展開

　腟断端の裏面から，鈍的に坐骨棘の方向に剥離する。傍直腸の結合織はやや強固なので，必要ならペアン鉗子で穿破する。

4 仙棘靱帯もしくは腸骨尾骨筋膜の剥離，露出

　腟断端から腟壁の裏面を剥離して傍直腸部を展開する。坐骨棘の位置を手指で確認し，腟断端部7時部分に鉗子をかけ，牽引しながら腟壁裏面に沿って示指で鈍的に直腸側腔を坐骨棘に向かって剥離を進める**（図7）**。
　やや抵抗のある傍直腸中隔（rectal pillar）を，無鉤ペアン鉗子を用いて坐骨棘に向けて傍直腸中隔を穿破してゆくと，坐骨棘，腸骨尾骨筋膜が徐々に露出してくる。
　直腸診を行い，展開方向の安全を確認し視野を鈍的に拡大し，慎重に坐骨棘から尾骨方向に延びる強固な仙棘靱帯を触知，確認，剥離する。

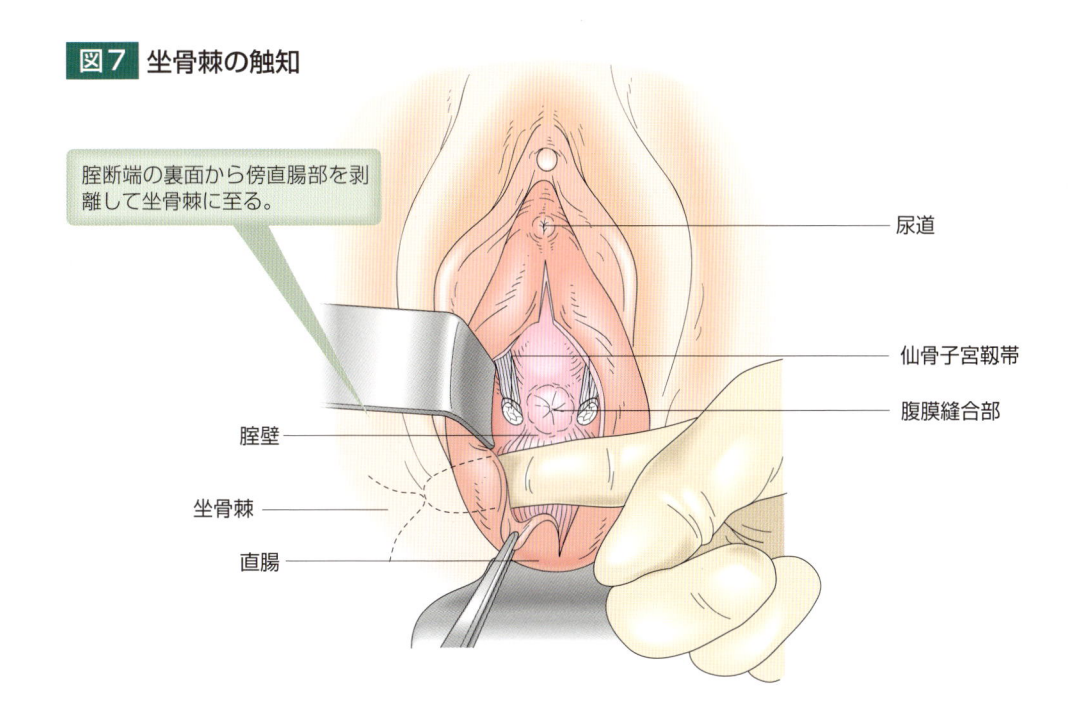

図7 坐骨棘の触知

腟断端の裏面から傍直腸部を剥離して坐骨棘に至る。

尿道
仙骨子宮靱帯
腹膜縫合部
腟壁
坐骨棘
直腸

5 Deschamp-Navratilov針（デシャン針）による仙棘靱帯もしくは腸骨尾骨筋膜への糸の設置

　鉤で坐骨棘を中心に上外側と下内側（直腸側）に圧排して，視野を確保する．坐骨棘から2cm内側の仙棘靱帯にデシャン針に長期吸収タイプのモノフィラメント1号糸を設置して目的とする運針する．腸骨尾骨筋膜も同様に示指で坐骨棘を目安に，約1～2cm外側，尾方に運針する**（図8）**．デシャン針の先にある糸をフックで把持して糸を通す**（図9）**[9]．

6 腟壁への糸の運針

　腟の裏側から坐骨棘に一致する腟壁に設置糸を通す．後腟円蓋に手指か鉗子を用いて腟壁のどの部位が仙棘靱帯の縫合糸設置部位に一致するかを確認し，その位置に糸の両端を腟の裏側から通す．片側固定にするか，両側固定にするかは腟壁の長さに依存する．片側の場合は直腸損傷の危険性が少ないので右側固定が安全である．

図8　上部腟管の固定部位
仙棘靱帯は強靱であるが，かなり骨盤の深い位置にあり，腟壁が強く伸展する．
腸骨尾骨筋膜は固定部位を調節することが可能である．

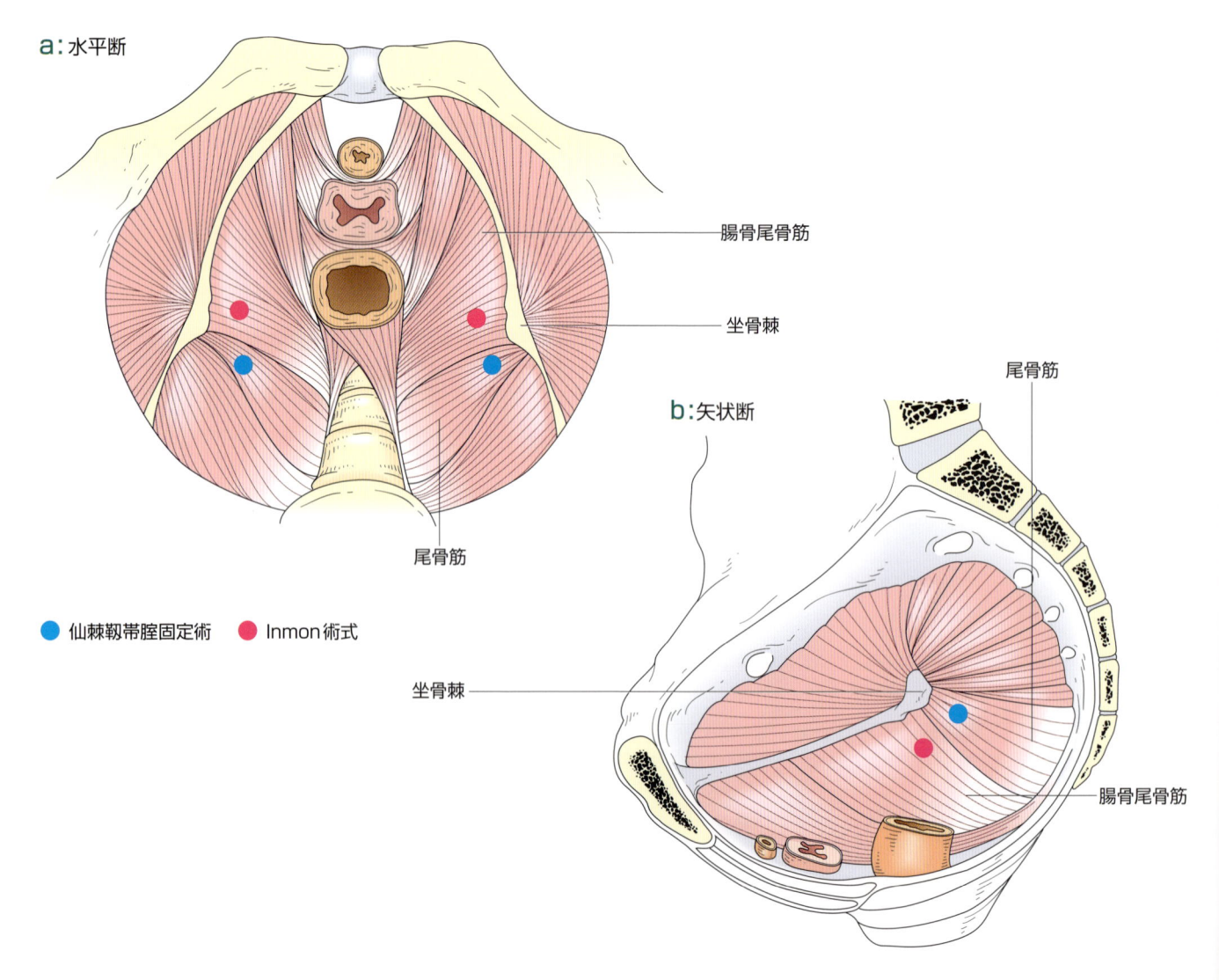

a：水平断

腸骨尾骨筋
坐骨棘
尾骨筋

b：矢状断

尾骨筋
坐骨棘
腸骨尾骨筋

● 仙棘靱帯腟固定術　　● Inmon術式

7 断端腟壁の縫合閉鎖

併用術式の施行後に断端腟壁の縫合を行う。筆者は長期吸収タイプの0号の糸を用いている。

8 設置糸の縫合

腟壁に通した縫合糸は他の腟壁形成術が終了後に結紮する。腸骨尾骨筋膜固定の場合，レベルⅡの筋膜にも張力が伝わるので，前腟壁の形成を加える場合はInmon法の結紮を施行してから行う**(図10)**。

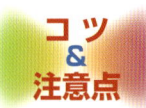

> **コツ＆注意点**
>
> - 筆者らは90cmの1号PDS糸をデシャン針に中央まで通し，両端をコッヘル鉗子で保持してループ状とする。
> 術者の左示指で坐骨棘を触知した状態で，右手にデシャン針を把持し，デシャン針の彎曲を左示指に合わせて徐々に坐骨棘まで進め，坐骨棘の1cm前内側の腸骨尾骨筋膜に針を通す**(図8)**。
> 側鈎で視野を確保して，デシャン針の先を確認し，長ケリー鉗子でループ状の糸を把持し，デシャン針を抜去する。
> 糸の中央を把持牽引し，筋膜に糸を通した後中央で切断する。1回の穿通で2本の糸が筋膜上に穿通した状態となる。
> 腟壁にマーキングした位置を参考に，2組の縫合糸の両端に針をつけ，腟壁に裏面から腟腔側に5mm程度の幅で穿通させ，結紮せずに保持しておく。

図9 デシャン針の運針法

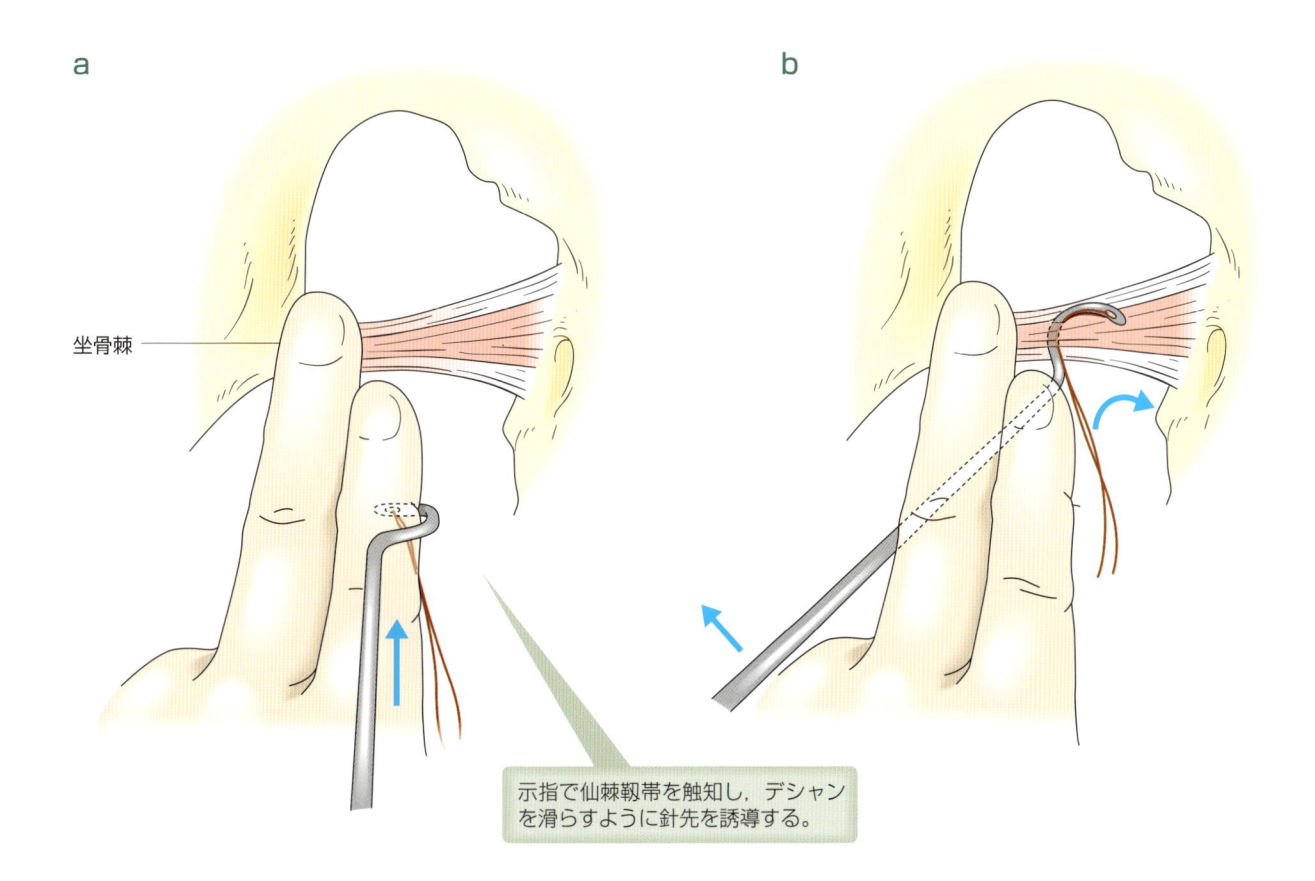

a

坐骨棘

b

示指で仙棘靱帯を触知し，デシャンを滑らすように針先を誘導する。

術後管理

術直後は一般の手術と同様に出血，感染に注意が必要である。

高齢者は疼痛に関する閾値が高く，出血に関しては血圧が下がるまで症状が出ずに発見が遅れることがある。腟式の手術の後は腟内にガーゼを充填して，止血を図る。術後24時間は圧迫止血を行う。

感染に対しても同様で，抗生物質の使用は適宜必要である。上部腟管の固定術には尿管の閉塞の可能性を念頭に置き，術翌日にはクレアチンを必ず測定して，軽度の上昇でも尿管，腎盂の拡大に注意する。固定糸の抜糸が必要となることもある。

前腟壁形成を施行した場合は，膀胱充満を避け，膀胱のカテーテル留置は2〜4日行う。患者は骨盤臓器脱の状態での排尿に慣れているので，カテーテル抜去後に排尿困難をきたし，残尿が続くことがある。その際に腹圧排尿をさせてはならない。カテーテルを2日程度延長し，再度自然の排尿をさせてみると解決されることが多い。術後に一過性の切迫尿失禁が生じることも多く，術後の腹圧性尿失禁と混同しないようにする。創傷の治癒に伴って消失する。定期的な観察をしながら，患者のQOLの状態によって，追加の尿失禁手術を考慮する。

図10 McCall改良法とInmon法の縫合糸の位置

腟壁の両側にInmon縫合糸が2組ずつ，正中に2段のMcCall縫合糸が設置されている。

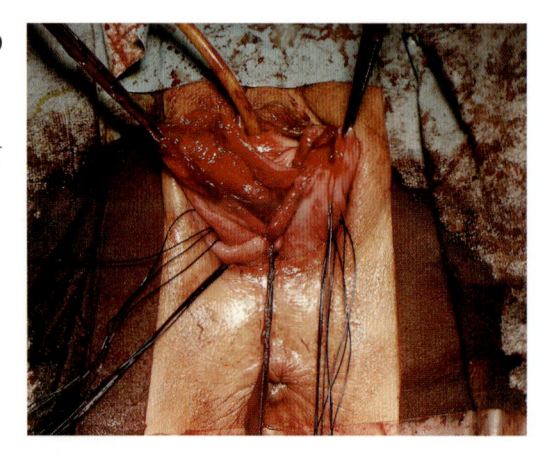

■文献

1) Shull BL：Clinical evaluation of women with pelvic support defects. Clin Obstet Gynecol 1993；36：939-51.
2) Baden WF, Walker T　Fundamentals, symptoms, and classification. Surgical repair of vaginal defects. p9-24, Lippincott Williams & Wilkins, 1992.
3) Bump RC, Norton PA：Epidemiology and natural history of pelvic floor dysfunction. Obstet Gynecol Clin North Am 1998；25：723-46.
4) Shull BL, Bachofen C, Coates KW et al：A transvaginal approach to repair of apical and other associated sites of pelvic organ prolapse with uterosacral ligaments. Am J Obstet Gynecol 2000；183：1365-73；discussion 1364-73.
5) McCall M：Posterior culdeplasty; surgical correction of enterocele during vaginal hysterectomy; a preliminary report. Obstet Gynecol 1957；10：595-602.
6) Nichols DH, Randall CL：Vaginal hysterectomy. Vaginal Surgery, Fourth Edition. p151-212, Williams & Wilkins, 1996.
7) Read CD：Enterocele. Am J Obstet Gynecol 1951；62：743-57.
8) Koyama M, Yoshida S, Koyama S et al：Surgical reinforcement of support for the vagina in pelvic organ prolapse: concurrent iliococcygeus fascia colpopexy (Inmon technique). Int Urogynecol J Pelvic Floor Dysfunct 2005；16：197-202.
9) Nichols DH：Sacrospinous fixation for massive eversion of the vagina. Am J Obstet Gynecol 1982；142：901-4.

腟断端の吊り上げ法（腹式）

順天堂大学医学部産婦人科学講座
竹田　省

術式の特徴とストラテジー

- 子宮腫瘍や卵巣腫瘍などに骨盤臓器脱が合併している場合で，腹式子宮全摘術と骨盤臓器脱手術を同時に行う方法である。腟式に子宮全摘術や付属器摘出術ができないものが適応となる。
- 開腹し，子宮摘出後，前腟壁形成術を腹腔側から行い，次いで腟断端の吊り上げを行う。
- 子宮摘出後，子宮円索，基靱帯，仙骨子宮靱帯の各切断端を腟断端に吸収糸で縫合固定し，断端を吊り上げる。次いで左右の仙骨子宮靱帯を1，2針縫合し，ダグラス窩前方を補強する。悪性腫瘍ではリンパ節郭清術を追加する。
- 閉腹後，腟式に後腟壁形成術，肛門挙筋縫縮術を行う。

手術の流れ

1. 腹壁切開，開腹
2. 子宮円索の結紮，切断
3. 卵巣提索の結紮，切断（付属器を摘出しない場合は固有卵巣索と卵管を切断，結紮）
4. 広間膜前葉，後葉の切開，十分な膀胱剥離
5. 子宮動静脈の切断，結紮
6. 仙骨子宮靱帯の切断，結紮
7. 膀胱子宮靱帯と基靱帯の切断，結紮
8. 子宮摘出
9. 前腟壁形成術（腹腔側から）
10. 腟断端の吊り上げ
11. 腟断端に固定した円索と壁側腹膜の間に間隙があれば縫合閉鎖
12. 閉腹
13. 腟式に後腟壁形成術（肛門挙筋縫縮術を含む）

検査・診断

- 子宮腫瘍，卵巣腫瘍では，画像（超音波断層検査，MRI，CT検査など）や腫瘍マーカーなどで悪性の評価を行う。悪性腫瘍であっても手術可能である。
- 性器脱の評価を行う。POP-Q法によるStage分類が簡便で有用である。
- 開腹手術の術前検査を施行する。高齢症例や循環器・呼吸器系疾患などを有する場合は，専門科と術前評価や術後管理につき，あらかじめ相談しておく。

適応・禁忌

骨盤臓器脱を有し，良性の子宮腫瘍や卵巣腫瘍を合併する場合や悪性症例，悪性の可能性のある症例で開腹し，子宮全摘術が可能な症例が適応になる。腹膜播種があるような症例でも手術は可能である。

子宮全摘術後の骨盤臓器脱は，原則的には腟式手術やTVM手術で行うほうがよい。円索や基靱帯の断端，仙骨子宮靱帯の断端が萎縮し同定できないことが多く，本術式が行えない。

手術の実際

1 腹壁切開，開腹

　下腹部正中切開でもPhannenstiel横切開でも可能である。付属器腫瘍で開腹した場合は，付属器切除術などを施行した後に子宮全摘術を開始する。子宮円索，固有卵巣索を含んで挟鉗し，子宮を牽引して操作を行う。

2 子宮円索の結紮，切断

　各靱帯の切断端を腟断端の支持帯として用いる。このため，その縫合結紮糸は，後に腟断端に縫合するため1-0 Vicryl®などの吸収糸を用い，遠位端の縫合糸は切らずにペアン鉗子などで挟鉗把持しておく。
　円索はあまり外側で切断しないほうがよい。吊り上げる際に円索が短くなって余裕をもって腟断端に縫合できないと困るからである。長い分にはいくらでも調節可能である。広間膜前葉を膀胱側，卵巣提索方向へ切開する。

3 卵巣提索（卵管，固有卵巣索）の結紮，切断

　通常は高齢者のため，付属器を切除することが多い。卵巣提索を二重結紮切断する。付属器を残す場合は，その断端を吊り上げ支持帯として使用するので，縫合糸は残しておく。**付属器を切除した場合，卵巣提索は血管叢を含むので吊り上げ支持帯としては用いない。**

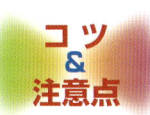

> **コツ＆注意点**
> **合併症回避のための注意点**
> ● 卵巣提索や子宮動静脈は血管叢を含んでいるので，血腫形成や結紮糸の滑脱などの恐れがあるため，腟断端吊り上げ支持帯としては用いない。
> ● 子宮円索での腟断端の吊り上げは，円索と壁側腹膜との間に間隙をつくることになる。小腸の嵌頓などでイレウスの原因となる。このため必ずこの間隙を3-0 Vicryl®などで閉鎖しておく。

4 広間膜前葉，後葉の切開，十分な膀胱剥離

　広間膜のみにして切開し，後葉は仙骨子宮靱帯付着部に向けて切開する。この際，尿管走行を必ず触知しておく。膀胱は十分に剥離する。子宮脱の程度にもよるが，子宮頸部は延長しており，さらに下方に数cm以上は剥離する。

5 子宮動静脈の切断，結紮

　子宮動静脈の周囲の結合組織を剥離し，血管を露出させる。尿管走行を確認し，2cm以上離して鋸歯鉗子で二重挟鉗し，子宮側は短コッヘル鉗子で挟鉗する。その間を切断し，結紮縫合する。この子宮動静脈の切断端は吊り上げには使用しない。

6 仙骨子宮靱帯の切断，結紮（図1a）

尿管を確認し，仙骨子宮靱帯を曲がりの鋸歯鉗子で挟鉗し，切断，結紮縫合する。結紮糸は切断せず残しておく。

7 膀胱子宮靱帯と基靱帯の切断，結紮（図1b, c）

膀胱を下方と側方に十分剥離する。側方への剥離は前腟の高さで行い，傍腟結合組織の血管叢を損傷しないように注意する。頸部延長症を伴うことが多いが，基靱帯を1～2回に分けて直の鋸歯鉗子で挟鉗し，切断，結紮縫合する。この縫合糸も残しておく。

図1 周辺靱帯の切断・結紮

a：右仙骨子宮靱帯の切断
　子宮動静脈の切断端
　鋸歯鉗子

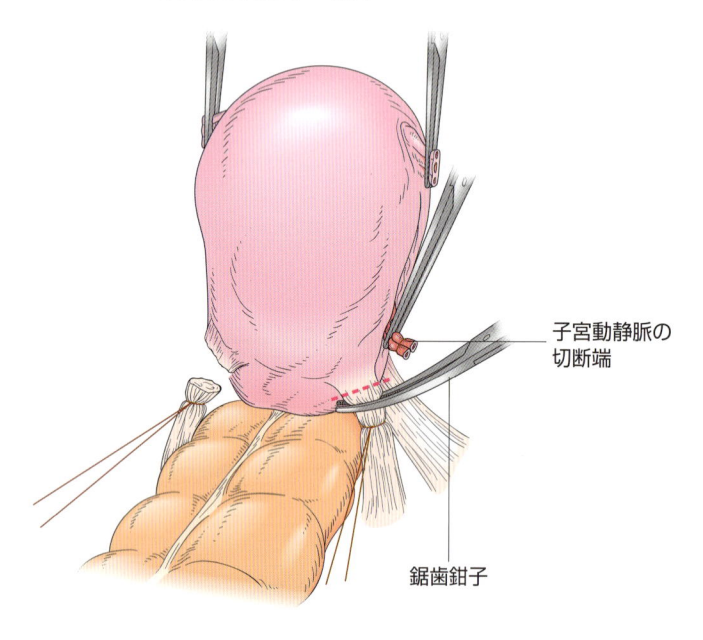

b：右基靱帯上部の切断・結紮
　仙骨子宮靱帯の切断端

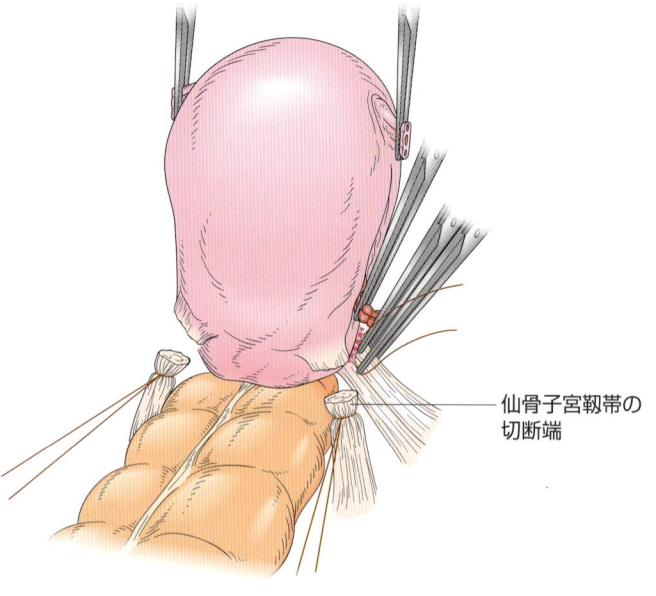

c：右基靱帯下部の切断・結紮
　子宮動静脈の切断端
　基靱帯上方の切断端
　仙骨子宮靱帯の切断端

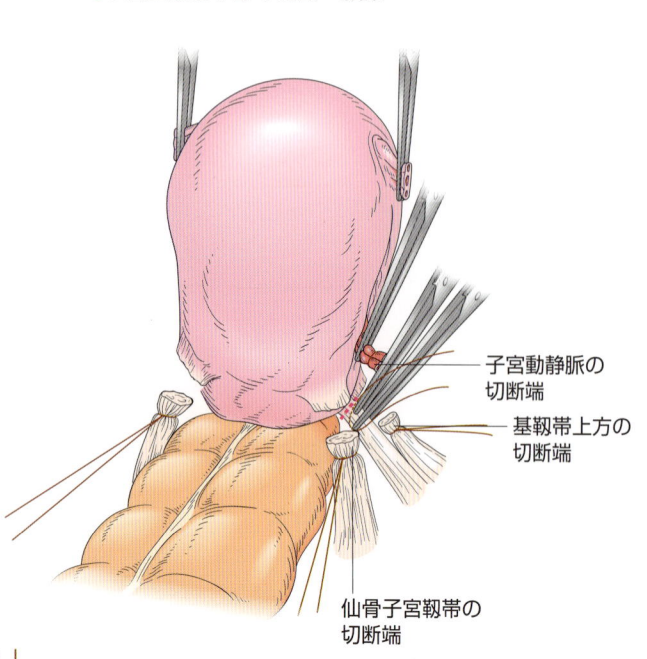

8 子宮摘出，前腔壁形成術（図2a，b）

　子宮摘出後，左右の腔断端をコッヘル鉗子で把持し，吊り上げる。膀胱を子宮翻転器で下方に十分圧排し，前腔壁を曲がりの鋸歯鉗子でV字に挟鉗し，その間の前腔壁を切除する。鉗子の外方に縫合糸をかけ，左右の腔壁を単結節縫合する。この際，縫合糸を全部かけてペアン鉗子で把持しておき，下から順に縛っていく。

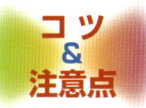

> **コツ＆注意点**
> - 高齢者では子宮円索，基靱帯，仙骨子宮靱帯は，萎縮しており，支持帯としては弱い。このためできるだけ幅広く，分離して結紮することが大切である。
> - 通常の単純子宮全摘術では，子宮動静脈切断時に基靱帯上半部も含めて挟鉗切断する。しかし，本法の場合，腔断端を吊り上げるために支持帯である基靱帯をできるだけ幅広く用いたいため，子宮血管切断端には基靱帯をなるべく含まないようにする。
> - 頸部延長症を伴っていることも多く，なるべく幅広く結紮したほうが，支持帯として有利である。尿管走行に注意を払い，できれば1，2回の結紮縫合で基靱帯を結紮切断する。
> - 前腔壁形成では，できるだけ余剰腔壁を切除し，縫合するため，腹腔側からではかなり術野の奥底での操作となる。このため腔壁切除後，牽引なしで縫合するのはきわめて困難となる。曲がり鋸歯鉗子2本でV字形に挟鉗したまま間を切除し，鉗子をはずさないまま縫合糸をすべて掛け，鉗子を緩め奥の糸から順次縛っていくと創面が合わさりやすく操作しやすい（図2）。

図2　前腔壁形成

a

　膀胱を十分下方へ剥離して子宮摘出する。
　基靱帯上部，下部の切断端
　仙骨子宮靱帯の切断端
　前腔壁をV字に切除する。

b

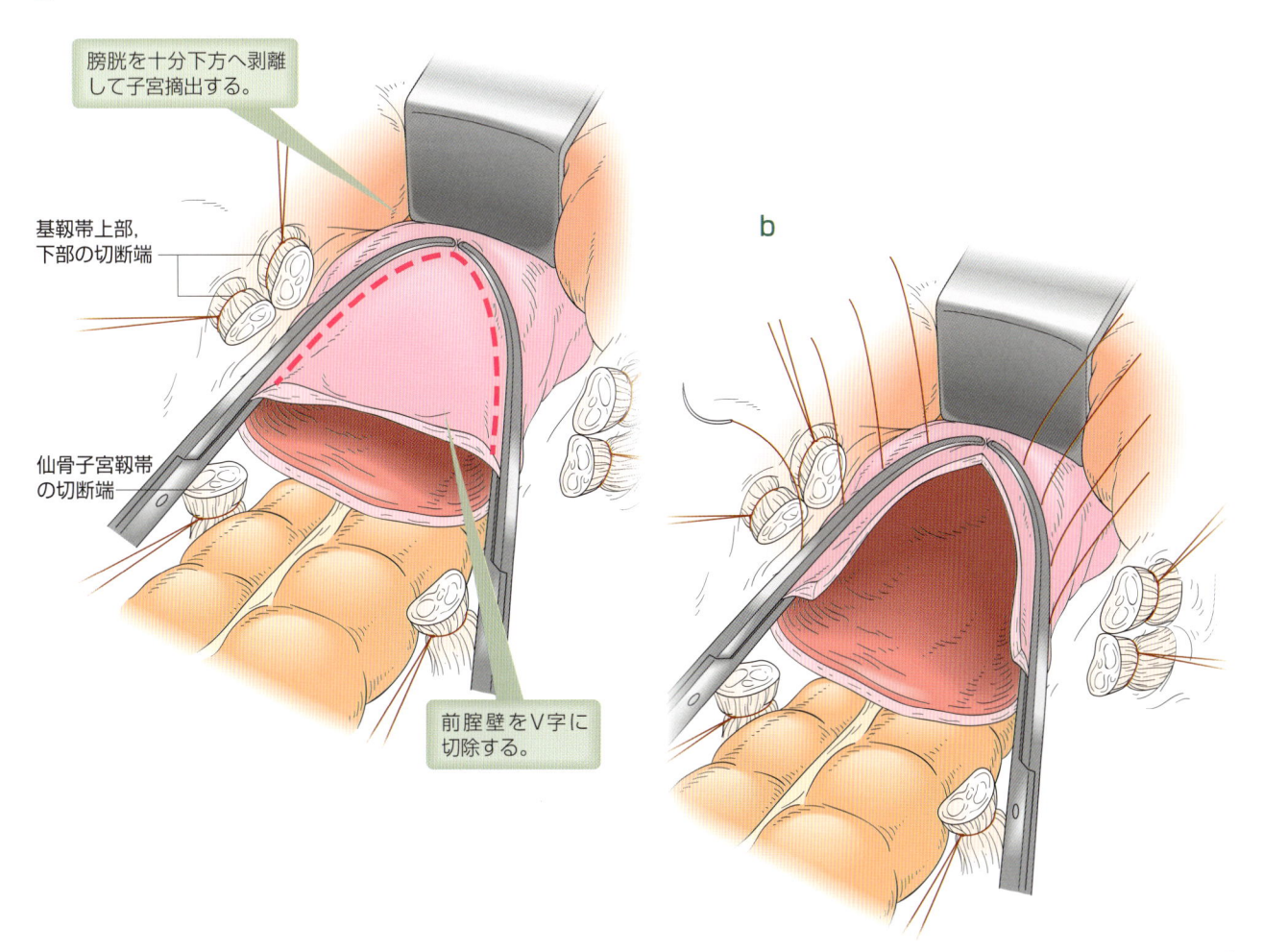

9 腟断端の吊り上げ (図3, 4)

　腟断端を閉鎖し，左右の円索断端を腟断端に縫合固定する。
　次いで基靱帯の下側の断端を腟断端に縫合固定する。さらに基靱帯上方の断端を腟断端内側に縫合固定する。
　最後に仙骨子宮靱帯を腟断端の中程に左右とも縫合固定する。左右の仙骨子宮靱帯を2，3針できるだけあわせるように縫合する**(図3a，b)**。
　腟断端に固定した円索と壁側腹膜の間に間隙があれば，小腸が入り込みイレウスの原因になるので，その間を3-0吸収糸で縫合閉鎖する**(図5)**。

10 止血を確認・洗浄・閉腹

　止血を確認し，生理食塩水で洗浄後，骨盤底部の腹膜は閉鎖せず，癒着防止材を貼付する。インフォメーションドレーンを留置し，閉腹する。

図3 腟断端の吊り上げ①
腟断端を閉鎖し，子宮円索断端を腟断端に2～3カ所縫合する。

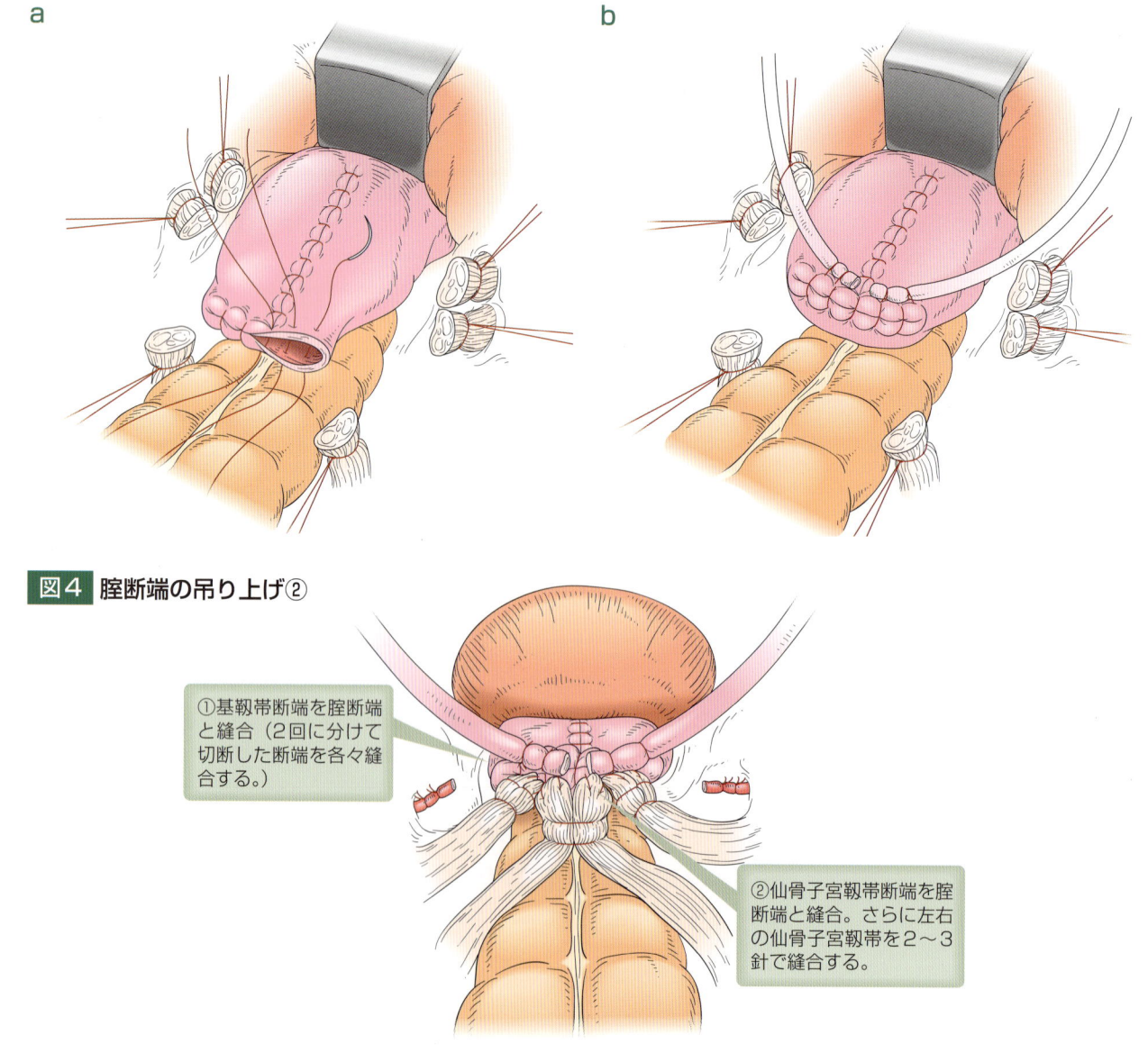

a　　　　　　　　　　　　　　　b

図4 腟断端の吊り上げ②

①基靱帯断端を腟断端と縫合（2回に分けて切断した断端を各々縫合する。）

②仙骨子宮靱帯断端を腟断端と縫合。さらに左右の仙骨子宮靱帯を2～3針で縫合する。

腟断端の吊り上げ法（腹式）

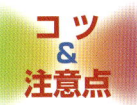

> **コツ&注意点**
> **尿管損傷原因と部位，注意点**
> ①子宮動静脈切断時に頸部延長を伴うため，欲張って多く基靱帯を切断しようとしがちである．この際尿管の走行を確認していないと損傷の原因となる．
> ②仙骨子宮靱帯が萎縮し，わかりにくいことがある．基靱帯挟鉗時，仙骨子宮靱帯の子宮側付着内側に片歯を挿入し，挟鉗する．仙骨子宮靱帯付着部外側で挟鉗してはいけない．尿管が仙骨子宮靱帯付着部に接近している場合がある．
> ③膀胱を十分剥離しないで，基靱帯最終部分や膀胱子宮靱帯を挟鉗し，切断縫合すると尿管損傷リスクがある．

> **コツ&注意点**
> **後腟壁形成術時の直腸損傷部位と注意点**
> ①腟壁剥離時に直腸側に厚く剥離すると起こる．アドレナリン添加生理食塩水の注入を十分行う．血圧が高い場合は生理食塩水のみの浸潤でよい．
> ②肛門挙筋を剥離する際，内側下方の剥離時に起こりやすい．直腸診を行いながら剥離すると確実に行える．

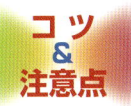

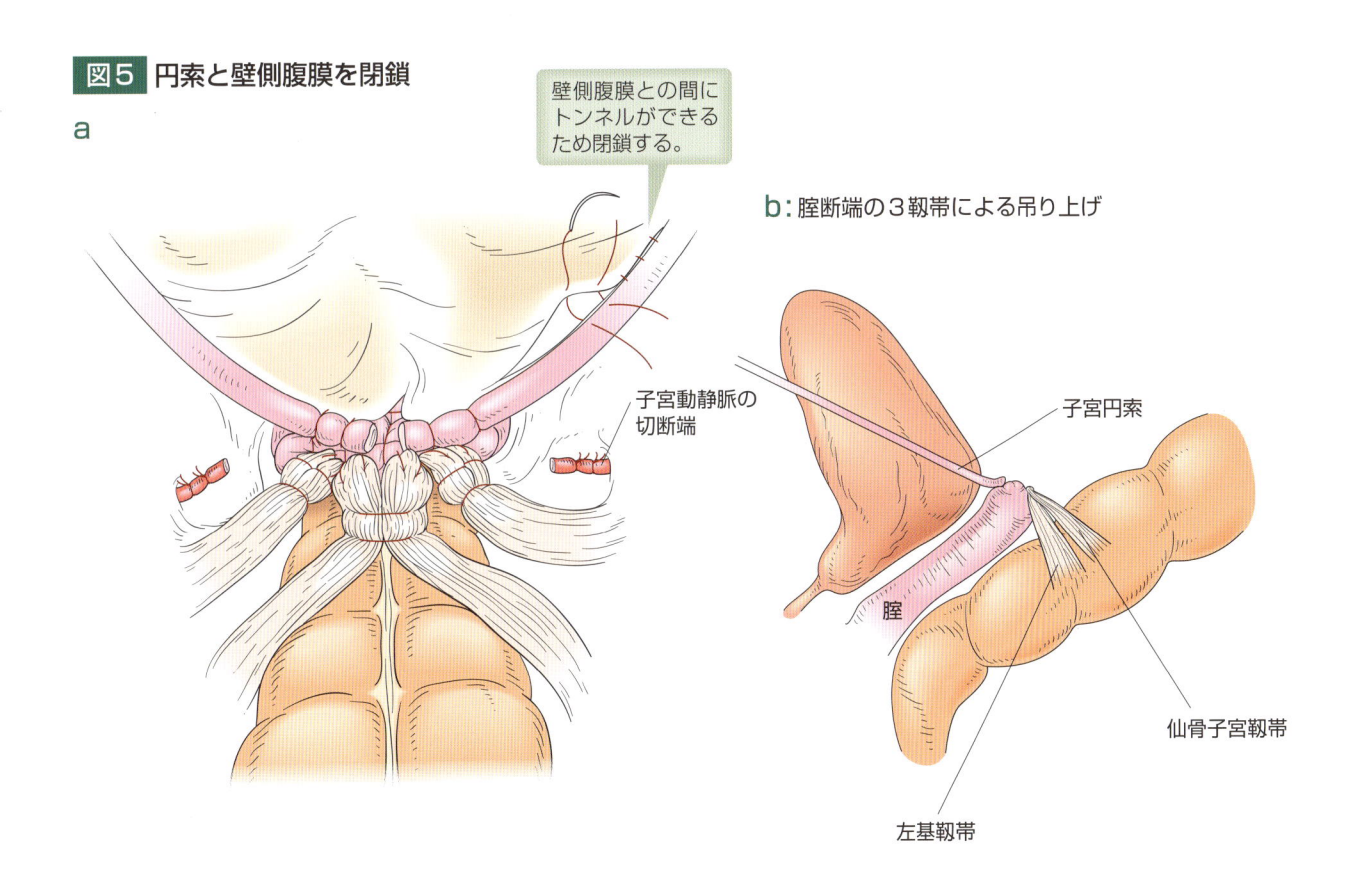

図5 円索と壁側腹膜を閉鎖

a

壁側腹膜との間にトンネルができるため閉鎖する．

子宮動静脈の切断端

b：腟断端の3靱帯による吊り上げ

子宮円索

腟

仙骨子宮靱帯

左基靱帯

11 腟式に後腟壁形成術（肛門挙筋縫縮術を含む）（図6）

　処女膜輪および後腟壁に20万倍アドレナリン添加生理食塩水を注入し，腟壁を切除する。

　切開の長さはできあがりの腟口径を想定して決める。左右の腟壁から肛門挙筋に向かって水平方向にペアン鉗子などで剥離し，左右の肛門挙筋を縫合できるように分離する。

　肛門挙筋の方向が分かりにくければ，肛門に指を入れ，下方に動かすと肛門挙筋が突っ張り緊張するので容易に判明する。肛門挙筋の内下方は直腸が近いので，剥離には十分注意する。直腸診を行いながら剥離を進めると安全である。粘膜鉗子などで左右の肛門挙筋を挟鉗し中央に引き出し，下側から単結節で2，3針縫合する。

　止血を確認した後，余分な腟壁を三角形に切除し，縫縮する。

図6 後腟壁形成術

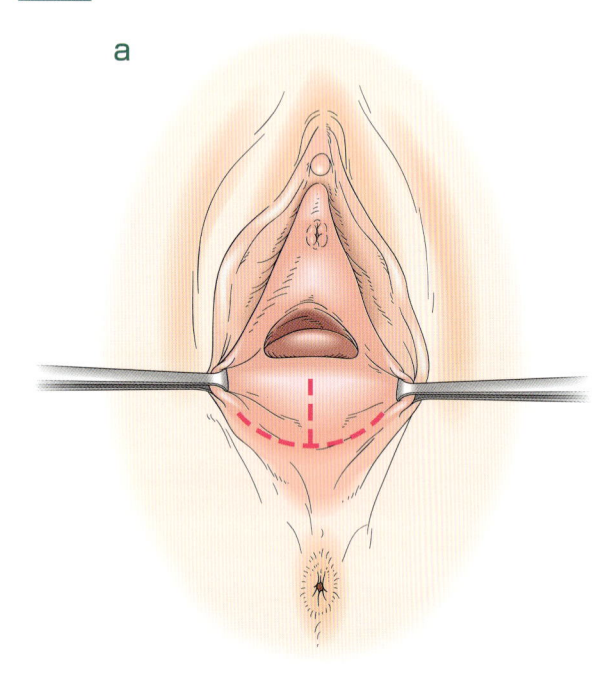

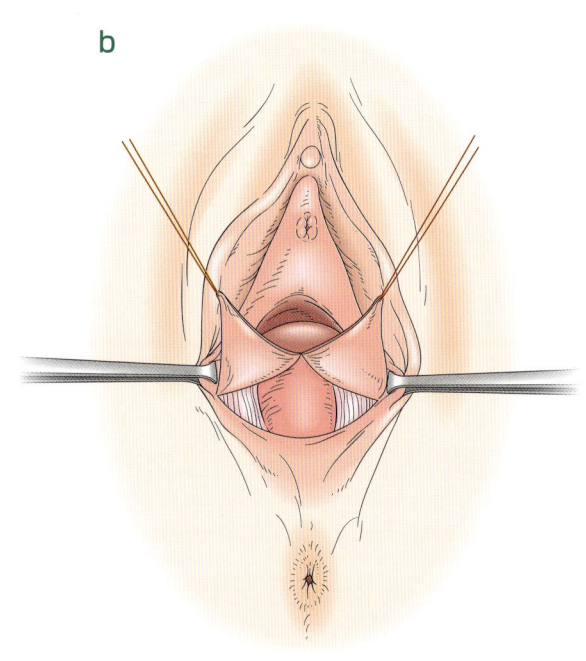

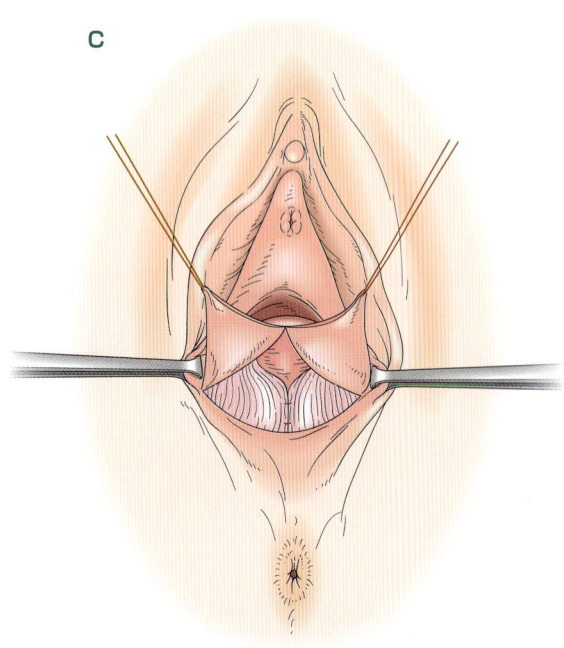

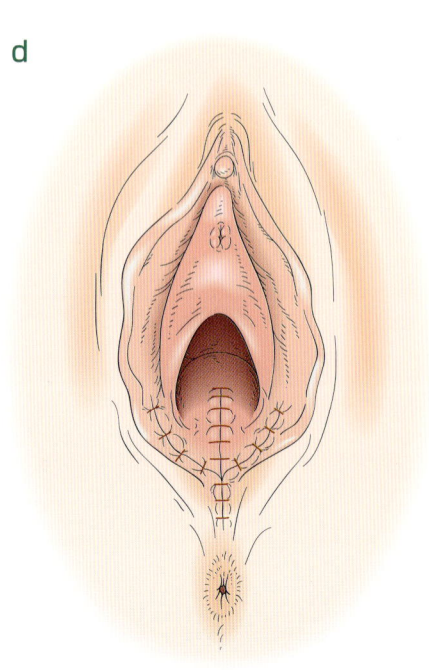

卵巣腫瘍を合併する完全子宮脱症例

主訴：78歳，尿閉
既往歴：69歳時，心臓カテーテル中，心停止となる。
現病歴：3年前より9cm大の腹部腫瘍を認めていた。2年前より頻尿となり，膀胱脱，子宮脱をみとめ，ペッサリーを挿入し，フォローしていた。1カ月前から時折尿閉となり，近医で導尿してもらっていた。腫瘍も増大しており，CA125が75.8u/mlと上昇しているため悪性も考慮し，当院紹介になった。
来院所見：臍下5cmまでの大きな堅い腫瘤を触知し，超音波断層検査では筋腫様腫瘤が認められた。MRI検査では，子宮後方に充実性腫瘍が認められた **(図7)**。腹圧をかけると腟口より5cm以上子宮，膀胱が脱出し，歩くのも困難であった。POP-Q法StageⅣ　完全子宮脱であった。ワンサイズ大きいペッサリーを挿入したが，尿閉が強くなり開腹による手術となった。左の卵巣腫瘍は線維腫であった。単純子宮全摘術，両付属器切除術，腟断端吊り上げ術，前腟壁形成術（腹腔側より），後腟壁形成術（腟式），尿道カルンケル切除術を施行し，終了した。
　術後経過良好で尿閉や頻尿もなくなり，退院した。

コツ＆注意点

ピットフォール
- 腟断端に縫合した左右の仙骨子宮靱帯付着部を2，3針縫合し，ダグラス窩前方を補強するが，この際，尿管が近い場合に内側へ偏位することがあるので注意する。偏位するなら尿管を仙骨子宮靱帯から剥離し落としておく。
- 直腸損傷した場合は，周囲を十分剥離し，3-0Vicryl®で単結節縫合を2層に行う。食事は翌日よりエレンタール，アミノレバンで総カロリー1,500kcal/日で開始する。術後5日目より低残渣食を開始し，8日目より常食にする。

図7　MRI所見
子宮後方に13×11cm大の充実性腫瘍を認めた。子宮頸部は8cmと延長していた。漿膜下筋腫または卵巣線維腫が疑われた。

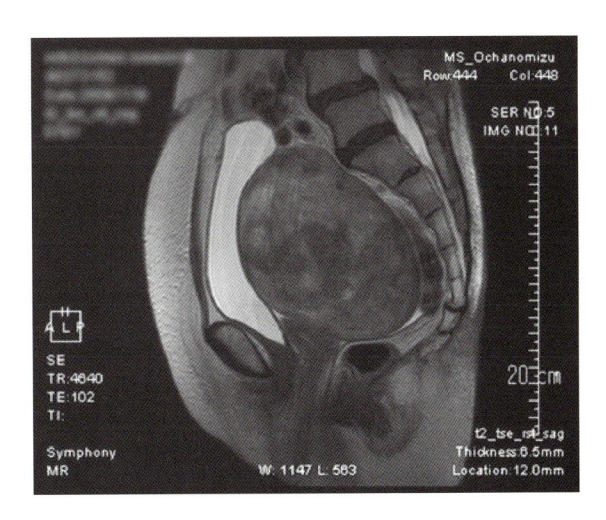

腹腔鏡下手術による骨盤臓器脱へのアプローチ
腹腔鏡下仙骨・腟固定術
(laparoscopic sacral colpopexy)

倉敷成人病センター産婦人科
安藤正明　太田啓明　金尾祐之

術式の特徴とストラテジー

- 近年，骨盤臓器脱に対しても腹腔鏡が用いられるようになってきている。腹腔鏡下手術の利点は骨盤深部到達能や映像拡大能により解剖学的構築をより明確にしながら手術を進められる点である。仙骨・腟固定術は再発例や子宮温存希望例に対しても適用可能であり，腟の狭窄や短縮が起こらず，腟の長軸の角度も生理的で術後の解剖学的な偏倚が少ない。従来の余剰の組織を切除する手術法とは異なり，組織のdefectを人工物である合成メッシュとその周囲に増生する線維組織で補填するといった鼠径ヘルニアや腹壁ヘルニア治療にも通じるコンセプトであり，脆弱な組織の補強法として合理的な手段と考えられる。特に，腹腔鏡を用いた腹腔鏡下仙骨・腟固定術（laparoscopic sacral colpopexy；LSC）では，その低侵襲性また耐久性，腟機能温存能など有利な点が多く，今後有用な治療の選択肢の1つになりうると考える。
- 性器脱の実質上の頻度は不明であるが，人口の高齢化により，骨盤臓器脱の頻度が上がり，治療を行う機会が増えると考えられる。性器脱はきわめて不快な症状を呈し，身体活動の制限からQOLを下げる疾患である。高齢者のQOLの改善のためその治療は重要な位置を占めている。治療は腟内装具（ペッサリーなど）と手術療法が主体となる。
- 海外のデータであり子宮脱の頻度の人種差のため（白人［コーカサス人］に頻度が高いとされる）そのままわが国に当てはめられないが，手術療法を要す可能性は80歳までに一般人口の11%とされ[1]，再発が多いため29～40%は再手術が必要とされる[2,3]。
- 手術療法が主な治療法となるが，術後の再発も多いためさまざまな手術療法が考案されてきた。しかし理想的な手術法がみつけられないままで，20世紀から21世紀へと課題点が持ち越されているのが現状といえよう。
  過去多くの術式が試みられてきたが，耐久性，低侵襲性，子宮あるいは腟機能の温存すべてを満たす手術法はないといっても過言でない。このため従来法の手術には50を超える多くのバリエーションがある。
- 近年の新しい手術法として腹腔鏡手術が導入されるようになり，またその低侵襲性から腟内メッシュ手術（TVM）が広まりつつある。本項では腹腔鏡を用いた子宮脱手術について述べる。

対象

子宮全摘術後の腟脱を対象に1999年に開始したが，その後，2003年から全子宮脱症例に対しては腟式子宮全摘術および前後腟会陰形成術に併用してLSCを53例に施行（図1）。また，若年例の子宮温存希望例に対しては腟会陰形成あるいは腹腔鏡下paravaginal repairと併用してLSCを行った。

必要な手術器具

鉗子類：メリーランド型剥離鉗子，把持鉗子，鋏鉗子，バイポーラ鉗子，モノポーラフック付き注水吸引管，持針器。

器材類

当初proline mesh：SURGIPRO MESH　polypropylene（8×

手術の流れ

1. 腟後壁の露出
2. 仙骨岬角を露出
3. 腹膜下トンネル形成
4. メッシュの固定
5. 腹膜縫合

13cm)を幅2～3cmに切ったものを用いていたが，現在PROLENE®Soft（7.6×15cm）を幅3cmに切ったものに変更している**（図2）**。縫合糸類はメッシュの縫合固定用に合成非吸収糸Ethibond 1-0，また腹膜縫合閉鎖用に合成吸収糸Vicryl®3-0を用いる。

図1 全子宮脱症例

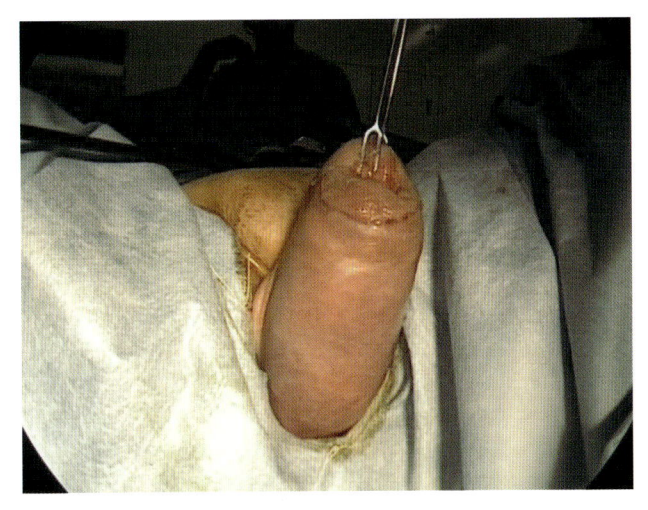

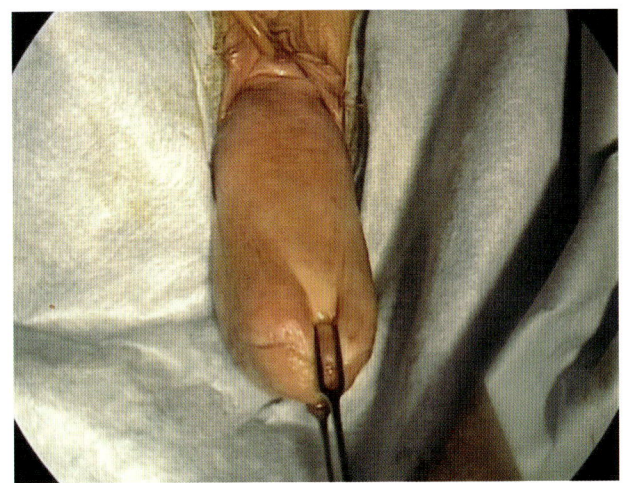

図2 メッシュと器具

PROLIN®soft
腹腔鏡用ガーゼ

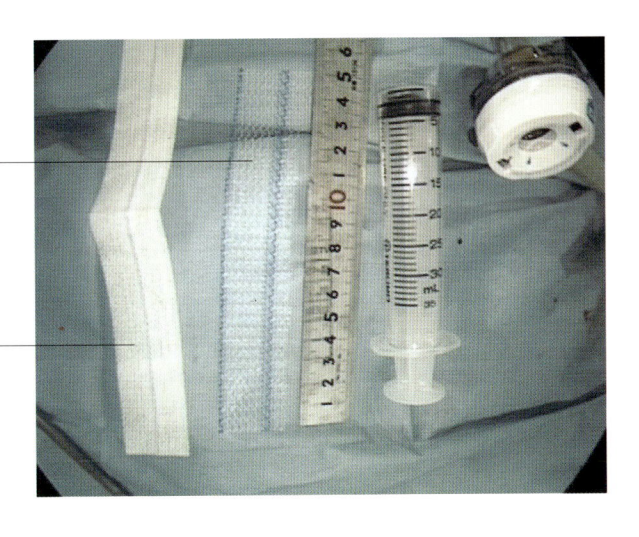

手術の実際

●手術体位
砕石位で10°の骨盤高位とする。

●トロッカーの配置
臍底部にカメラ用12mmトロッカーを挿入。操作用ポートは左右の上前腸骨棘の3～4cm上内側とその中間点に5mmトロッカーを配置する。

子宮摘出を行う例では最初に腟式子宮全摘術＋前後腟会陰形成**（図3a, b）**を行っておく。続いて腹腔鏡下に，露出した腟上部後壁と仙骨縦靱帯との間にプロリンメッシュを間置し，**図4**のようにブリッジ状に固定にする。

合成メッシュを固定する部位（岬角および腟後壁）を露出し，次いでメッシュを通す腹膜下トンネルの形成を行う。

1 腟後壁の露出

　小腸を骨盤内から頭側に移動させ術野を確保する。まず，尾側のメッシュ固定部位である腟後壁を露出する。ダグラス窩腹膜を横切開し，腟後壁（rectal vaginal septum）をできる限り低い位置まで剝離し露出する。子宮全摘後の腟脱では20〜30mlのディスポシリンジの尖端ノズルを切り落としたもので腟を挙上する。

　子宮を温存する例では，子宮マニピュレータで子宮を挙上する。しっかり固定し十分な抗張力を維持するためには，4cm以上の剝離面が必要である。腟式子宮全摘術併用例では腟式操作の際に骨盤腹膜断端は縫合せず，腟壁の縫合のみ行っておく。

図3 腟会陰形成術（腟式操作）

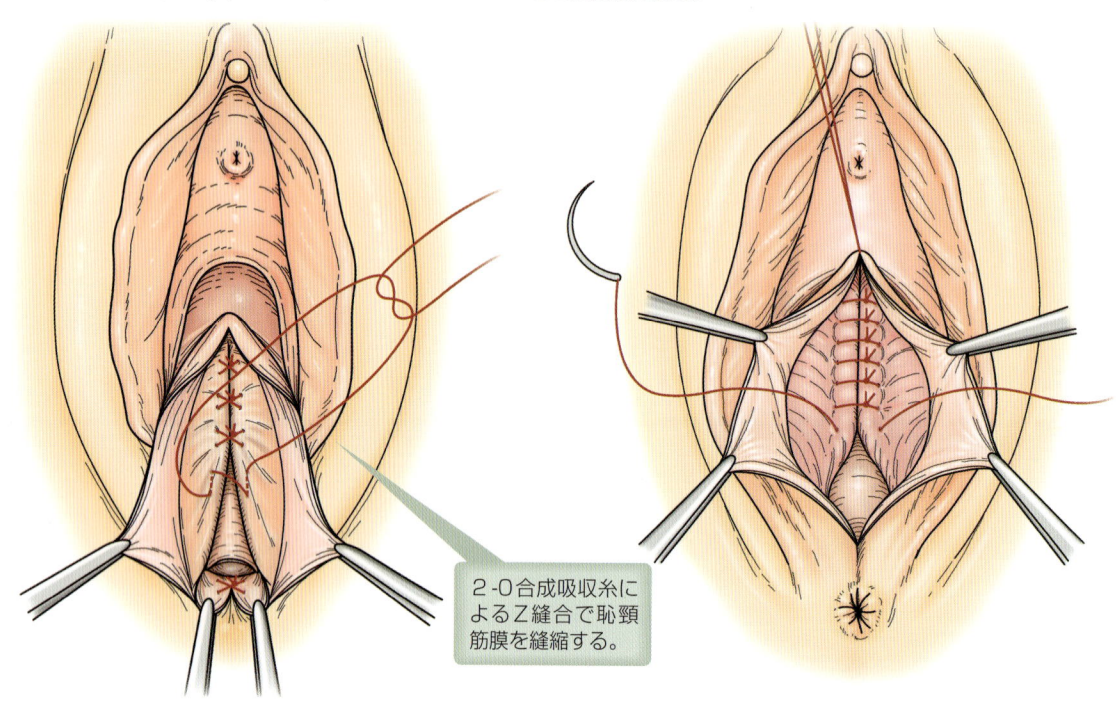

a：経腟前壁形成（Kelly plication）　　b：経腟後壁形成

2-0合成吸収糸によるZ縫合で恥頸筋膜を縫縮する。

図4 メッシュの固定部位

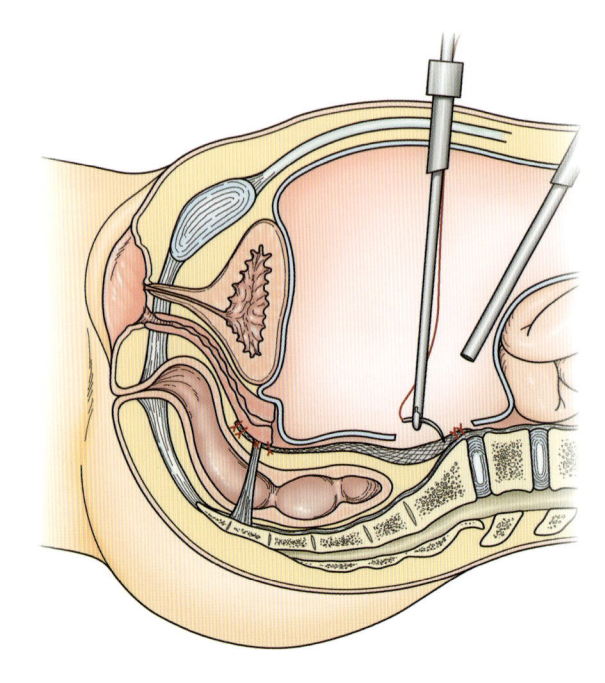

2 仙骨岬角を露出

次に、メッシュの頭側の固定部位である仙骨岬角を露出する。仙骨岬角前面の腹膜を把持鉗子で持ち上げ、腹膜横切開を加える。腹膜下を剥離し、脂肪あるいは線維性組織を分離し仙骨岬角を露出する。

仙骨岬角の頭側には大動脈分岐部と左総腸骨静脈、両側方は総腸骨動脈および尿管が位置するため、損傷しないよう注意が必要である。

腹膜下には前仙骨神経（presacral nerve：superior hypogastric nerve, リンパ節、結合組織、脂肪組織などが存在しており、これら剥離して仙骨縦靱帯（longitudinal ligament）を露出する。

3 腹膜下トンネル形成（図5a, c）

続いて、メッシュを通す腹膜下トンネルの形成に移る。岬角腹膜開放部からダグラス窩腹膜開放部の間の後腹膜腔を剥離し、後腹膜腔にトンネルを形成する。

右仙骨子宮靱帯と直腸との間の疎な結合組織を2つの鉗子（右手吸引注水管と左手剥離鉗子）でかき分けるように分離していく。比較的剥離は容易であるが、骨盤壁の

図5 後腹膜の剥離・展開

a：腹膜下トンネル形成

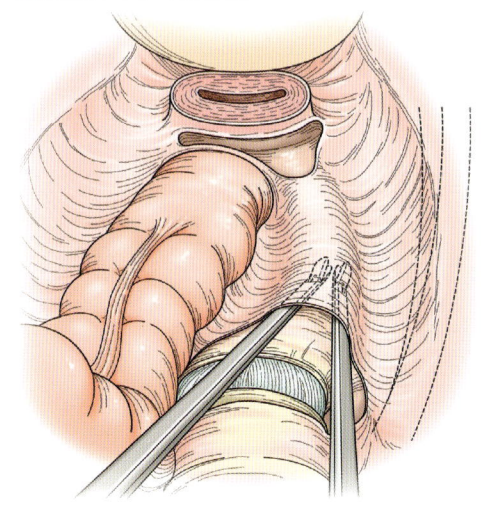

b：骨盤腹膜切開による方法

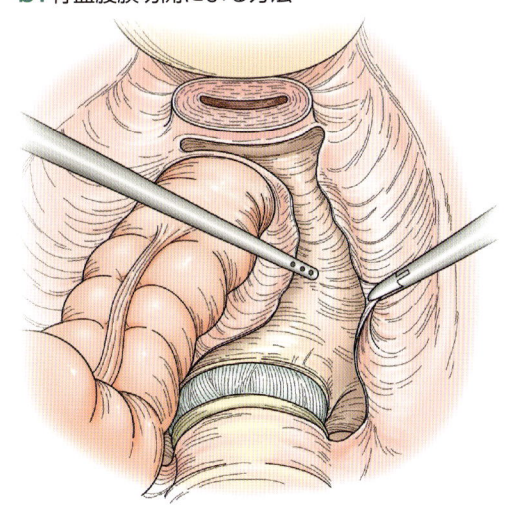

c：実際の腹膜下トンネル形成

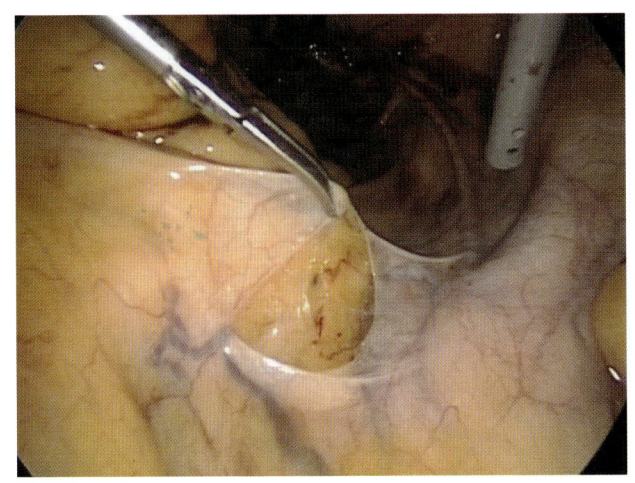

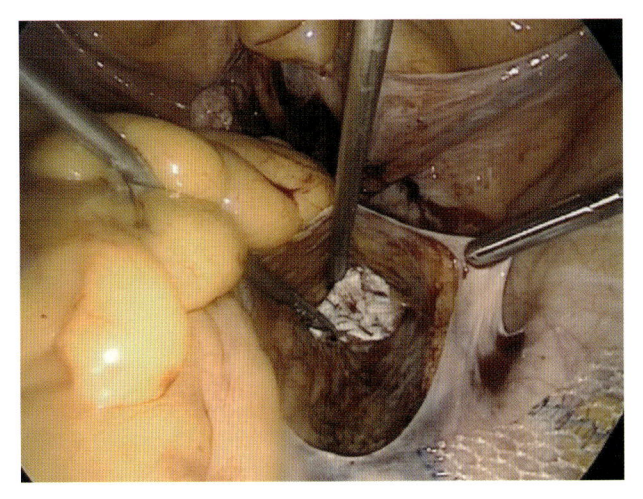

静脈を損傷しないよう，また尿管や直腸壁を損傷しないように慎重にゆっくりと剥離を進める必要がある．

　トンネルの先端を確認するため，腹腔鏡手術用ガーゼ（ラペーゼ T.No.3 川本産業）を丸めてトンネル内に押し込み，骨盤腹膜を膨隆させこれを目印にする．

　ダグラス窩側骨盤腹膜開放部からも後腹膜を展開し，前述のガーゼを露出するようにすれば比較的容易にトンネルを貫通させることができる．しかし，鉗子の到達方向の制限からトンネルの形成が困難な場合は，仙骨岬角からダグラス窩までの骨盤腹膜を切開する方法もある**（図5b）**．この場合，切開腺は直腸の右側を迂回させ，尿管仙骨子宮靱帯の内側としメッシュを固定した後腹膜切開線を縫合閉鎖する．

4 メッシュの固定

　ここで，非吸収性合成メッシュを 12mm カメラポートから腹腔内に搬入し，このトンネルに通す**（図6a，b）**．メッシュは以前の症例では SURGIPRO MESH（polypropylene 8×13cm）を幅2〜3cm に切って用いていた．現在はソフトメッシュを（3cm×15cm）に切って使用している．

図6 ソフトメッシュの搬入

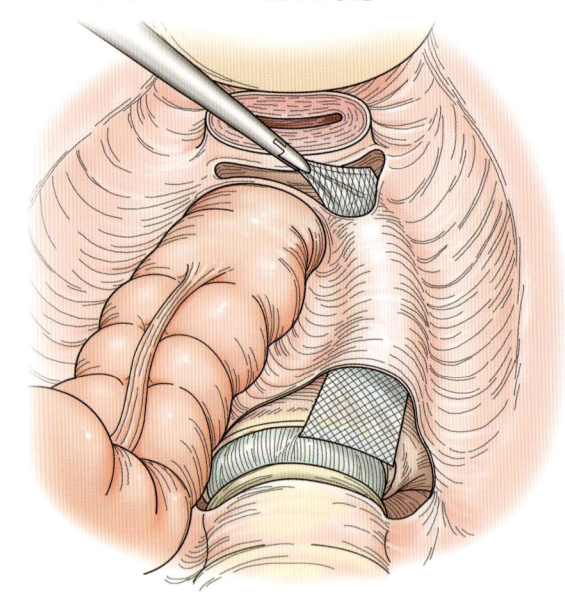

a：トンネル内にメッシュを通した状態

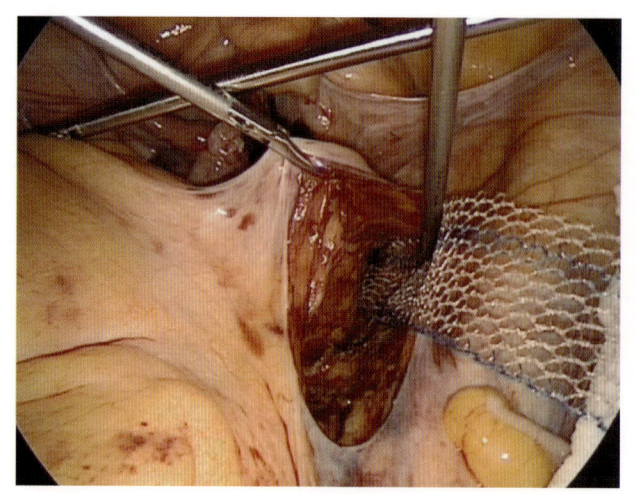

b：メッシュ挿入　　　　　　　　　　c：メッシュを通したところ

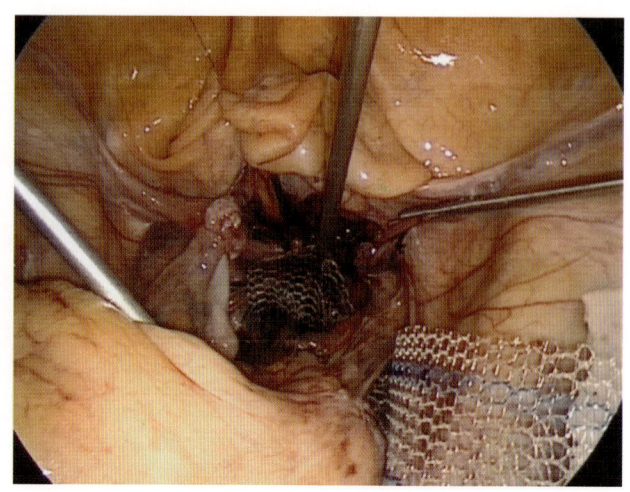

●メッシュ尾側の固定

メッシュの固定は尾側から始める。前もって剥離し露出した腟筋膜後壁にこのメッシュの一端を縫合する（図7a, b）。この際3〜4針ずつ2列に行い，できるだけ腟下方までに縫合固定しておく。

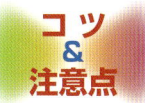

> **コツ&注意点**
> ● ここで針を腟壁深くに刺入すると腟内腔に露出し，メッシュ露出（びらん）や感染のfocusとなる可能性がある。幅広く浅く腟外側の組織をすくうようにする。

> **コツ&注意点**
> **子宮温存希望例（図8a〜c）**
> ● 仙骨子宮靱帯を露出した後，仙骨子宮靱帯に非吸収性合成縫合糸（1-0 Ethibond）でZ縫合をかけ，これをメッシュ尾側端側方に縫合固定する。これを両側に行い，さらにメッシュ正中部を子宮頸部後壁に縫合固定する。術後の性交痛を予防するため，またメッシュによるびらんをさけるため，腟壁には直接糸をかけないようにする。

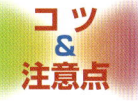

●頭側の固定

この後，メッシュの他端を仙骨縦靱帯に非吸収性合成縫合糸で2針縫合固定する（図9）。この部の縫合では正中仙骨動脈などを損傷させないよう注意が必要である。

また，合成メッシュの固定に際し，メッシュは時とともに短縮するため，メッシュに緊張がかからないよう，骨盤底に少したれている状態で置くようにする。過度のテンションがかからないように調整が必要であり，テンションがかかりすぎると立位で痛みが起こることがある。

図7 ソフトメッシュの尾側端の縫合固定

a：腟壁へのメッシュの固定

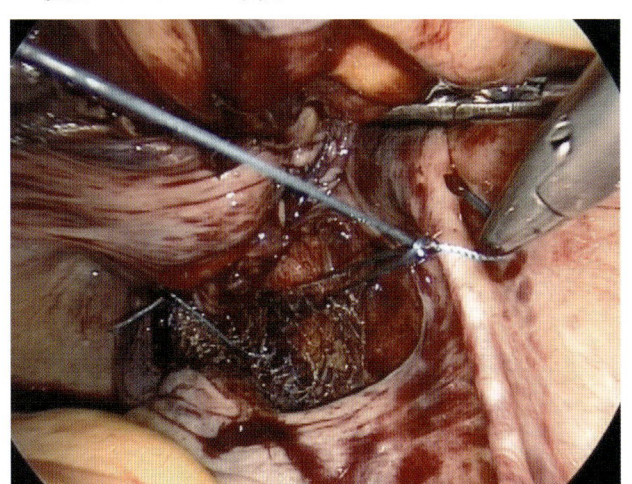

b：腟壁メッシュ固定したところ

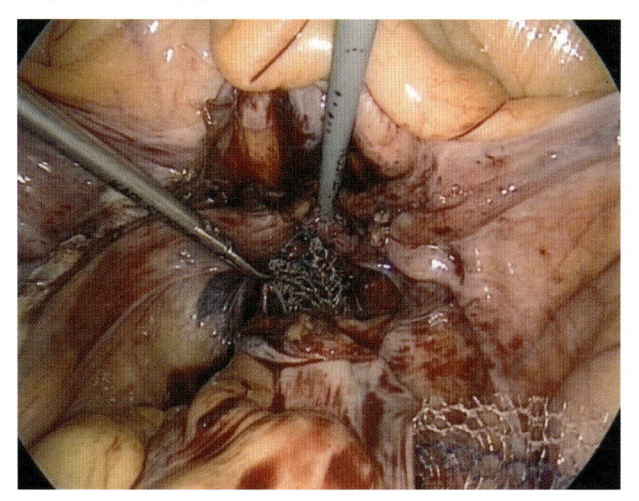

図8 子宮温存例

a：頸部へのメッシュの固定

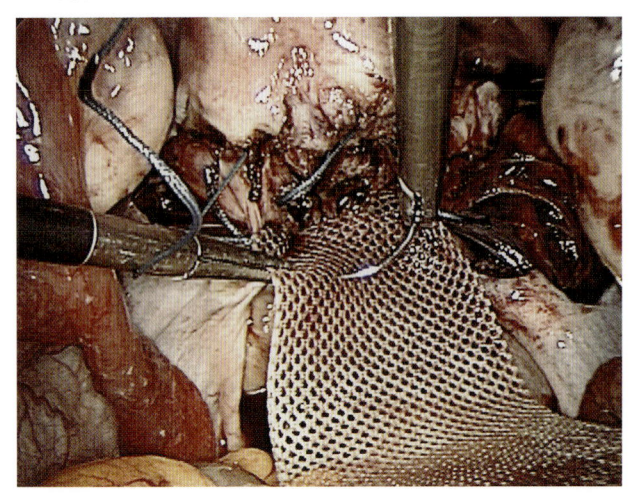

b：岬角へのメッシュ固定

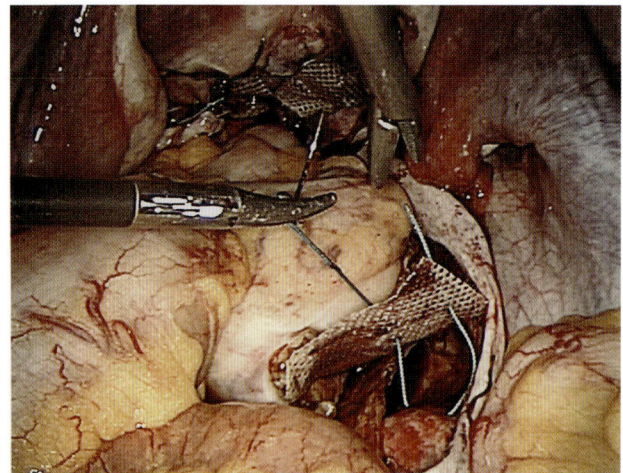

c：骨盤腹膜縫合

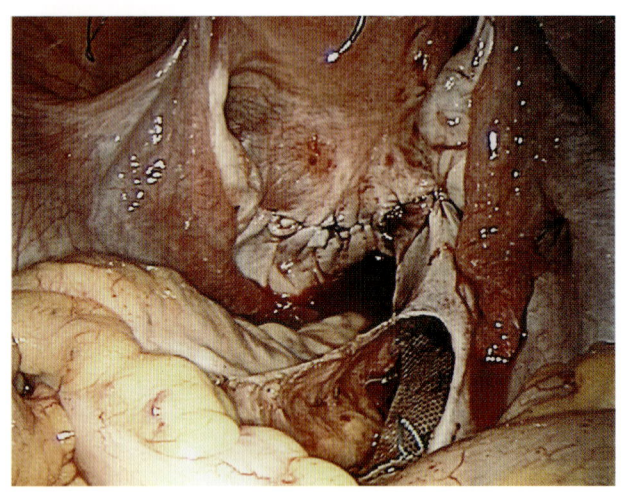

d：メッシュの位置

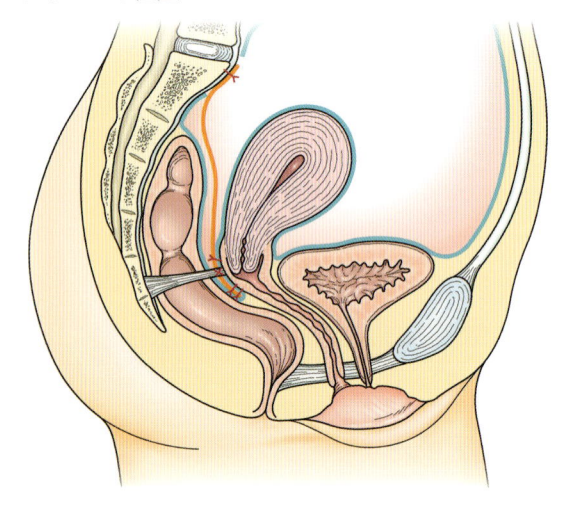

図9 仙骨岬角へのメッシュ固定

a

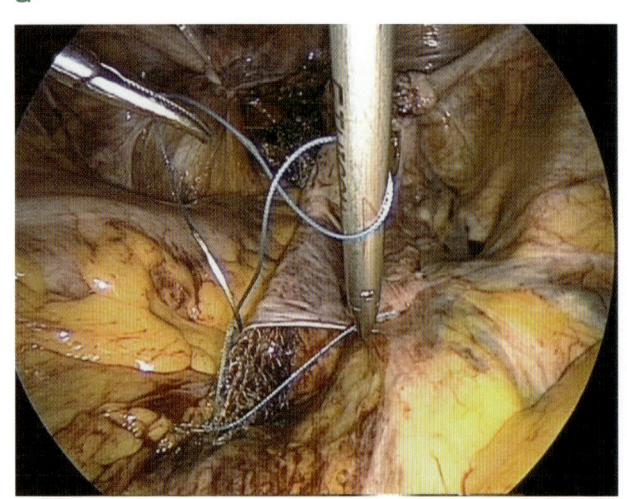

b

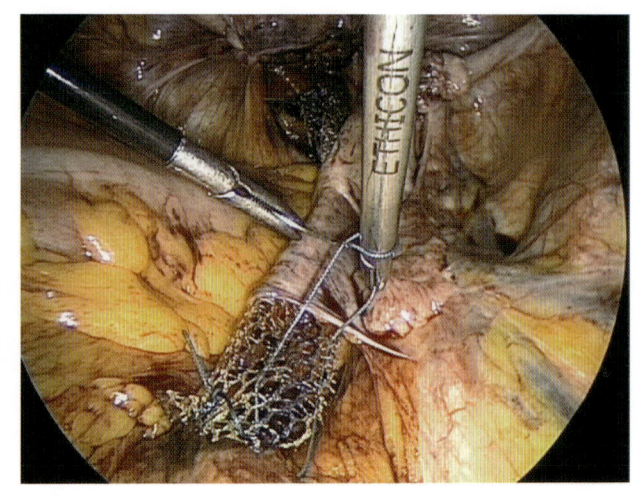

5 腹膜縫合（図10a，b）

ダグラス窩腹膜開放部および岬角前方の腹膜開放部は，3-0合成吸収糸で縫合閉鎖する。このように，メッシュが腹腔に露出しないようにすることは，きわめて重要である。

プロリンは，組織反応が非常に強く露出したままにすると，腸管が癒着し，腸閉塞など重大な合併症を起こす可能性がある。

●腹腔鏡下手術による仙骨・腟固定術の普及

婦人科手術の新たな潮流として20年前に腹腔鏡下手術が導入された。この腹腔鏡手術は主に異所性妊娠，卵巣嚢腫，子宮筋腫，子宮内膜症に対して用いられてきたが，骨盤臓器脱へも適用が可能であり，特に骨盤臓器脱の多い欧米を中心に腹腔鏡を用いた骨盤臓器脱あるいは尿失禁の治療が行われるようになってきた[1]。わが国においても井上，清水らが腹腔鏡下でのBurch colpo-suspension, paravaginal repairなどの手技を報告している[4,5]。

開腹によるsacral colpopexy（仙骨腟固定術）は，わが国での報告は少ないが子宮全摘後の腟脱に対し腟の機能（性交能）の温存を図り，かつ再発の少ない術式として

図10 骨盤腹膜開放部の縫合閉鎖

a：メッシュの腹膜被覆

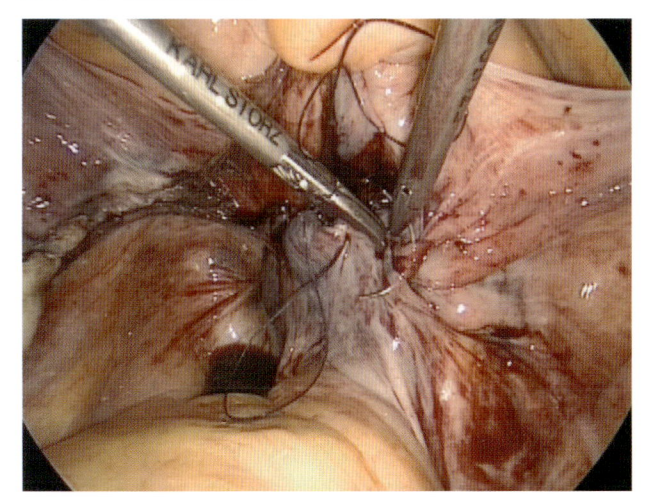

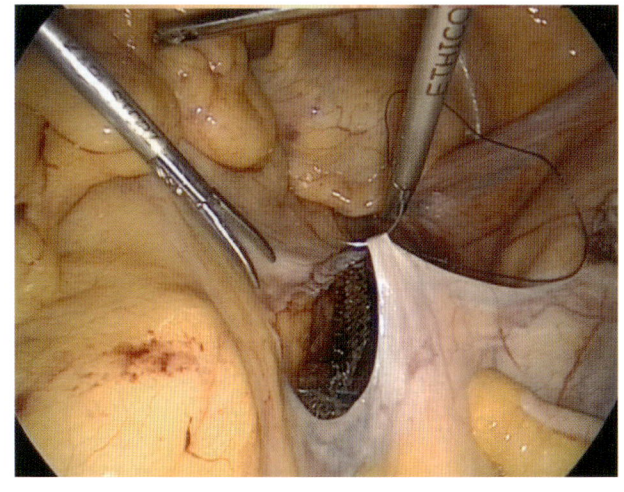

b：腹膜被覆終了後

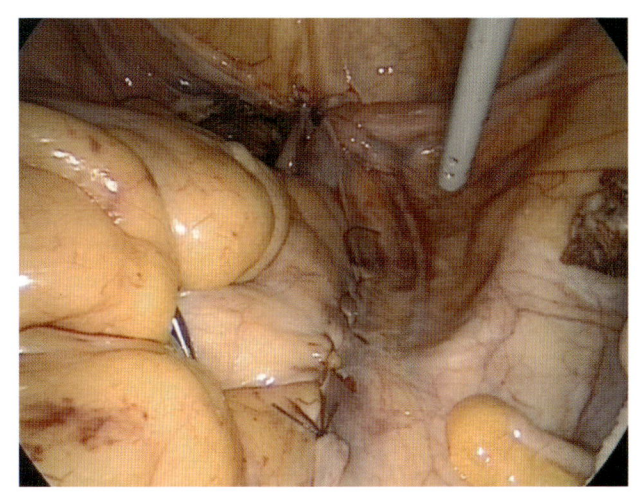

欧米では長く行われてきた実績がある。Addisonらは仙骨腟吊り上げ法の治癒率と奏効期間は良好で，再発例は143例中1例と報告[6]している。それに対して，腟式手術である仙棘靱帯固定術後の腟脱の頻度は高いという報告もみられる[7, 8]。

温存される腟の奥行きが最も長く，腟の長軸角度も生理的であり，腟の狭窄も起こさないといった点からは腟機能温存（性交障害を避ける）の見地からも最も優れた方法と思われる。また，95〜100％の成功率が報告されており，長期の効果が期待できる。

このようなメリットから，海外ではこの術式の報告が多く，また多数例の追試からもこの術式の正当性が明らかにされ子宮全摘後の腟脱治療のゴールドスタンダードとされてきた[6]。

←Cundiffらは400例以上に行った開腹仙骨腟固定術例の25年に至る長期フォローアップから，腟機能の温存には第一選択にすべき術式であり，その効果も長期に渡り維持されると主張している[9]。

近年，全身麻酔不要で手術時間も短く，さらに低侵襲な，経腟メッシュ手術（TVM）が広く行われるようになり，TVMの有効性に関する多くの短期のretrospectiveな報告がなされているが，最近FDA notificationに1,000例以上の合併症レポートが報告されており，その永続性と安全性に関して証明する必要があると思われる[10]。また，Maherらオーストラリアのグループは子宮全摘後の腟脱に対しlaparoscopic sacral colpopexy（LSC）とTVMを比較するrandomized studyを行い，LSCのほうがより再発が少なかったとしている[11]。

LSCにおけるメッシュの仙骨への固定部位に関しては，岬角（promontry）下方2〜3cmの部位が最も腟の長軸角度が生理的で，かつ最も腟の奥行きが長くなるとされる。しかし，仙骨前面の剥離は細心の注意が必要である。あまり広く剥離すると仙骨前面の血管叢から出血する危険があり[12]，この部の出血コントロールはきわめて困難であるからである。

Cundiffらは400例以上の自験例の中で，この部で2例の危機的な出血を経験したため，当初のS3〜S4の固定からS1〜S2に変更している[4]。S2〜S4は避けるべきポイントと考えられる。

また腟側での縫合のポイントは，できるだけ広く腟筋膜を露出し，各縫合糸にかかる張力が均等に分布するようにまた腟腔に出ないように合成非吸収糸で縫合する必要がある。

このように腟機能温存や耐久性に関して最も有効な方法ではあるにもかかわらず，開腹という大きな侵襲のため，わが国では普及していなかった。しかし，この術式を腹腔鏡下に行うことで，より低侵襲に本法を行うことが可能となり，最近欧米では腹腔鏡による仙骨腟吊り上げ法の報告が広く行われるようになってきている[13, 14]。

筆者らは1999年から子宮全摘後の腟脱に対し腹腔鏡下でのsacral colpopexyを導入し，その後，子宮温存希望例に応用した[15]。腟機能温存希望の比較的若年の子宮脱症例に対してはTLHやBurch法やparavagnal repairを併用して行ってきた。しかし，複数の腹腔鏡手技を併用する際は腹腔鏡下の剥離操作や縫合操作が多くなるために手術時間が長くなるといった問題がある。またBurch法paravaginal repairを併用した症例では腟が横に広がって生理的な形状とならない症例を経験してきた。

一方，筆者らが従来行ってきた腟式子宮全摘術＋前後腟会陰形成の1,000例を超える経験で，ほとんどの再発例は腟尖と後壁上部であり，Kelly's plicationで前壁形成した部の再発はほとんど認めなかった。腟尖部と後壁上部の再発が多いのはこれらの部位を支持する組織の少ないためと考えられた。このため腟尖と後壁上部を合成メッシュでサポートすることにした。

現在，高度の子宮脱（全子宮脱，腟式メッシュ手術後の再発例など）に対しては腟式子宮全摘術＋前後腟会陰形成にlaparosocopic sacral colpopexy（LSC）を併用している。

吊り上げ用合成メッシュは，現在はprolene meshが多く使われている。非吸収性

材料の使用は感染による瘻孔の報告もある[16]。瘻孔が形成されるとメッシュの除去が必要となり，経腟的なメッシュ部分切除で治癒しなければ開腹による全体除去が必要となる。筆者も1例に瘻孔を経験し腟式に除去せざるを得なかった症例を経験した。しかしその後，北米の婦人科医の勧めにより吸収性のバイクリルメッシュを3例に使ったが3例とも再発してしまった。

メッシュは強い組織反応を起こすことが知られており，周囲組織に強く固着する。Ungerによれば瘻孔形成のためメッシュ（Gore-Tex）を除去せざる得なかった症例でも，除去後も腟脱の再発は起こらなかったと報告している[16]。また筆者らの経験したメッシュ除去例でも再発は起こらなかった。

これらのことから，腟を長期的に正常位置に維持するためには，非吸収性メッシュによる直接的な抗張力よりも，メッシュや腟周囲の組織の線維化，瘢痕化が大きな役割を果たすと推察される。しかし，線維芽細胞の増殖・硬化が安定するには6カ月を要する。この期間は腟が吊り上げた位置に維持される必要があり，この期間での過度の腹圧は避ける必要がある。過度の腹圧を避けることと，緩下剤の使用も推奨される。

腹腔鏡手術はその深部到達能や拡大能により骨盤深部での作業には有利で，骨盤解剖が認識しやすい。出血が少ない低侵襲で回復が早いのなどのメリットがある。

本術式は再発が少なく腟機能の温存が可能な有用な治療法であり，今後骨盤臓器脱手術の選択肢の1つとなりうると考える。

■文献

1) Samuelsson EC, Victor FT, Tibblin G, et al：Signs of genital prolapsed in a Swedish population of women 20 to 59 years of age and possible related factors. Am J Obstet Gynecol 1999；180(2 Pt 1)：299-305
2) Olson AL, Smith VJ, Bergstrom JO, et al：Epidemiology of surgically managed pelvic organ prolapse and urinary incontinence. Obstet Gynecol 1997；89：501-6.
3) Clark AL, Gregory T, Smith VJ, et al：Epidemiologic evaluation of reoperation for surgically treated pelvic organ prolapse and urinary incontinence. Am J Obstet Gynecol 2003；189：1261-7.
4) 井上裕美，関口由紀：尿失禁と性器脱に対する保存療法と腹腔鏡下手術．産婦人科治療 2001；83：571-8.
5) 清水 洋：3.paravaginal repair b.腹腔鏡下手術尿失禁と性器脱の治療．近藤厚生，永田一郎編集．p170-3，メジカルビュー社，東京，2003.
6) Timmons MC, Addisson WA, Cavenar MG：Abdominal sacral colpopexy in 163 women with posthysterectomy vaginal vault prolapse and enterocele Evolution of operative techniques. The Journal of Reproducyive Medicine 1992；37：323-7.
7) Cruikshank S, Cox D：Sacrospinous ligament fixation at the time of transvaginal hysterectomy. Am J Obstet Gynecol 1990；162：1611-9.
8) Holley RL, Varner RE, Gleason BP, et al：Recurrenmt pelvic support defects after sacrtospinous ligament fixation for vaginal vault prolapse. J Am Coll Surg 1995；180：444-80.
9) Cundiff GW, Harris RL, Coates K, et al：Abdominal sacral colpoperineopexy: A new approach for correction of posterior compartment defects and perineal descent. Am J Obstet Gynecol 1997；177：1345-55.
10) Medical Devices Safety Alerts and Notices. Available at: http://www.fda.gov/ MedicalDevices/Safety/AlertsandNotices/PublicHealthNotifications/ ucm061976.htm. Accessed November 25, 2010.
11) Meher FC , Feiner B, Eva DeCuyper ME, et al：Laparoscopic sacral colpopexy versus total vaginal mesh for vaginal vault prolapse: a randomized trial. Am J Obstet Gynecol 2011；204, 4 , 360.e1-360.e7.l.
12) Sutton GP, Addison WA, Livegood CH：Hammond CB.Life-threatening hemmorrhage complicatiing sacral colpopexy.
13) Nezhat HC, Nezhat F, Nezhat C：Laparoscopic sacral colpopexy for vaginal vault prolapse. Obstet Gynecol 1994；84：885-8.
14) Ross JW：Techniques of laparoscopic repair of total vault eversion after hysterectomy. The Journal of the AAGL 1997；4：173-83.
15) 安藤正明，伊熊健一郎，吉岡 保ほか：子宮全摘出後の腟脱の対処について－腹腔鏡下仙骨腟吊り上げ術（laparosocopic sacral colpopexy）．産婦人科治療 2000；11：59-65.
16) James B Unger：A persistent sinus tract from the vagina to the sacrum after treatment of mesh erosion by partial removal of a GORE-TEX Soft Tissue Patch. Am J Obstet Gynecol 1998；181：762-3.

産婦人科医の行うTVM手術

埼玉医科大学産婦人科
永田一郎

術式の特徴とストラテジー

- 骨盤臓器脱の治療法には保存療法（ペッサリー法，骨盤筋体操，ホルモン投与など）と手術療法がある。しかし，治療法の主体は手術療法である。手術法として従来は弛緩延長したり，破損したりした腟や子宮の支持組織それ自身を厚くしたり，短縮したり，縫い合わせたり，固定したりする手法がとられてきた。しかし，これらの支持組織はもともと脆弱で，加齢とともにその程度は増していく。それゆえ，いくら修復しても再発は生じうる。そこで永久支持を求めて非吸収性合成繊維のメッシュで解剖学に正しく，物理的に無理なく腟壁を裏打ちしようというのがTVMの狙いである。
- TVMの特徴は，従来の組織を縫い縮めたり，切除したりせず，ひたすらメッシュを張るだけということにある。また，メッシュの端々にはアームを付けておいてこれを骨盤壁に特殊ニードルの誘導で引き入れることにより，メッシュを緊張させることなく固定させることも狙い目である。TVMはブラインド操作が主であるから，骨盤底の解剖を熟知することと，操作に習熟することが必要である。
- ここでは，婦人科医として長年従来法を行ってきた筆者がTVMに移行した経緯を述べ，婦人科医の立場からTVMの手技を図説し，周術期の留意点にも言及する。

婦人科領域における骨盤臓器脱手術の歴史的経緯

性器脱または骨盤臓器脱（pelvic organ prolapse；POP）の手術は元来婦人科で長い歴史がある。子宮脱については19世紀後半にすでにマンチェスター手術，子宮全摘術をはじめとする従来の手法はほぼ完成の域に達していた。しかし，前腟壁の脱垂または膀胱瘤（cystocele）の再発は多く，その治療法の開発は20世紀に持ち越された。White（1909）らのいうように，骨盤臓器脱手術の中で19世紀に解決できなかったのは膀胱瘤の修復法だけであったかもしれない[1]。

George Whiteは当時すでに前腟壁（膀胱瘤）の修復の主眼は側方修復（paravaginal repair）に置くべきだと考えていたが，時の権威者Howard Kellyが中央修復を主眼としたため多くの術者はこれに従い，20世紀後半までこれが世界的に主流であった。

そして1976年，Cullen Richardsonらは前腟壁の脱垂は腟支持組織の過伸展ではなく欠損によって生じるもので，欠損部位を特定して修復すべきであるといい，paravaginal repairの有用性を示した。以来site-specific (defect) repairが前腟壁修復法の主流となった**(図1)**[2]。

従来後腟壁（直腸瘤）の修復の主柱は肛門挙筋縫合であったが，現今ではこれもsite-specific repairが建前となった。しかし長期予後がでてくるとsite-specific repairでは再発率が高いという報告が出てきた[3]。

また，前後腟壁修復の基盤となる恥骨頸部筋膜や直腸腟筋膜の組織学的存在にも疑問符が付けられている[4, 5]。

そのような折，フランスから合成繊維メッシュで腟を裏打ちする理論的な手法が発信され，泌尿器科医の島田，竹山がわが国に導入し

手術の流れ

前腟壁のTVM
(anterior TVM：a-TVM)

1. 腟壁の剝離
2. 膀胱側腔の展開
3. ニードルの穿刺
4. 第2ニードル穿刺
5. 第1ニードル穿刺
6. 対側の穿刺
7. メッシュの設置
8. 膀胱鏡検査
9. メッシュの固定と前腟壁縫合

た[6～8]。これがtension-free vaginal mesh（TVM）法である。筆者はこの報告に接してすぐ，新鮮遺体でその安全性の裏付けをとり，2007年10月から筆者が扱う骨盤臓器脱手術のほぼ全例に本法を適用することにした。2011年3月末日までに扱ったTVM症例数はのべ500例を超えている。

ここでは，骨盤臓器脱に対して従来法で手術を行ってきた婦人科医の立場からTVMの実際を図説し，その長所と問題点を考えてみる。

後腟壁のTVM（posterior TVM：p-TVM）

1. 直腸側腔の展開
2. 第3ニードル穿刺
3. メッシュの設置
4. 後腟壁縫合

骨盤臓器脱をきたす腟の支持組織機構とTVMの役割

● 腟の支持機構

DeLancey（1992）は腟を支える仕組みは腟の3つの高さで異なることを示した**（図2）**。子宮頸部を含む腟の上部（Level I）は，

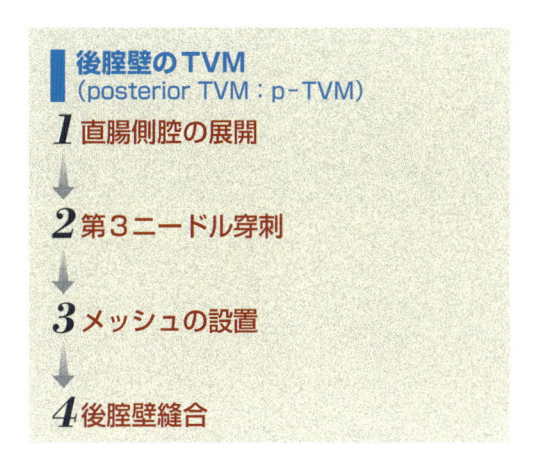

図1 膀胱瘤の発生機序と現今の修復法

（Richardson AC, et al：Am J Obstet Gynecol 1976；126：568.）

現今の考え方
↓
支持組織の局所的損傷

中央損傷　側方損傷

site-specific repair

現今の修復法
↓
支持組織の欠損部を特定・修復

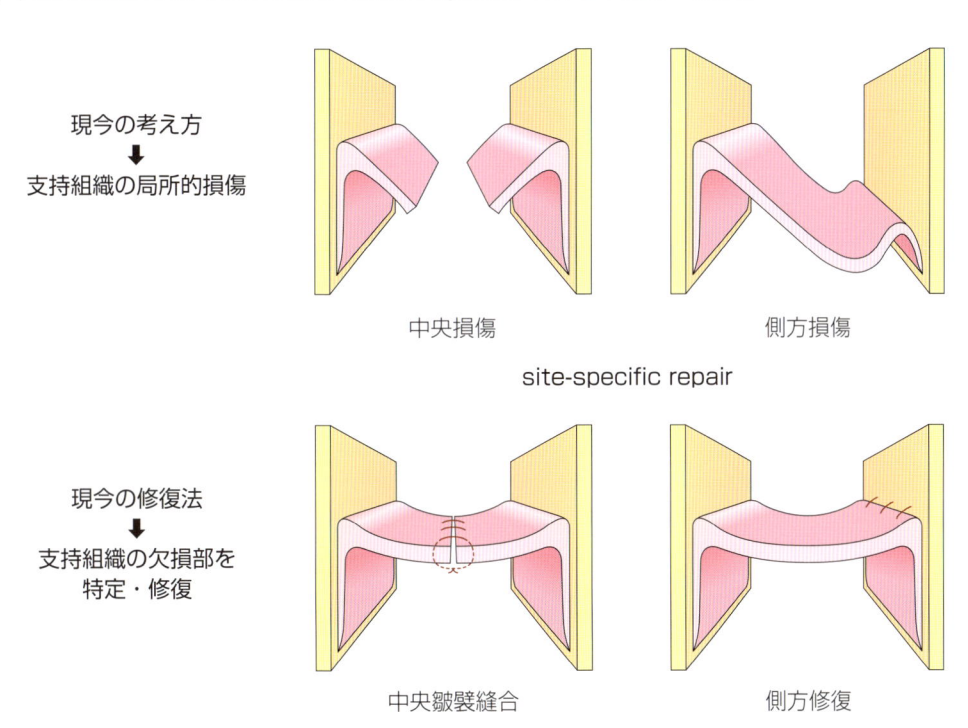

中央皺襞縫合　側方修復

図2 DeLanceyのレベル別支持機構

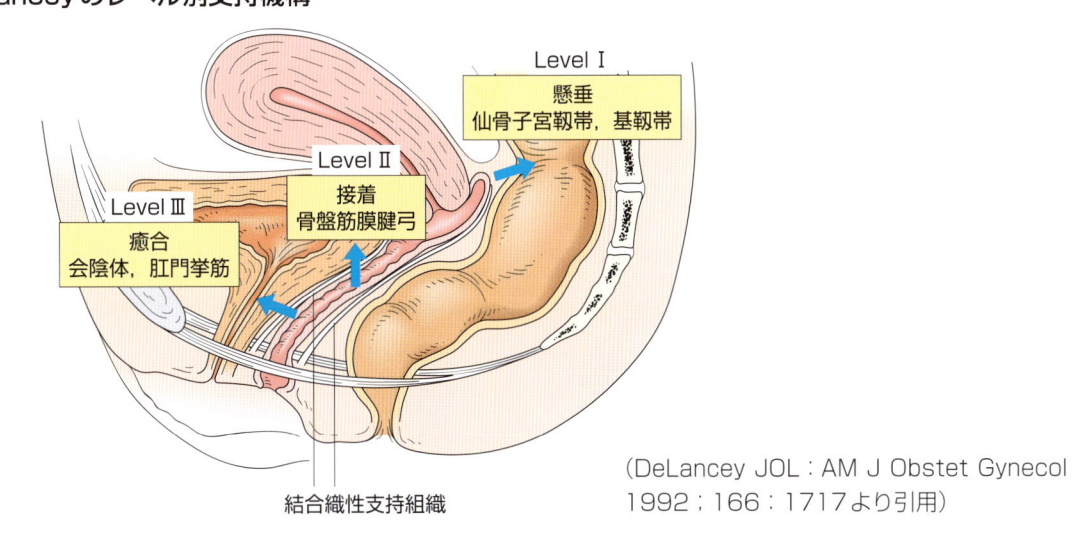

Level I
懸垂
仙骨子宮靱帯，基靱帯

Level II
接着
骨盤筋膜腱弓

Level III
癒合
会陰体，肛門挙筋

結合織性支持組織

（DeLancey JOL：AM J Obstet Gynecol 1992；166：1717より引用）

仙骨子宮靱帯や基靱帯で"懸垂"されており，腟中間部（Level Ⅱ）は腟壁を裏打ちしている結合織性支持組織（前腟壁では恥骨頸部筋膜，後腟壁では直腸腟筋膜）が側方で骨盤筋膜腱弓に"接着"している。各Levelの腟支持の状況は図2のように図示される。

● 腟支持機構強化とTVM

骨盤臓器脱はこれらの結合織性支持組織の損傷や欠損で生じるというが，恥骨頸部筋膜や直腸腟筋膜は高齢者では菲薄で脆弱であるから，これらをいくら修復しても再発は生じうる。そこでこれらの膜を全面的に人工メッシュでカバーして補強しようというのがTVMの狙いである。TVMの特色は前腟壁ではメッシュの側方を骨盤壁に，後腟壁ではメッシュの上方を仙棘靱帯に，メッシュのアームを引き入れることによってハンモックのように吊ることである。したがって前方メッシュは完全にLevel Ⅱの補強であり，後方メッシュは不完全ながらLevel Ⅰの懸垂を補助することになる。

● TVMの特長

TVMの特長には次のようなことがあげられる。
①子宮および腟粘膜をすべて温存できる。[低侵襲手術に位置づけられる]
②非吸収性合成繊維メッシュを用いる。[再発が少ない]
③あらゆる種類の骨盤臓器脱を1度に修復できる。[操作がシンプルである]
④解剖学的に理にかなった手法である。[骨盤底支持の基本（図2）である恥骨頸部筋膜と直腸腟筋膜を完璧に補強する]

前腟壁のTVM（anterior TVM；a-TVM）における補強の状況は支持組織各部位の欠損が図3のように同時に補強・修復できる。a-TVMのメッシュのかけかたの原理を模式的に示すと図4aのようになり，骨盤側壁の筋膜にメッシュのアームを挿入してこれを外陰皮膚のほうに引き出してメッシュをハンモック状に，しかし緊張を加えることなく張るのである。前腟壁用メッシュを張り終えた状況は図4bのようになる。

後腟壁のTVM（posterior TVM；p-TVM）のメッシュのかけかたの原理を模式的図5aに示す。頭方のメッシュアームを直腸側腔から仙棘靱帯を通して臀部皮膚のほうに引き出すと滑車を通した紐を引くようにして腟の上端ないし子宮腟部が坐骨棘レベルに向けて挙上されていく。後腟壁用メッシュを張り終えた状況は図5bのようになる。

なお，ここでは前後のTVMを同時に行う場合をanterior and posterior TVM（ap-TVM）と称し，腟断端脱などの治療のために前後のメッシュをつなげたものを用いるap-TVMの変法をcombind TVM（c-TVM）と称することにする。

手術の実際

前腟壁のTVM（anterior TVM：a-TVM）

1 腟壁の剥離

　　膀胱剥離の際に膀胱穿孔をきたす可能性があるのでインジゴカルミン液5mlを生理食塩水50～100mlに溶いて膀胱内に注入しておく（これは熟練すれば不要となる）。

　　腟粘膜下に100万倍ボスミン加生理食塩水（生理食塩水100mlにエピネフリン（ボスミン®）1mg/mlを0.1ml加える）を十分浸潤させ，腟粘膜下組織を液性剥離（hydrodissection）する（図6）。前腟壁の剥離層は腟粘膜＋恥骨頸部筋膜と膀胱粘膜との間であるから，その深さを想定して少し深い所に注入する。その深さはボスミン加生理食塩水を注入しても表面に膨隆がみられない程度とする。右効きの術者は患者の右側から剥離操作を始めるから，腟の正中次いで右側に同液をそれぞれ10ml程度注入し，図6のように展開する右膀胱側腔にも10ml位注入しておく。この時点では左側には注入せず，左側の操作に移る際に注入する。

　　まず，前腟壁をメスで正中縦切開する（図7）。切開創の長さは外尿道口から3.0cmの部位から外子宮口から2.0～2.5cmの部位の間とする。

　　切開はメスで慎重に進め，膀胱外壁の光沢ある白色半透明の面を出す（図7）。次いでアリス鉗子などで切開した腟粘膜と恥骨頸部筋膜の層を同時に把持する（図7）。

　　図8aのように最初は剪刀（メッツェンバウム剪刀またはメイヨ剪刀が使いやすい）で恥骨頸部筋膜と膀胱粘膜の間を鋭的に剥離する。この際，剪刀をもたないほうの手でアリス鉗子を把持し，図8aのように示指を腟粘膜外面に当てておくと，剥離

図3 TVMによる恥骨頸部筋膜の補強

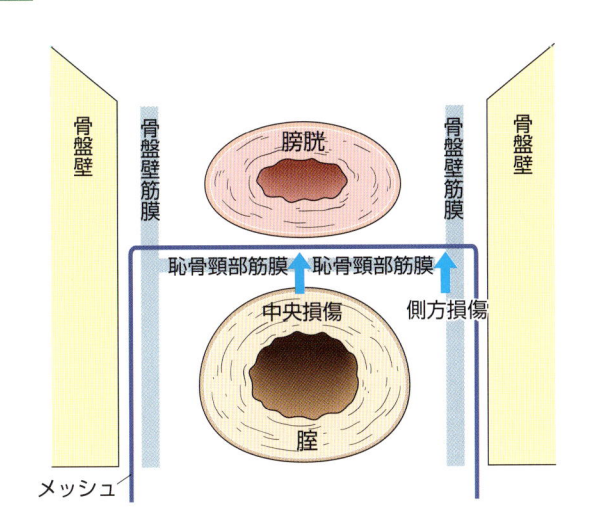

図4 a-TVMのメッシュのかけかたの原理と完成図
a：メッシュのかけかた
b：a-TVM完了

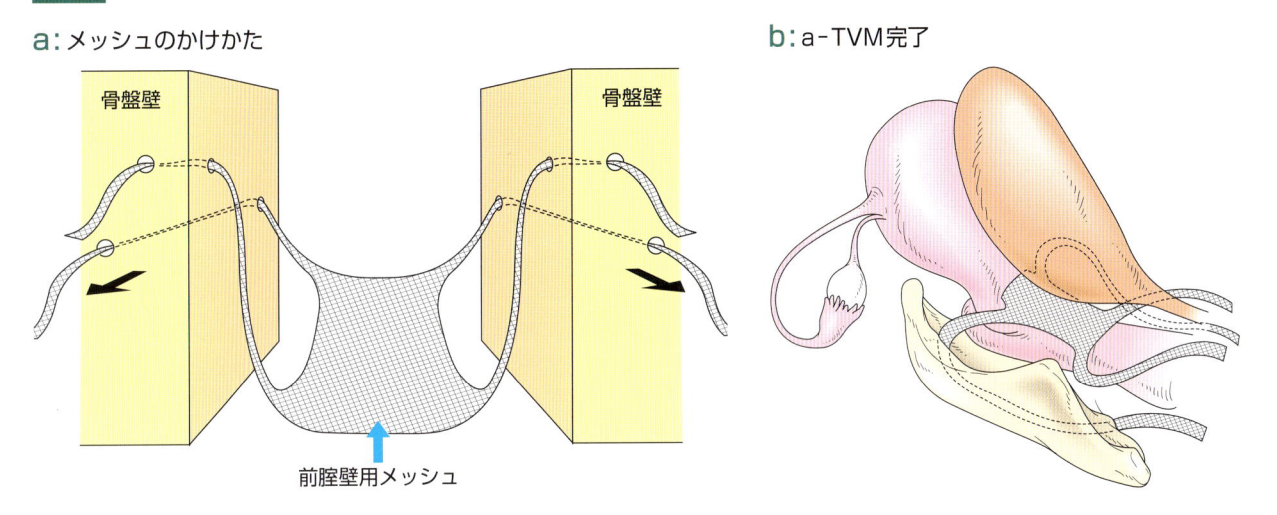

（永田一郎：イラストで見る産婦人科手術の実際 第2版. p208, 2010より引用）

図5 a-TVMのメッシュのかけかたの原理と完成図
a：メッシュのかけかた
b：p-TVM完了

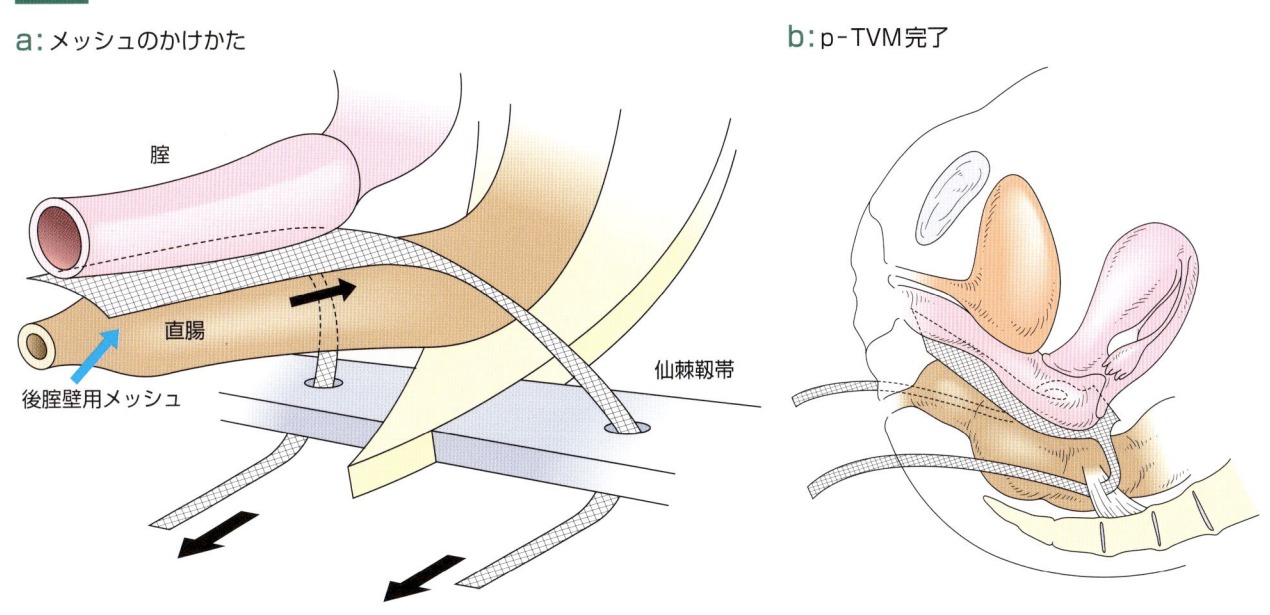

（永田一郎：イラストで見る産婦人科手術の実際 第2版. p210, 2010より引用）

操作中正しい剥離層を保つことができる。
　剪刀による切断部位の膀胱壁側の組織を助手に攝子で腟壁と反対側に緊張させて，縦方向にひだ状に張った組織を腟粘膜内面に沿って切断していく。膀胱壁剥離の正しい層では腟壁側の剥離面もなめらかな白色被膜で覆われた感を呈している。

2 膀胱側腔の展開

　この面に沿った剥離をある程度（腟粘膜の折れ返り付近まで）進めたら，その先は示指先で鈍的に剥離する。用指剥離は腟壁，次いで骨盤壁をこするようにして恥骨下肢外縁を回って骨盤側壁にいたる。ここで用指剥離は腟粘膜内面の剥離層の続きではあるがその面にこだわることなく強くこすって行く。前腟粘膜中央付近は十分厚いほうが術後のメッシュびらんの予防になる。しかし側方まで厚いまま進むと膀胱損傷の危険性が増す。

図6 エピネフリン加生理食塩水による腟粘膜下組織の液性剥離 hydrodissection

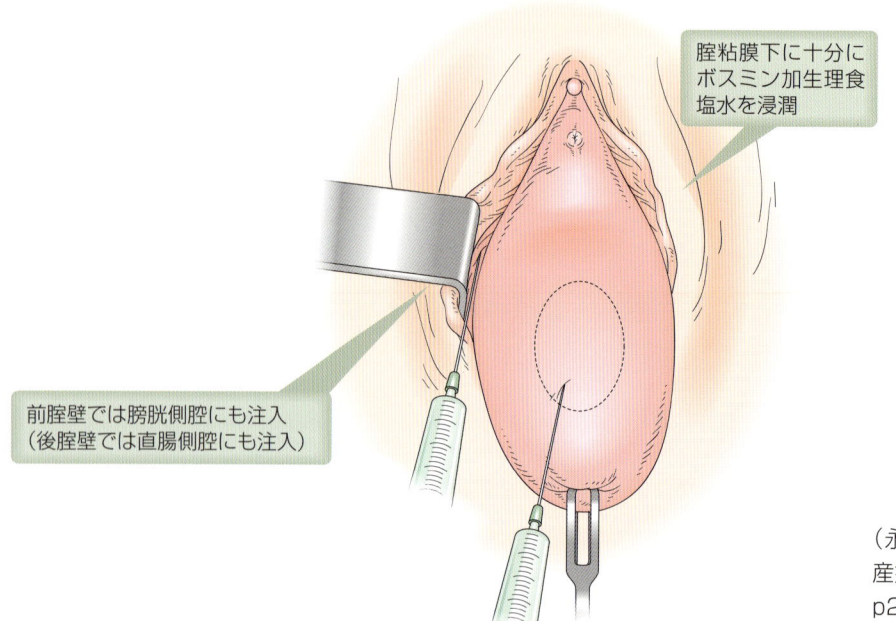

- 腟粘膜下に十分にボスミン加生理食塩水を浸潤
- 前腟壁では膀胱側腔にも注入（後腟壁では直腸側腔にも注入）

（永田一郎：イラストで見る産婦人科手術の実際 第2版．p212, 2010より引用）

図7 腟粘膜剥離層の出し方

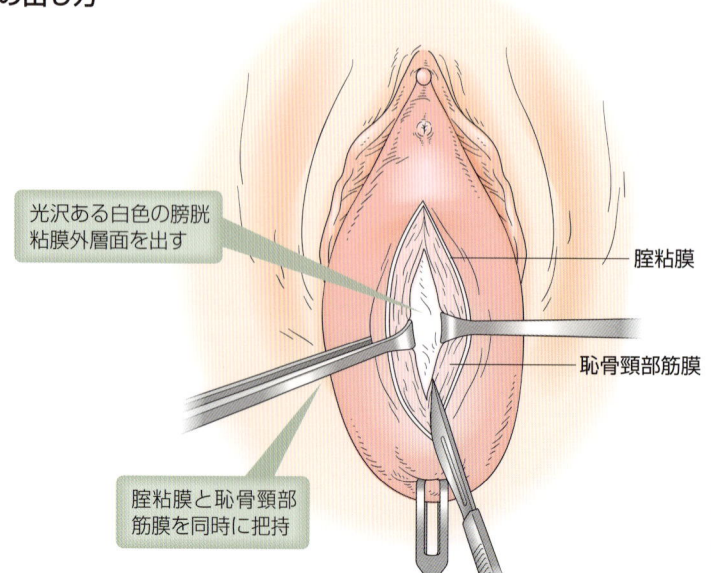

- 光沢ある白色の膀胱粘膜外層面を出す
- 腟粘膜と恥骨頸部筋膜を同時に把持
- 腟粘膜
- 恥骨頸部筋膜

（永田一郎：イラストで見る産婦人科手術の実際 第2版．p213, 2010より引用）

産婦人科医の行うTVM手術

　この剥離操作は決して直接骨盤腔の方向には向かわない。その方向に進むと膀胱穿孔の確立が高くなる。指先に抵抗を感じ、先に進まないようなら指によるブラインド操作を中止する。2～3cm幅の適当なブレイド（腸ベラ、腟側鉤、子宮翻転器など）を用いて剥離先を視野に出し、骨盤壁と膀胱との境界を見ながら**図8b**のようにツッペルで慎重に剥離する。

　その後また示指の剥離に移る。示指はある程度の深さでスッと膀胱側腔に進入できる。

　この後はもっぱら指先の操作で坐骨棘を目印として側腔の展開を行う**（図9a）**。坐骨棘は示指先がどうにか届く程度の高さに触れる。坐骨棘は砕石位で骨盤壁側壁の4°～5°と7°～8°の方向に触れる。骨の上に薄膜一枚被った程度に明確に鋭く触れれば、剥離面はおおむね正しい。毛布のような厚めの膜を通して坐骨棘がやっと触れるようなら膀胱壁がまだ剥がれていない可能性が高く、ニードルの第2穿刺で膀胱穿孔や尿管損傷の恐れがある。

図8 腟粘膜の剥離法と膀胱側腔へのアプローチ

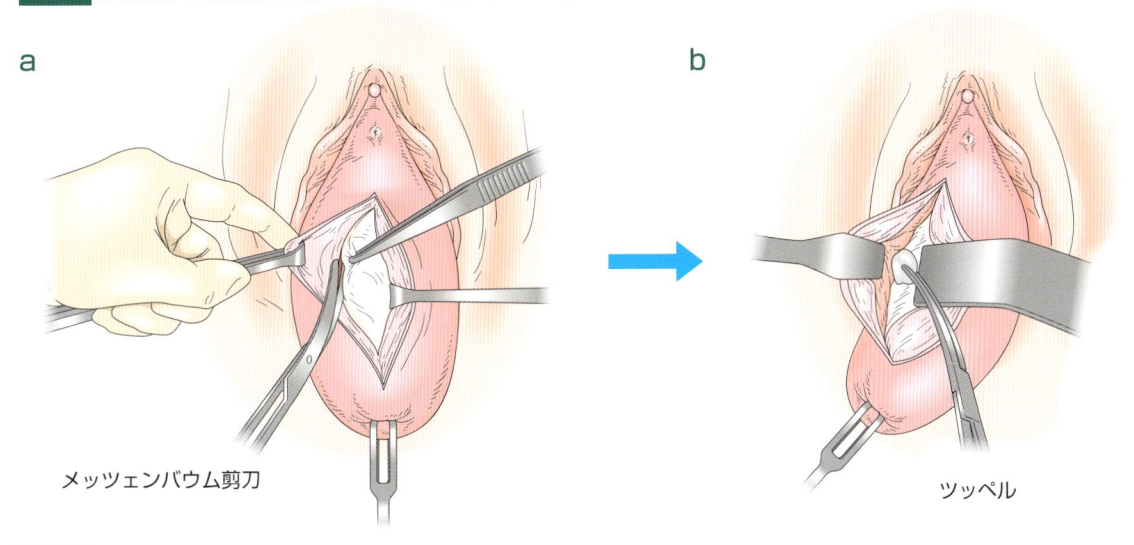

a　メッツェンバウム剪刀

b　ツッペル

図9 膀胱側腔の展開

a：坐骨棘を指標に膀胱側腔を展開

b：恥骨裏面まで剥離を広げる

（永田一郎：イラストで見る産婦人科手術の実際 第2版．p214, 2010より引用）

側腔を展開する際，できれば側方の骨盤壁の筋膜を破損しないようにする。坐骨棘は内閉鎖筋膜が1枚覆った状態で露出する。剥離の過程でこの筋膜が破れて坐骨棘がじかに触れる状態になると，メッシュの第2アームを誘導する支点がなくなり，メッシュを上方まで広く張ることが難しくなる。しかしながら，剥離層が厚過ぎるよりは剥がし過ぎくらいのほうが安全である。

婦人科医は一般に膀胱修復が不得手であるから，この側腔の剥離は十分時間をかけて慎重に，そして徹底して行うべきである。

ここまでの剥離でa-TVMの第2アームの穿刺は可能である。次は図9bのように，骨盤壁に沿って示指を患者の前方に回してレチウス窩の方向にこすり上げていく。そして恥骨方向を恥骨後面が触れるまでレチウス窩を展開する。ここも柔らかい厚めの組織を通して恥骨や閉鎖膜後面が触れるようだと第一穿刺の際に尿管損傷の危険性がある。十分な剥離を行うために，ここに向う過程で薄皮が破れてもよい。ここでは骨盤壁が裸出するくらいにしておくほうが尿路損傷を回避でき，ニードル穿刺が安全に行える。

対側（右効きの術者では患者の左側）の剥離に移る。まず，前腟壁切開創から光沢ある膀胱表面と恥骨頸部筋膜との間に前述のボスミン加生理食塩水を注入し，この層を液性剥離する。左の膀胱側腔にもボスミン加生理食塩水を注入しておく。患者の左側での用指剥離操作には術者の左手を用いる。そして前腟粘膜，左膀胱側腔を右同様の操作で展開する。膀胱側腔の状況には左右差があり，同じような感覚で展開できるとは限らないが，とにかく患者の右側でとらえた感覚でりきまず慎重に操作を進める。

3 ニードルの穿刺

メッシュアーム誘導用の糸を外陰皮膚から骨盤壁に挿入するには，強彎と弱彎のニードルを用いる**(図10)**。強彎には島田式**(図10a①，図10b①)**，弱彎には竹山式**(図10a②，図10b④)**，島田式**(図10b②③)**がある。

ニードルの先端の孔にはメッシュアームを誘導するための太めの糸を通しておく。長さ75cmの#2エチロン（Ethilon black monofilament nylon S-246 2 (5.0 metric) 60″ (150cm)®, Johnson & Johnson K.K.）が有用である。

図11にニードルの穿刺部位を示す。a-TVMの穿刺部位は①〜④である。

← 専用器具はイノメデイックスと女性医学研究所から出ている。廉価なEmmet針(Landanger社)，Pauchet針（バイタル（株））の針先を鈍化したものなどでも代用できるが，糸の回収は島田式，竹山式のほうが容易である。

図10 メッシュアーム誘導用ニードル

a：イノメデイックス（株）　①島田式，②竹山式　　b：女性医療研究所（株）　①〜③島田式，④竹山式

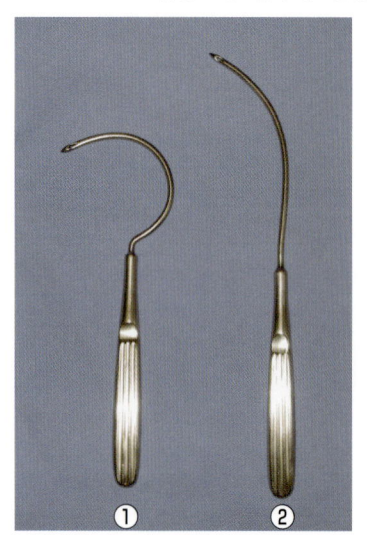

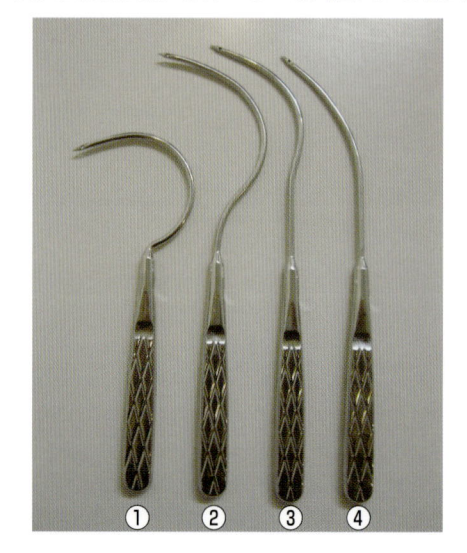

産婦人科医の行うTVM手術

ニードルの穿刺は，右利きの術者は患者の左側から開始するほうが穿刺の感覚をつかみやすい。まず，尖刃メスでニードル穿刺用の皮膚切開（約3mm）を行う。切開部位は図12aのように示指を膀胱側腔に挿入し外側にある拇指との間に坐骨下枝を触診して，図12bのように陰核の高さで坐骨下枝の外側縁（閉鎖孔の内側縁）の部位（陰部大腿襞（genitocrural fold）の5mm側方）にメスで第1穿刺用の切開を入れ，その外側1cm，後方2cmの部位に第2穿刺用の切開を加える。

4 第2ニードル穿刺

筆者はまず第2穿刺から始める。第2穿刺のほうが難しいからである。弱彎ニードルに#2モノフィラメント糸（前出）を付けて第2穿刺創から図13のように穿刺し，左示指で左坐骨棘を触れておいて，その方向に骨盤壁筋膜内（内閉鎖筋筋膜内）を骨盤筋膜腱弓の裏側で針先を進める。

この際，まず皮膚切開創から針先を患者の頭方に向けて穿刺し，閉鎖膜を貫通したあたりから針先を後方に（ニードルのグリップを天井方向に）回し，坐骨棘方向に向け，左示指の誘導で坐骨棘のすぐ手前まで針先を内閉鎖筋筋膜内で進める。そこで針先

図11 ニードル穿刺部位

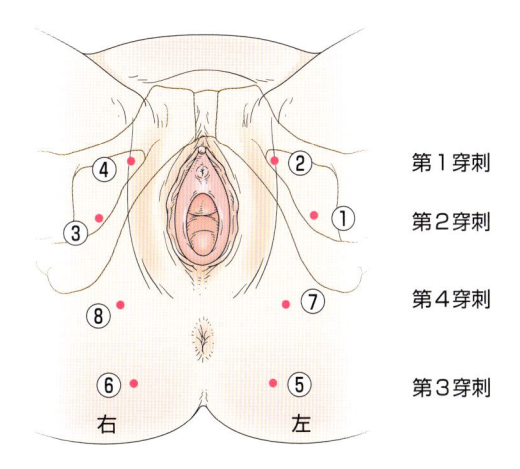

第1穿刺
第2穿刺
第4穿刺
第3穿刺

右　左

（永田一郎：イラストで見る産婦人科手術の実際 第2版．p220, 2010より引用）

図12 a-TVMメッシュ用ニードルの穿刺部位

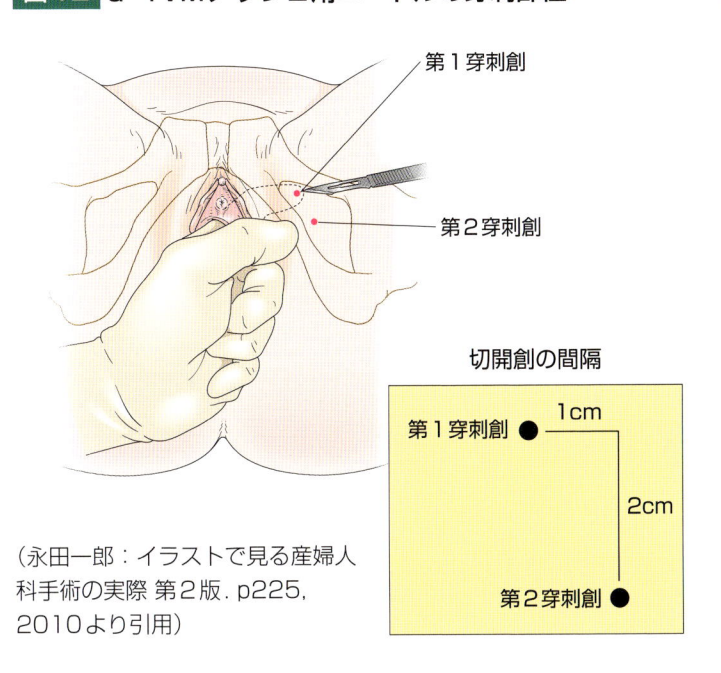

第1穿刺創
第2穿刺創

切開創の間隔

第1穿刺創　1cm
2cm
第2穿刺創

（永田一郎：イラストで見る産婦人科手術の実際 第2版．p225, 2010より引用）

図13 第2穿刺

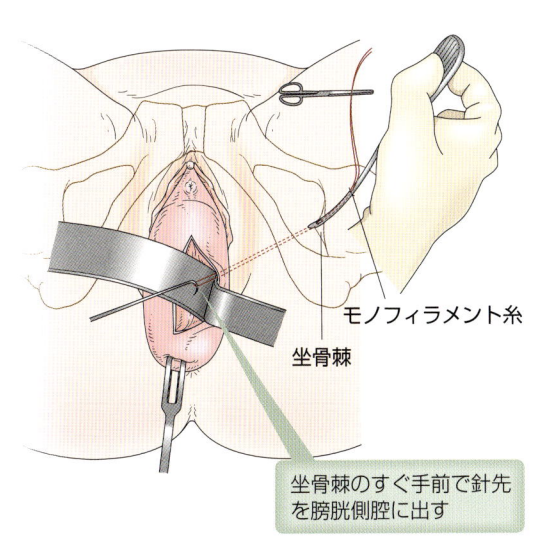

モノフィラメント糸
坐骨棘

坐骨棘のすぐ手前で針先を膀胱側腔に出す

（永田一郎：イラストで見る産婦人科手術の実際 第2版．p216, 2010より引用）

を正中方向に回転させ，指先の方向に向け，指腹を刺すようにして骨盤壁筋膜を突き破って膀胱側腔に出す．

　次いで腸ベラなどで膀胱を中央に押しやり，もう1本の鉤を対側にかけて針先を視野に出す．この際，針先を不用意に動かすと骨盤壁筋膜が手前に避けてくるから針先は出したところに留めておく．

　図13のようにして針先に付けたアーム誘導用のモノフィラメント糸をニードルの先からフックなど（マルチン単鉤の片方を外して用いるのが有用）で拾って引き出してくる．引き出した糸は**図15a①**のようにしてペアン鉗子などで覆布にとめておく．

5 第1ニードル穿刺

　第1穿刺に移る（**図14**）．ニードルは強彎型を用いる．ニードルの穿刺方向は外陰皮膚に垂直にし，針先は患者の頭方に向ける．**図14a**のようにグリップを斜めにして穿刺すると閉鎖膜を垂直に貫くことができ，骨盤壁の内側の筋膜面で第2ニードルと第1ニードルの穿通部位間距離を空けることができる．その結果，メッシュを上下方向に広く張ることができる．

　会陰膜を貫いた内側の部位は骨盤筋膜腱弓の遠位端から1〜2cmのところにあたる．腟切開創から挿入してある左示指先を会陰膜裏面に当てておいて，針先を指先の誘導でレチウス窩に抜き，**図14b→**のように針先を左恥骨下枝の内面に沿って回転させて腟切開創に出す．この第1穿刺の誘導糸の回収は針先が切開創の外に出るので容易である．引き出した糸は**図15a②**のようにして覆布にとめておく．各ニードルの穿刺部位に大きな血管や神経は存在しない．ときに術後，大内転筋に沿って皮下溢血が生じることがあるが，ほとんど無症状で，時間とともに消失する．

　図15bに第1穿刺と第2穿刺が骨盤壁を通過した時点の位置関係を示す．メッシュを広く張るにはこの距離を十分離すことがコツである．

図14 第1穿刺

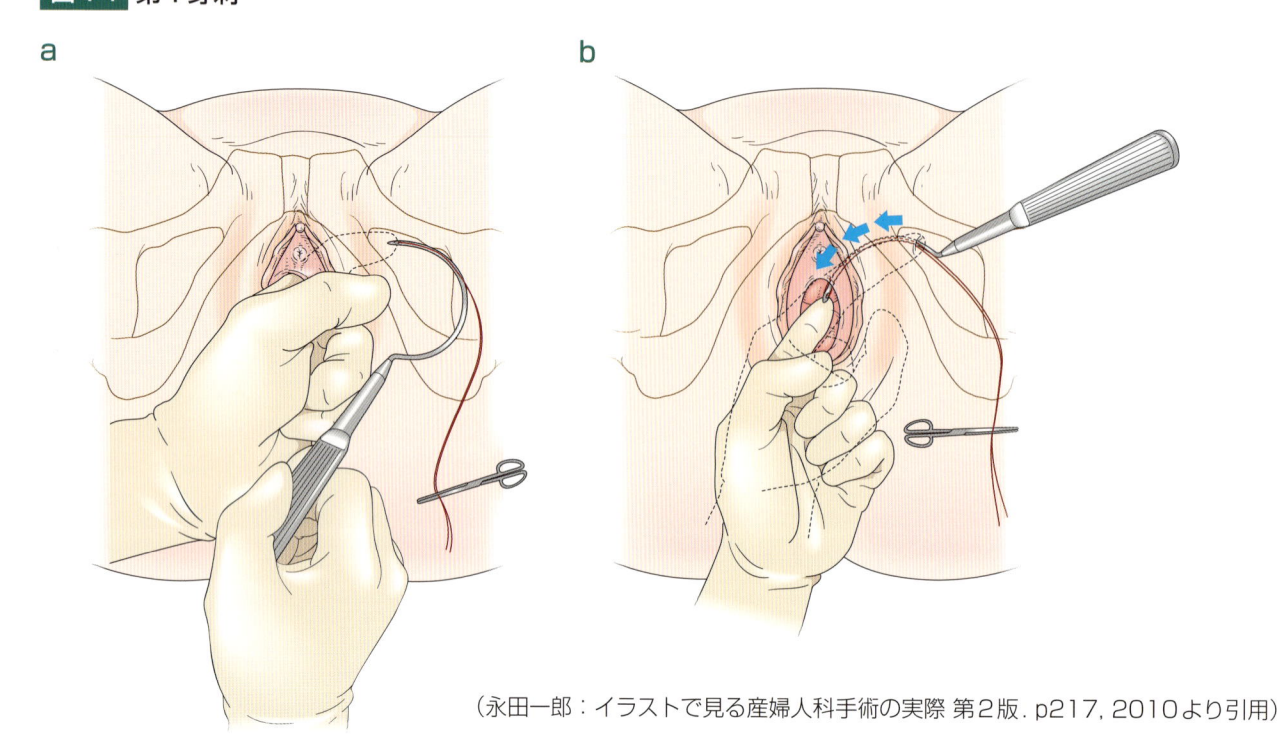

a

b

（永田一郎：イラストで見る産婦人科手術の実際 第2版．p217, 2010より引用）

6 対側の穿刺

対側に移る。患者の右側ではニードルを左手で操作し，右示指を骨盤内の誘導に用いる。

前後腟壁両方にメッシュを張る場合（ap-TVM）に，最初に両方の腟壁の展開を行ってしまう手法もあり，また後腟壁の操作から行う手法もある。筆者は原則としてまず前腟壁の操作を行い，これが完了してから，後腟壁操作に移ることにしている。

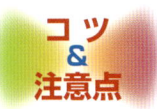

> **コツ&注意点**
> **後腟壁操作を後に行う理由**
> ①前腟壁切開創を縫合してしまうので出血等により後の操作に支障をきたすことはない。
> ②会陰が短い症例では，最後に肛門挙筋縫合を含む会陰形成術を追加することがある。
> ③婦人科医は一般に後方操作には慣れているため，p-TVMは比較的容易に行えることも後回しにする理由の1つである。

7 メッシュの設置

図16にTVMに用いているメッシュの型紙を示す。ここに示す型紙は竹山の報告[8]をモデファイしたものである。メッシュの材料はGynemesh®（25×25cm）（Johnson & Johnson K.K.）である。a-TVMには図16a，p-TVMには図16b，そして子宮のない腟断端脱または子宮全摘術を同時に行うc-TVMには，図16cの前後連結型を用いている。

次はa-TVMにおけるメッシュの上下端の固定である。まず固定用の糸をセットする。糸は2-0ポリプロピレン・モノフィラメント縫合糸（2-0プロリン®，Johnson & Johnson K.K.）を用いる。メッシュの下端固定用の糸は図17aのように尿道膀胱結合部付近の両側方の腟粘膜下にしっかり刺入し，メッシュ下端に通して結紮・固定する。メッシュの上端固定用の糸は図17bのように腟粘膜縦切開部上端を剥離して

図15 誘導糸端の固定と第1，第2穿刺部位の骨盤内における位置関係

a：誘導糸端の固定
　①第2アーム用誘導糸，②第1アーム用誘導糸

b：第1，第2穿刺部位の骨盤内における位置関係
　ニードルが骨盤内を抜ける点の間隔をできるだけあける。

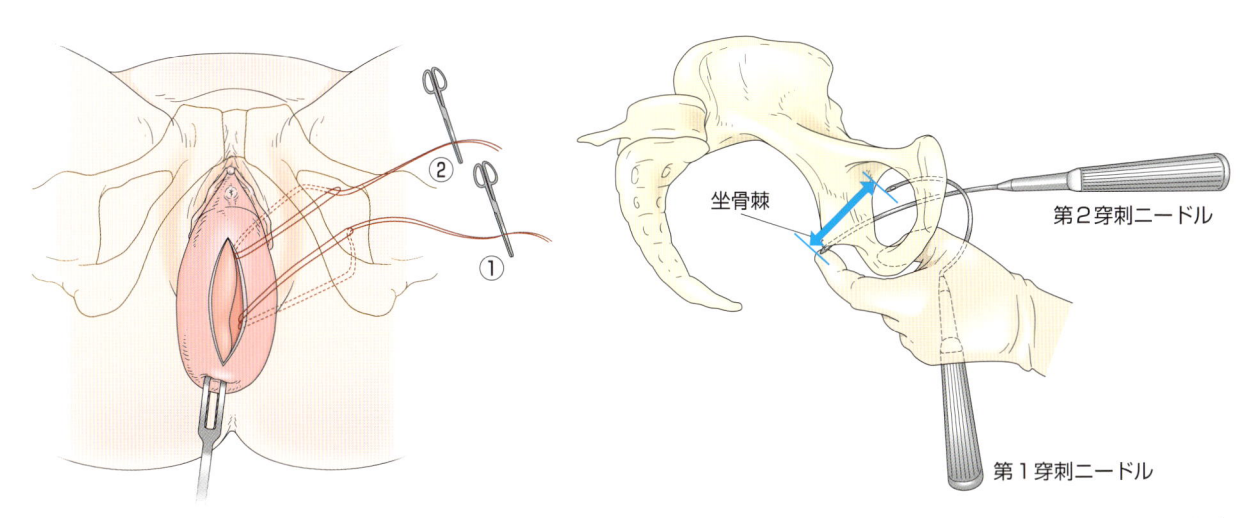

（永田一郎：イラストで見る産婦人科手術の実際 第2版. p219, 2010より引用）

子宮頸部前面の先端付近を露出し，まず子宮腟部前面中央に，次いでその両側に計3本の糸を十分深く刺入する．ここの固定は子宮を吊り上げるための"key sutures"であるから縫合糸は子宮頸部のできるだけ先端に置く．これらの糸をメッシュの上端に通し，結紮せずに糸の端をペアン鉗子などで止めて（タッグ）垂らしておく．

　先に設置した4本の誘導糸にメッシュアームを付けて骨盤壁か外陰皮膚に誘導する．アームの誘導は**図18a①〜④**の順で行う．誘導糸のループにアームの端を2〜3cmほどかけて折り曲げ，患者の左側では術者の左示指の誘導**（図18b短矢印）**に

図16 TVMに用いるメッシュの型紙
a：分離型（a-TVM用）
b：分離型（p-TVM用）
c：連結型（c-TVM用）

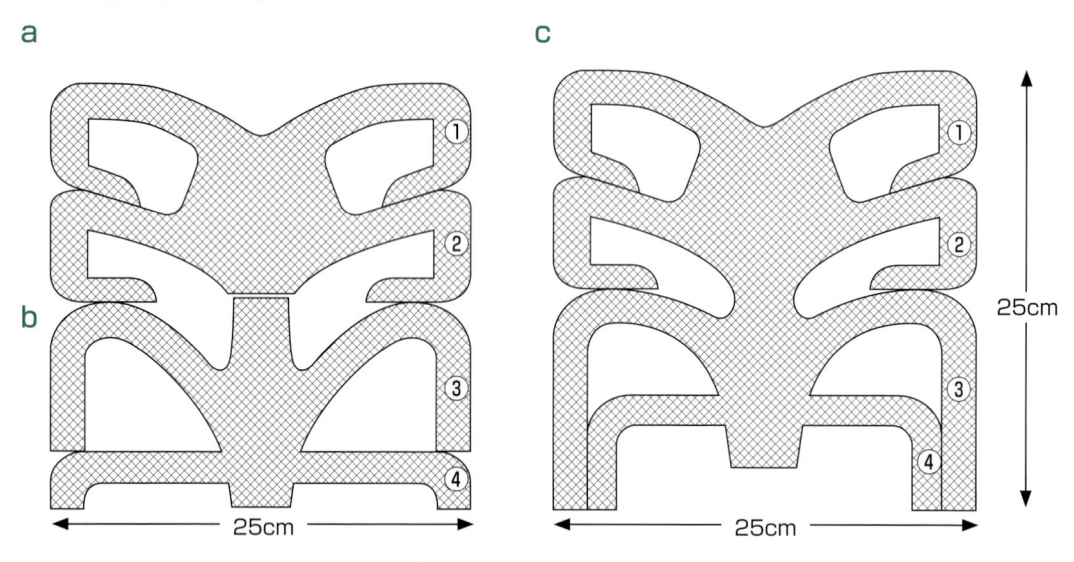

点線：第四アーム不要の場合のアーム切断部位

（永田一郎：イラストで見る産婦人科手術の実際 第2版．p221, 2010より引用）

図17 a-TVM用メッシュの固定法

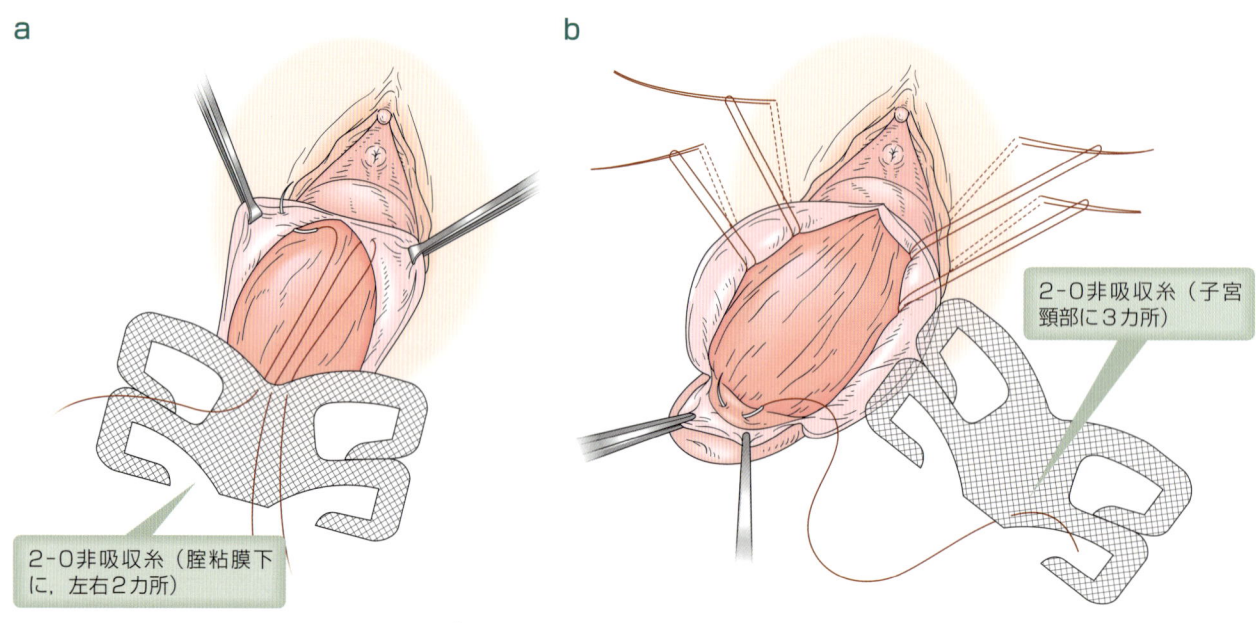

2-0非吸収糸（腟粘膜下に，左右2カ所）

2-0非吸収糸（子宮頸部に3カ所）

（永田一郎：イラストで見る産婦人科手術の実際 第2版．p222, 2010より引用）

より右手で誘導糸を引き出す**（図18b長矢印）**。

特に第2アーム（上方のアーム）の誘導は坐骨棘付近の内腸骨筋膜ないし骨盤筋膜腱弓を通過する際に外に引っ張るベクトルがかかると筋膜が手前に破けていくので，示指の背側を誘導糸が通るように誘導しながらアームを引き出す。

対側の引き出し操作は左右逆の手で行う。

8 膀胱鏡検査

4本のアームを引き出した時点で膀胱鏡検査を行う。導尿により膀胱から先に注入したインジゴカルミン液を排除し，生理食塩水150mlで膀胱内を洗浄したのち，10%ブドウ糖液150〜200mlを注入し，インジゴカルミン液を静注する。70°の膀胱鏡で膀胱損傷の有無を調べ，両側尿管口からの排出状況をみる。膀胱鏡検査に問題がなければ，次の操作に進む。10%ブドウ糖液を用いると，尿との濃度差により尿管口からの尿の流出が容易に観察でき，インジゴカルミン液は比重が低いため，浮上するので視野が青変しにくい。

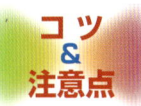

> **コツ&注意点**
>
> **膀胱穿孔の修復法**
> ● 前腟壁剥離・膀胱側腔展開の過程で膀胱壁を穿孔した場合，孔が小さければ3-0吸収糸で2〜3層に縫合修復し，その後TVM操作を続ける。不安なら損傷側の恥骨頸部筋膜を腟粘膜から剥離しそこから膀胱側腔に入りなおして操作を進める。そして遊離した恥骨頸部筋膜片で膀胱の修復箇所を覆い，その外側でメッシュを張りなおす。膀胱損傷がある程度以上大きい場合には2〜3層に縫合修復後，メッシュ法は断念し，マンチェスター法などに切り替える。膀胱修復後には膀胱鏡で尿管口からインジゴカルミンの排出することを確認する。尿管口が不明になっている場合には，ポータブルX線装置で術中にDIP撮影を行うのも一法である。

図18 a-TVM用メッシュアームの骨盤壁から外陰皮膚への誘導法

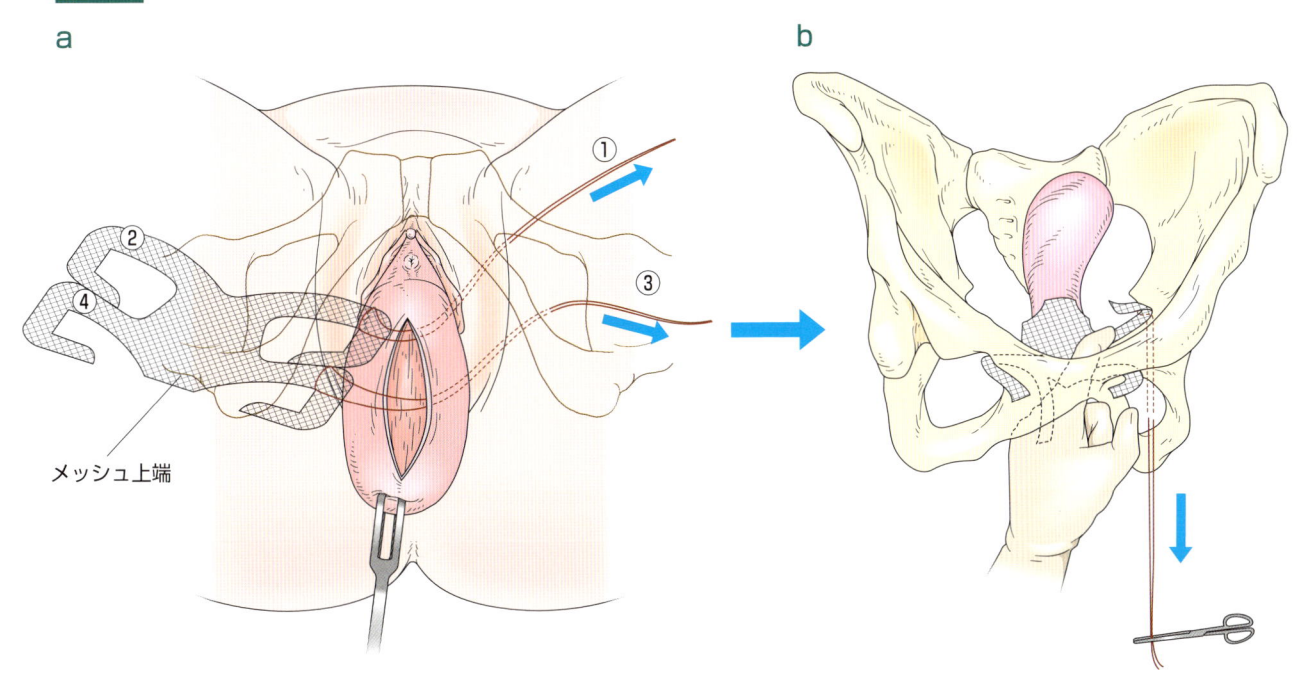

a   b

9 メッシュの固定と前腟壁縫合

　子宮頸部前面下端からメッシュの上端に通しておいた3本のプロリン糸を結紮しメッシュの上端を固定する。メッシュアームの弛みを示指の誘導で軽く牽引し，緊張させない程度に調節する。またメッシュの広がりを確認する。

　視野の血液を吸引し，または生理食塩水で洗浄した後，腟粘膜は2-0吸収糸による連続縫合で閉鎖する。連続の際ロックの必要はない。筆者は最近，メッシュびらんは腟粘膜切開創上端付近に生じやすいので，上方は3-0吸収性合成糸で2～3針結節縫合により丁寧に合わせている。

後腟壁のTVM (posterior TVM：p-TVM)

1 直腸側腔の展開

　後腟壁も前腟壁同様，ボスミン加生理食塩水を中央，左右（直腸側腔も含む）それぞれ10～20mlづつ注入し，腟壁と直腸壁の間を液性剥離（hydrodissection）する。しかし直腸側腔はきわめて疎な結合織が存在するだけなので，ボスミン加生理食塩水注入は行わなくてもよい。後腟粘膜を外子宮口から2～3cmの部位から腟入口部付近まで正中縦切開する。

　切開はメスで慎重に進め，切開創の中ほどから上で直腸外壁の光沢ある白色半透明の面を出す。この深さまで切開すると直腸腟筋膜（Denonvillier筋膜）といわれる申し訳程度の薄い結合織層は腟粘膜側につく。

　切開を会陰付近まで伸ばしていくと，会陰から上方2～3cmの部位には腟粘膜下に白色の薄いがしっかりした筋膜様組織が存在する。これはまさに直腸腟筋膜といえる組織であるが，この膜様組織は切開しないほうがよい。これを切開したり剥離したりすると直腸穿孔のリスクが高くなる。

　直腸側腔の展開も患者の右側から行う。切開創の上方では腟粘膜と直腸壁との間に疎な結合織が存在し，メッツェンバウム剪刀などで繊維性部分を切開しつつ側方に進むと，黄色い脂肪組織が見えてくる**（図19）**。この脂肪組織は直腸側腔へと鈍的剥離

図19 直腸側腔の展開

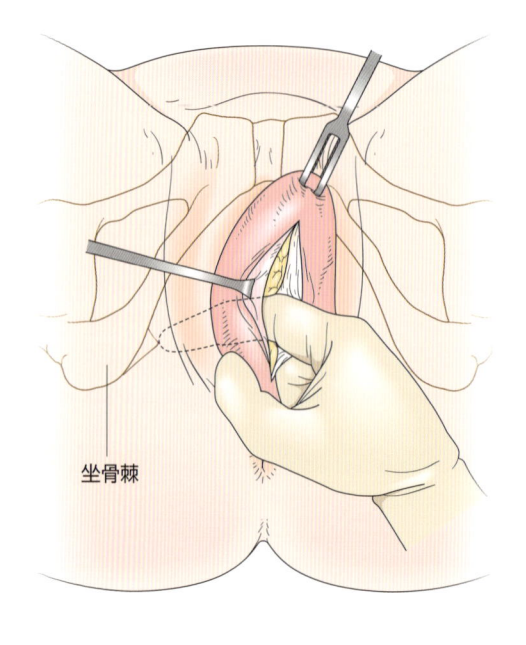

坐骨棘

（永田一郎：イラストで見る産婦人科手術の実際 第2版．p222, 2010より引用）

産婦人科医の行うTVM手術

を開始するランドマークである。ここから示指を後側上方に挿入すると容易に直腸側腔に入ることができる**（図19）**。直腸側腔の展開も坐骨棘を指標として行う**（図19）**。ここの展開は示指だけでもできるが、示指と中指の2本で行うほうがやりやすい。

途中でつかえたり，坐骨棘が触れにくかったりしたときには**図20**のように幅2.5～3cmの腸ベラや腟側鉤，子宮翻転器などの適切なブレードで直腸側腔の視野を出して、骨盤壁と直腸壁の境界を見ながらツッペルで骨盤壁をこするようにして直腸を中央側に押しやる。

続いて、また指先で骨盤底を坐骨棘から尾骨方向にこするようにして直腸を完全に中央側に移動させ、仙棘靱帯の表面を露出する。（尾骨筋は仙棘靱帯の表面を絨毯のように覆っているので実際に出てくるのは尾骨筋のこともあるし，これがはがれてしまって仙棘靱帯が露出してくることもありうるが，ここでは総じて仙棘靱帯としておく。）

表面に厚めの膜のような組織が残っているようだとまだ危ない。ほんの薄皮一枚を残すか、つるっとした筋の表面の感触が得られるまで剥離することが直腸損傷を回避するコツである。この感触が出たら2つの鉤で仙骨子宮靱帯の表面を視野に出して目でこれを確認する**（図20）**。

同様の操作を患者の左側にも行う。

2 第3ニードル穿刺

p-TVM用メッシュアーム誘導用のニードルは弱彎型を用い、患者の左側から行う**（図21）**。左側は右利きの術者では右手でニードルを操作するので操作が容易だからである。ニードルの臀部皮膚穿刺部位（第3穿刺）は，肛門の側方3cm，後方3cmとする**（図21）**。

ここをメスで穿刺部位の皮膚を5mm程度切開し、骨盤内に入れた示指（および中指）で直腸を中央に寄せて仙棘靱帯の触診で確保しておいて**（図21）**，ニードルを皮膚に垂直に刺入し**（図21）**，仙棘靱帯の後方に進めていく**（図21）**。

ニードルは脂肪組織だけの坐骨直腸窩（ischiorectal fossa）を抵抗なく通過し、仙

図20 直腸側腔の展開と仙棘靱帯の露出

仙棘靱帯

図21 p-TVMメッシュ用ニードルの穿刺（第3穿刺）

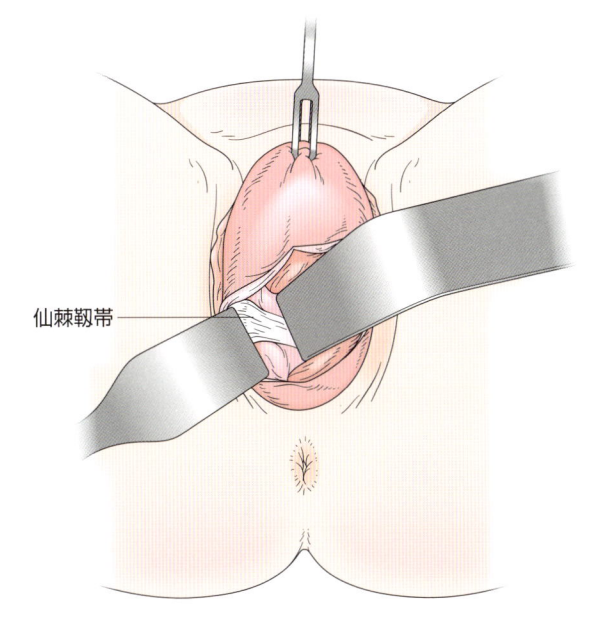

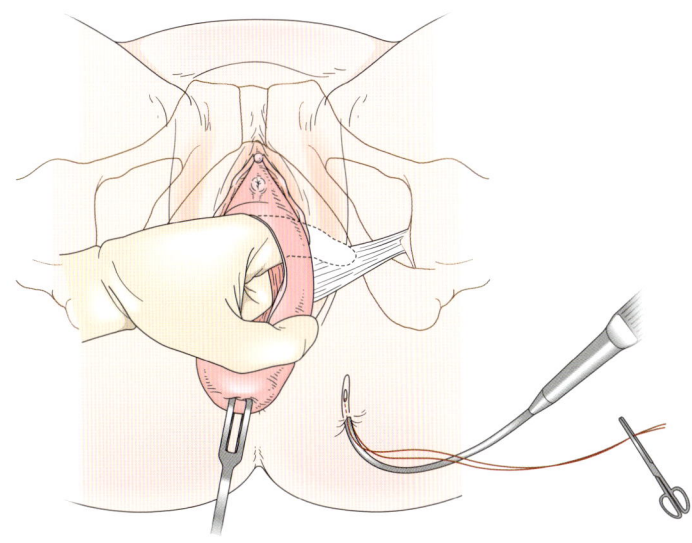

（永田一郎：イラストで見る産婦人科手術の実際 第2版．p224, 2010より引用）

棘靱帯後面に達する．仙棘靱帯の後方から前方へとニードルを穿通させる**（図21）**．穿通部位は坐骨棘から2～3cm（2横指弱）内方，仙棘靱帯下縁から約1cm上方とする**（図21）**．

腸ベラなどで直腸を中央側に圧排して，直腸側腔を広げてニードルの先端を視野に出す．直腸側腔に出てきたニードルの先端に付けた誘導糸（＃2エチロン）をフックで引き出す．この糸は**図15a**の第1，第2アーム誘導糸同様にペアン鉗子などで覆布に固定しておく．

3 メッシュの設置

後腟壁用のメッシュの上端を，子宮頸部後壁の先端付近に前腟壁同様の非吸収糸（2-0プロリンなど）で横に3針しっかりと固定する．

後方メッシュの主アーム（原法では左右1本ずつ，筆者の場合は上方の2本のアーム（第3アーム））を前腟壁のメッシュアームと同様の手法**（図18b）**で，右側では術者の左示指の誘導で，左側では右示指の誘導で直腸側腔から仙棘靱帯を通して臀部皮膚に引き出す．ここで左示指を肛門に挿入し，各メッシュアームが直腸を破損していないことを確認しておく．上方のアームが直腸壁に接近していたら，右手（利き手）の示指を直腸側腔に挿入して直腸を中央側に押しやりアームから離しておく．またアームが張り過ぎていたら，挿入してある示指で経直腸的にこれを緩めておく．

後腟壁のメッシュを張り終えた状態を**（図22a）**に示す．原法はp-TVMのメッシュは上方の2本アームだけである**（図22a（メッシュ下端の点線まで））**．筆者も多くの例では第4アーム**（図16b④，c④）**をつけないで2本アームとし，腟入口部から約1cm上方の腟粘膜下の両側に存在する肛門挙筋脚にメッシュの下端を2-0非吸収糸または遅延吸収糸で固定し**（図22b）**，中央は会陰体（perineal tendinous center）に固定している**（図22b）**．

高度の直腸瘤やそれを伴う全骨盤臓器脱の場合には，第4アームをつける**（図22a）**．この場合，**図22c**のように第4穿刺を行い，下方の2本の第4アームを腟入口部上方の両側から肛門挙筋脚を穿通して臀部に引き出す．このときの穿刺には通常強腕ニードルを用いる**（図22c）**．この穿刺でも直腸壁を損傷することがあるので，穿刺に際しては直腸診でニードルが直腸に穿通していないことを確認する．第4アームを付けた際の縫合固定は会陰体に1～2カ所とする．

4本アームは米国の市販のキットにもしばしばみられる．くどいようだが第4アームの設置の際にも直腸壁を損傷することがありうるので十分注意する．

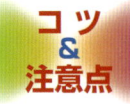

> **コツ＆注意点　直腸損傷の修復法**
> ● 第3アームで直腸壁を損傷した場合にはメッシュは抜去し，p-TVMは断念する．第4アームで損傷した場合にはこのアームを切除し，メッシュの下端を短くして腟内の少し高い位置に固定する．腟側の穿孔部は3-0～4-0吸収糸で直腸を全層縫合し，その上を周囲の組織で覆うように2，3層で縫合する．第3アームの直腸穿孔部位が腹側と背側の2カ所に生じた場合には，背側はそのままとしておいてもまず問題はない．

4 後腟壁縫合

視野の血液を吸引し，または生理食塩水で洗浄した後，腟粘膜は2-0吸収糸による連続縫合で閉鎖する．p-TVMでも後腟壁切開創の上端付近はびらんになりやすいの

で，3-0吸収糸で2〜3針結節縫合で合わせ，その下は2-0〜3-0吸収糸で連続縫合する。

　腟内を消毒した後，腟内にヨードホルムガーゼをパックして，外陰皮膚から出ている6本（ないし8本）のメッシュアームを切断し，皮膚穿刺創を針糸，テープ，ステープラーなどで閉鎖して手術を終了する。

子宮全摘術後，子宮摘出時のTVM
[combined or total TVM：c-TVM，t-TVM]

　子宮のない症例，腟式子宮全摘術を行う症例では図16cのように前後のメッシュをつなげたものを用いるが，メッシュの張り方は前述の手法と同じである。子宮のない症例では前後の腟粘膜に前述同様の縦切開を加えるが，腟断端から後腟円蓋にかけての2〜3cmの腟粘膜はインタクトのままとし，前後の縦切開創を隔てておく。後にその部位の粘膜後面を遊離してトンネルをつくり**（図23a）**，メッシュを通過させる**（図23b）**。

図22　p-TVMにおけるメッシュ下端の固定（2本アームメッシュ，4本アームメッシュ）

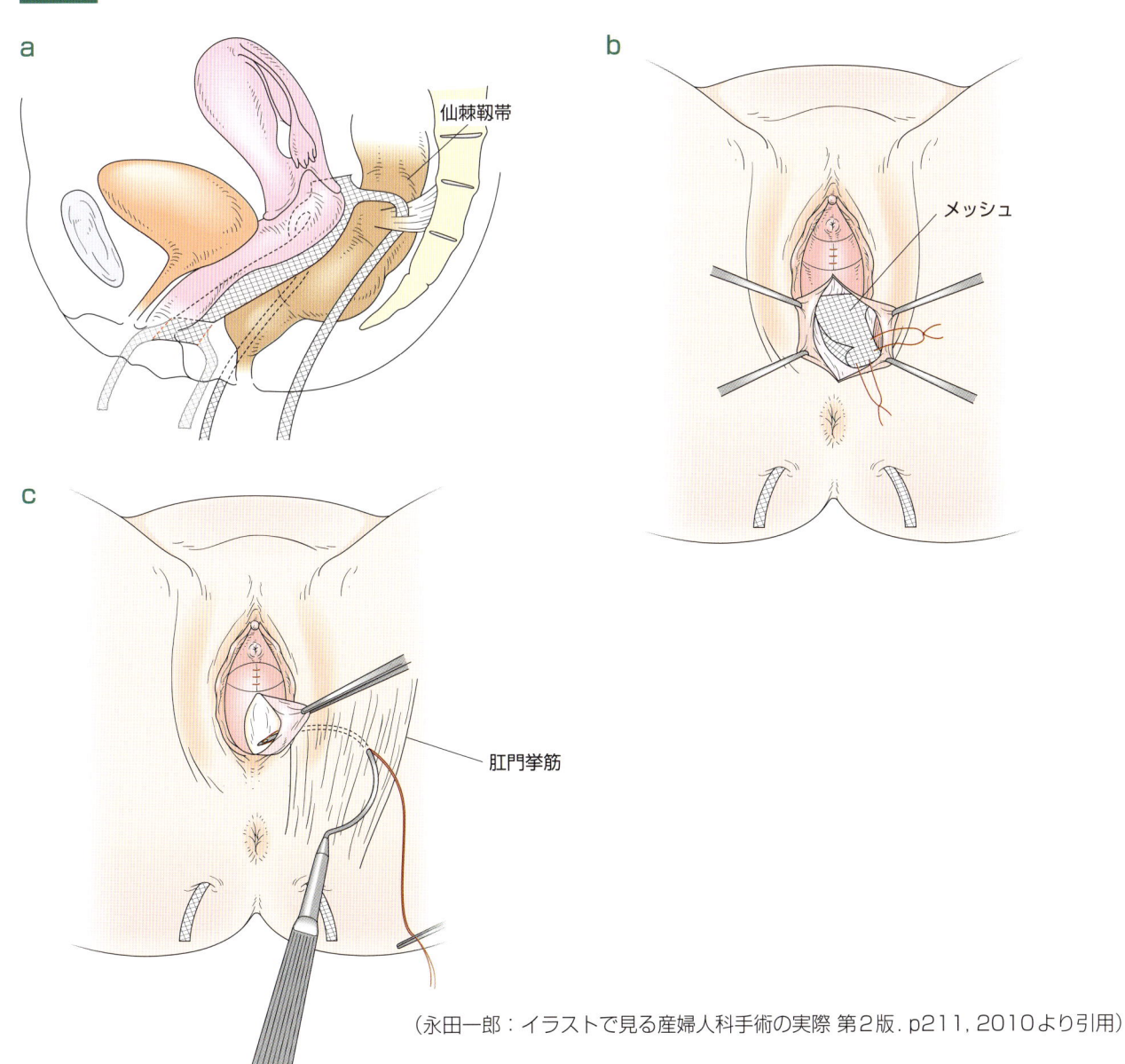

a　仙棘靱帯

b　メッシュ

c　肛門挙筋

（永田一郎：イラストで見る産婦人科手術の実際 第2版．p211, 2010より引用）

腟式子宮全摘術を併行する場合にはCosson[9]に準じて，前腟壁メッシュ設置のための膀胱側腔展開には前腟壁縦切開を行わずに腟断端からアプローチし，ここからニードル操作以下を行う**（図24a）**。

　この場合，後腟壁メッシュ設置のための直腸側腔の展開には後腟壁の縦切開でアプローチするのが通常であるが**（図24b）**，直腸瘤が著明でない頸部延長タイプの症例などでは後腟壁メッシュを下端まで張る必要がないので，後方操作も腟断端から施行できる。

　筆者は，前後の腟脱を伴わない子宮頸部の脱出症例には，腟式に子宮を全摘し，**図25**のような第2，3アームだけの変形c-TVM（half c-TVM）を腟断端から施設することがある。この方法で十分な腟断端の吊り上げ効果が得られている。

　なお，c-TVM，half c-TVMではメッシュ上端をあえて子宮支持靱帯断端などに固定する必要はない。

図23　子宮全摘術後の腟脱に対するc-TVM

a：腟断端付近の粘膜剝離とトンネル形成　　b：腟断端のトンネルに前後連結型メッシュを通す

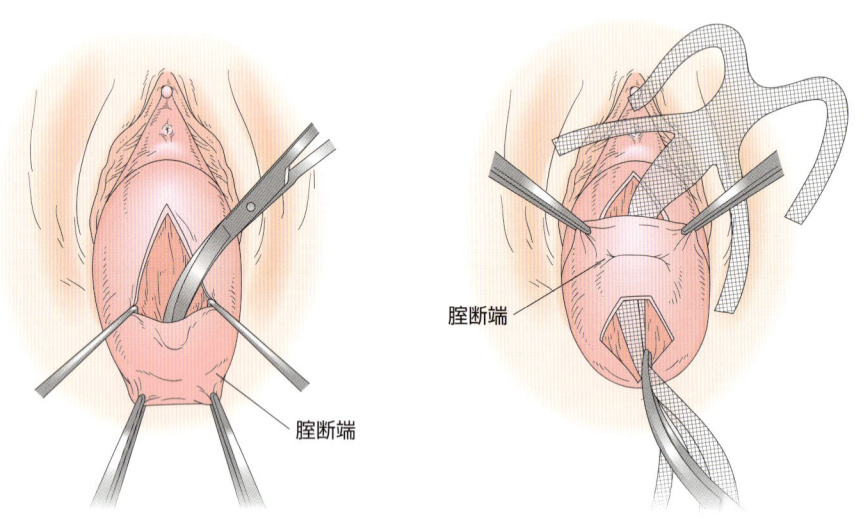

（永田一郎：イラストで見る産婦人科手術の実際 第2版．p227, 2010より引用）

図24　腟式子宮全摘術を同時に行う場合のc-TVMにおける前後の側腔へのアプローチ法

a：前方メッシュのための膀胱側腔へは腟断端から　　b：後方メッシュのための直腸側腔へは後腟壁正中切開で

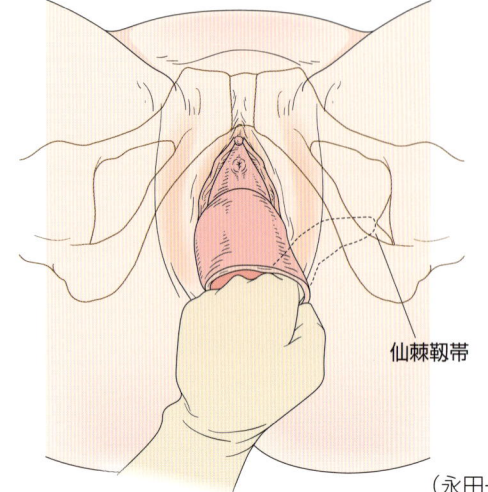

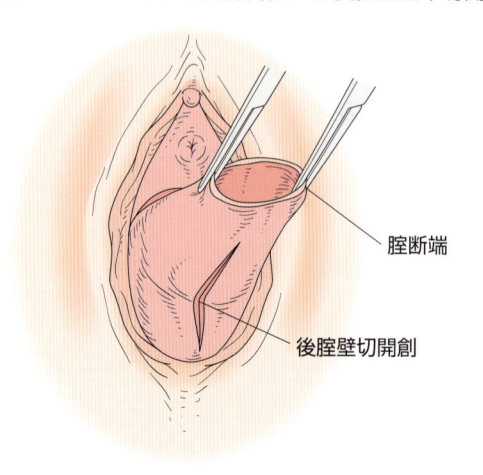

（永田一郎：イラストで見る産婦人科手術の実際 第2版．p228, 2010より引用）

TVMの問題点，禁忌，適応

1 問題点

　TVMは単純な手術ではあるが簡単な手術ではない。膀胱損傷，直腸損傷，大出血，血腫，膀胱内メッシュ露出を含むさまざまなメッシュびらん，感染，子宮頸部下垂，性交障害，水腎症，さらには膀胱腟瘻，直腸腟瘻など，従来法ではあまりみられない術中，術後合併症がありうるからである。

2 禁忌

　TVMが適しない条件は，以下のとおりである。

TVMが適しない条件

●絶対に避けるべき条件
①ペッサリー長期使用の結果生じた腟びらんや潰瘍
②出血性疾患，素因，薬剤使用
③股関節疾患などによる開排制限
④未治療の糖尿病，その他重度の合併症

●TVM以外の方法を考えるべき条件
①性活動の盛んな若年層
②挙児希望者
③性交の機会のない高齢者
④腟脱を伴わない子宮頸部延長症

3 適応

●適応の第一条件

　手術の権威Te Lindeの金言を挙げる。

> The judgment as to surgical correction should depend upon a correlation of the history and physical findings. Even marked prolapse in the absence of complaint should rarely be corrected. The patient should ask the gynecologist for relief; the gynecologist should not urge the patient to have corrective surgery if she does not feel sufficiently uncomfortable to request it.
> —Richard Te Linde, 1966[10]

図25 腟式子宮全摘術を行った際に腟断端を吊り上げるためのメッシュ設置法（half c-TVM）

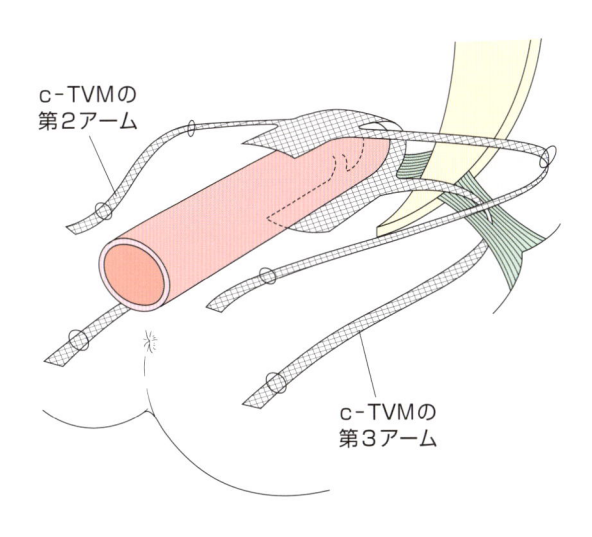

c-TVMの第2アーム
c-TVMの第3アーム

著明な骨盤臓器脱の所見があっても患者の訴えがなければ手術をすべきではない。Te Lindeによれば，骨盤臓器脱手術の適応は"患者が望む場合"ということが第一条件になる。

●最適な術式の選択法

TVMは骨盤臓器脱の包括的な手術とはいえ限界もあり，千差万別な脱垂の病態と症例の条件に応じて最も適した術式を選択する必要がある。そのためには，病型，リスク，年齢，性活動などを考慮に入れ，従来の手法を含めた術式のエビデンスと術者個々の経験を勘案する必要がある。筆者らが現時点で考えている術式選択の最適化のためのアルゴリズムを図26に示す。

術前術後の留意点

1 術前

●高齢者

合併症があることが多い。特に高血圧，糖尿病，心疾患，肺機能低下をチェックし，異常があれば専門分野のコンサルトを受け，適切にコントロールしておく。

●ペッサリー

術前1カ月，またはそれ以前に抜去する。

●エストリオール

術前1カ月間1日1～2mg与薬する（閉経後で本剤の禁忌が出ない場合）。

●抗血栓薬（バイアスピリンなど）

術前7日またはそれ以前に中止する。

●術前処置

手術が午前中の場合には，前夜9時から絶食，就寝時緩下剤投与，当日朝6時にグリセリン浣腸60ml施行とし，手術が午後の場合には，前夜12時から絶食，当日朝6時と9時にグリセリン浣腸60mlを行う。術野の剃毛は行わず，手術直前に適宜陰毛をクリッピングする。

2 予防的抗菌薬

米国では予防的投与として，術前30分に第一～第二世代セフェム系抗菌薬を1g静注の1回だけ，というのが一般的である[11]。TVMは腟式手術であり，異物挿入ということもあり，筆者は手術直前と術後数時間，および翌日2回，上記の薬剤を1g点滴静注している。

図26 骨盤臓器脱の最適術式選択のためのアルゴリズム（永田，岡垣・試案）

ASC, LSC, RSC：腹式−，腹腔鏡式−，ロボティック−腟端・仙骨固定術
half c-TVM：図25参照，TAH：腹式子宮全摘術，SAH：腹式腟上部切断術，
VH：腟式子宮全摘術，
USLF：腟端・仙骨子宮靱帯固定術

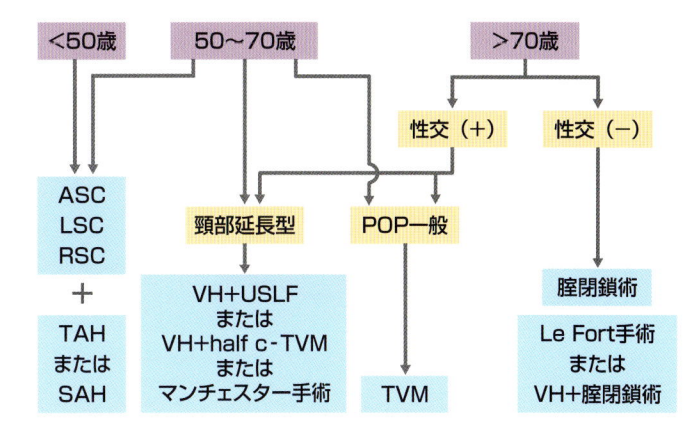

3 術中の留意点

TVMに限らず骨盤臓器脱の手術には，熟達することはもとより，膀胱鏡や直腸診を含む慎重な確認操作を怠らないことが重要である．

4 術後

翌日午後には歩行を許可し，摂食を開始する．

翌日午後または翌々日に腟内にパックしたガーゼを抜去し，膀胱内の留置カテーテルを抜去する．以後残尿量を超音波機器でチェックし，残尿が100ml以下（連続3回）の時点で退院可能とする．多くは術後4〜7日で退院となる．

術後のフォローアップは1カ月，3カ月，6カ月，1年，以後1年ごとに5年間としている．

術後0.5〜1カ月で入浴を許可し，日常の諸行動も一部を除いて許可する．術後3カ月までは5kg以上の重い物を持つことと性交は控えさせる．その後も回避すべき事項としては頑固な便秘，頻発する咳嗽，腹圧のかかる職業などが挙げられる．

■文献

1) White GR：Cystocele. JAMA 1909；853：1707-10.
2) Richardson AC, Lyon JB, Williams NL：A new lool at pelvic relaxation. Am J Obstet Gynecol 1976；126：568-73.
3) Abramov Y, Gandhi S, Goldberg RP, et al：Site-specific rectocele repair compared with standard posterior colporrhaphy. Obstet Gynecol 2005；105：314-8.
4) Weber AM, Walters MD：Anterior vaginal prolapse: review of anatomy and techniques of surgical repair. Obstet Gynecol 1997；89：311-8.
5) Nagata I, Murakami G, Suzuki D, et al：Histological features of rectovaginal septum in elderly women and a proposal for posterior vaginal defect repair. Int Urogynecol J Pelvic Floor Dysfunct 2007；18：863-8.
6) The TVM Group：Conceptual advances in the surgical management of genital prolapse. The TVM technique emergence. J Gynecol Obstet Biol Reprod 2004；33：577-87.
7) 島田　誠：ガイネメッシュを使った性器脱に対する手術：TVM. 第8回日本女性骨盤底医学会（札幌）2006.7.13.
8) 竹山政美：Gynemesh PSを用いた性器脱手術Tension-free Vaginal Mesh（TVM）の試み. 第8回日本女性骨盤底医学会（札幌）2006.7.13.
9) Cosson M：Personal communication.
10) Zimmerman CW：Pelvic organ prolapse: Basic principles. In Rock JA, Jones HW III eds. Te Linde's Operative Gynecology 10th ed. p p854, Wolters Kluwer/ Lippincott Williams & Wilkins, Philadelphia, 2008.
11) Katz VL：Preoperative counseling and management. In Katz VL, Lentz GM, Lobo RA, Gershenson DM eds. Comprehensive Gynecology 5th ed. p633-59, Mosby, Philadelphia.

泌尿器科医の行うTVM手術

昭和大学横浜市北部病院泌尿器科
島田　誠　青木志保

術式の特徴とストラテジー

- 泌尿器科医の行うTVM手術は，婦人科医の行うTVM手術と何ら変わりはないのであるが，子宮の操作においてやはり慣れていない部分が大きい代わりに，膀胱〜尿道など尿路の扱いは慣れているので若干の違いが出る可能性はある。ここでは泌尿器科医である筆者の行っているTVM手術を紹介する。
- TVMとはtension-free vaginal meshの略であり，メッシュはテンションをかけてはならない。これはメッシュのアームを針糸固定しないという意味であり，手術の基本コンセプトである。術式中，最も技術を要するポイントは，剥離と穿刺であり，基本的なap-TVMでは合計6回の穿刺を行う。これに習熟することが良い手術が可能になる第1歩であり，最大目標である。術中合併症に対する対応も重要で，ポイントはやはり出血に対する処置である。その他にもTVM手術ならではの合併症があるので，これに対するトラブルシューティングを習熟することが到達目標である。
- TVM手術は従来の術式に比べ，比較的初心者と熟練医との差が少ない術式といわれているが，決して簡単な術式ではない。骨盤底の解剖に繰り返し目を通し，合併症やテクニックに習熟しておくことが重要である。

検査・診断

- 排尿にかかわるもの

検尿，UFM，残尿測定など。大きい膀胱瘤（脱）ではさらに水腎，尿管走行を診る目的で経静脈性腎盂造影（IVU）が有用であるが，必須ではない。また潜在を含めた尿失禁リスクのあるものでは，鎖膀胱造影（チェーンCG），排尿日誌，パッドテストを行う。パッドテストは，リングやガーゼタンポンを入れて行う60分法が有効であるが，24時間法で行うこともある。

- 画像検査：MRI，超音波検査（経腹，経腟，経外陰）

膀胱，子宮を中心とした骨盤内の状態を観察する。子宮癌検査も行っておく。

適応・禁忌

- 適応

本来骨盤臓器脱はQOL疾患であるので，絶対的な適応はない。したがって症状が強く手術を希望したものが適応となる。ただ，骨盤臓器脱のため尿管が下方に牽引されて水腎，水尿管となっているものは医学的な適応となる場合がある。

- 禁忌

絶対的には若年で挙児を希望する症例とメッシュアレルギーであり，一方性機能のアクティブなものも術後性交疼痛症の可能性があることから敬遠され，閉経後の症例がよい適応である。その他，中等度以上のびらん症例，腟壁の

手術の流れ

a-TVM

1. 前腟壁粘膜下ボスミン加生理食塩水液注入
2. 前腟壁切開，剥離〜膀胱側腔の展開
3. 前方穿刺：第1穿刺，第2穿刺
4. 前方メッシュ貼付
5. 前腟壁縫合
6. （子宮頸部切断，切除）

p-TVM

7. 後腟壁粘膜下ボスミン加生理食塩水液注入
8. 後腟壁切開，剥離〜直腸前面〜仙棘靱帯展開
9. 後方穿刺
10. 後方メッシュ貼付
11. 後腟壁縫合，皮膚縫合

薄い症例，アクティブな子宮癌，腟癌，膀胱癌，直腸癌などの悪性腫瘍，膠原病などで，ステロイドや免疫抑制剤の治療中も避けたほうがよい。

治療法の選択

基本的にTVM手術は，前腟壁に対するa-TVMと後腟壁に対するp-TVMによって構成されている。これに子宮頸部延長のある症例では子宮頸部切除を併用し，子宮全摘後の症例ではapを連結したc-TVM（complete TVM，combined TVMまたはtotal TVM）を行う。また特殊なものとして，過去に子宮脱に対して子宮全摘を行い，同時に前腟壁形成を行っている症例などに対してe-TVM（enterocele TVM）を行うことがある[1]。

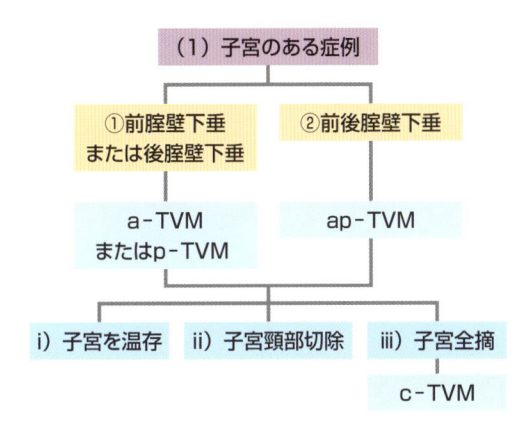

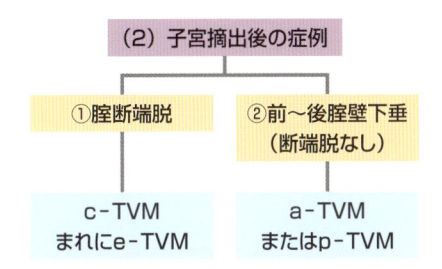

術前準備

- リングペッサリーを入れていた症例では，手術の最低1カ月以上前に外しておく。また腟部びらんが存在しているときや，骨盤臓器脱が長期間外陰外に脱出していたため，腟粘膜が乾燥，発赤，肥厚など慢性炎症所見をきたしているときには，術前1カ月程度エストロゲン剤を処方する。
- インフォームドコンセントはQOL疾患であるので特に重要である。中でも合併症の説明が必須であり，術中合併症として，出血や膀胱，直腸などの臓器損傷の可能性，まれではあるが，直腸損傷による人口肛門増設の危険性まで説明が必要である。術後合併症として，メッシュ露出，縮化による疼痛，メッシュ感染などが挙げられる。また，機能にかかわるものとして，①膀胱機能障害として，排尿困難，尿失禁，など，②排便機能障害として，便秘，便失禁など，③性機能障害として，性交疼痛症などを説明する。
- 手術に使用するメッシュのタイプとニードルを図1，2に示す。

図1 筆者らの使用しているメッシュフォーム
e-TVMは点線の位置で上部を切除
台紙は大きめにデザインされているので，a-TVMは縦横幅を患者に合わせて小さくカットする。
p-TVM側は下方を患者に合わせてカットして使用する（←）
第1アームの先端を斜めにカット～上下の判別可能，第2アームの形状が第1アームと異なり，第1アームと間違えない。

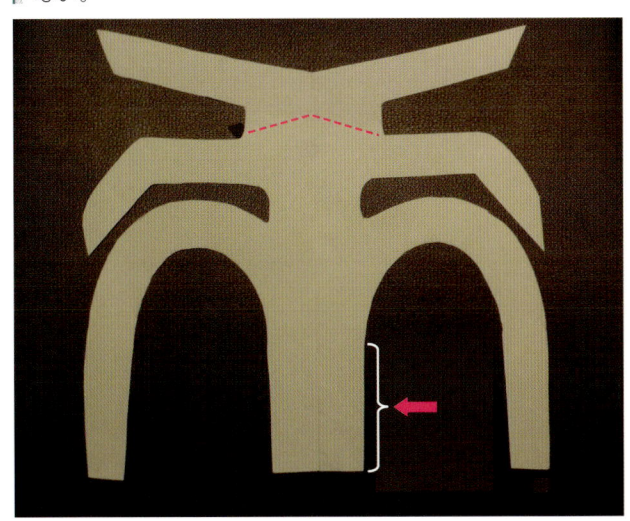

図2 各種ニードル
上からa-TVM針，P-1針，P-2針（以上島田針），P-3針（竹山針）

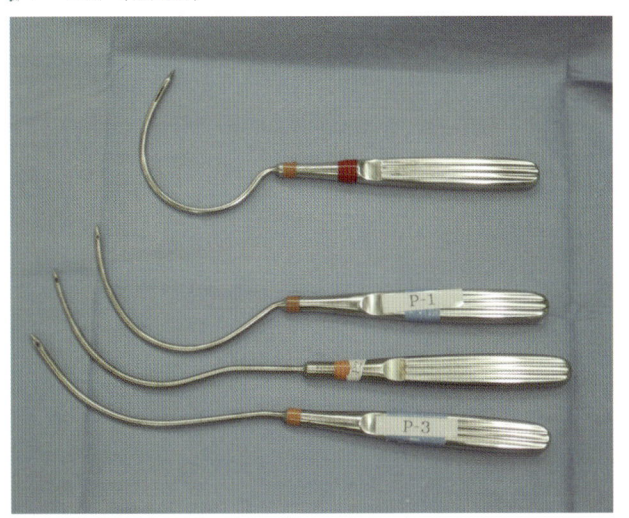

手術の実際

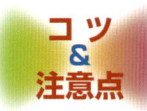

> **コツ&注意点**
> ● 体位と器械出し
> 体位は下肢を約90°に拳上した砕石位にて行うが，看護師は患者の側方に立ち，術者の前方から器械出しを行うと清潔，確実でよい **(図3)**。
> 尿道内にバルーンカテーテルを留置し，膀胱内の尿を出しておく。

a-TVM

1 前腟壁粘膜下ボスミン加生理食塩水液注入

　筆者らは50万倍に薄めたボスミン加生理食塩水液を使っている。前腟壁にたっぷりと浸潤させ，側方では閉鎖孔内側にも十分な量を浸潤させる。通常では粘膜下のadventitiaという層に入り，全体に膨らんでくるが，これが浅すぎると粘膜内に入り，いわゆる「みみずばれ」状態になるのですぐ分かる。これは悪い注入である。

2 前腟壁切開，剥離〜膀胱側腔の展開

　前腟壁に縦切開を置き，恥骨頸部筋膜（以下恥頸筋膜）の裏面に沿って液性剥離していく。ボスミン加生理食塩水液にてツルッとなった面（いわゆるライチ層）を出すようにして剥離を進めていく。

　剥離はガーゼなどをこすりつけて行う鈍的剥離と，メスやメッツェンバウム剪刀などの先端が丸い鋏で行う鋭的剥離とあるが，鈍的剥離では無理な力加減によって血管の断裂を招き，無用な出血を惹起するので勧められない。直視下での鋭的剥離が賢明である。

　剥離層が深すぎると膀胱内へ向かい危険であり，また膀胱側腔では尿管を傷つける危険性もある。一方浅すぎると恥頸筋膜の手前に入り出血の危険性が増す。しかし下垂のタイプによっては，奥の方で内骨盤筋膜が折り返す部分が断裂していて，恥頸筋

図3 手術の体位と器械出しの位置

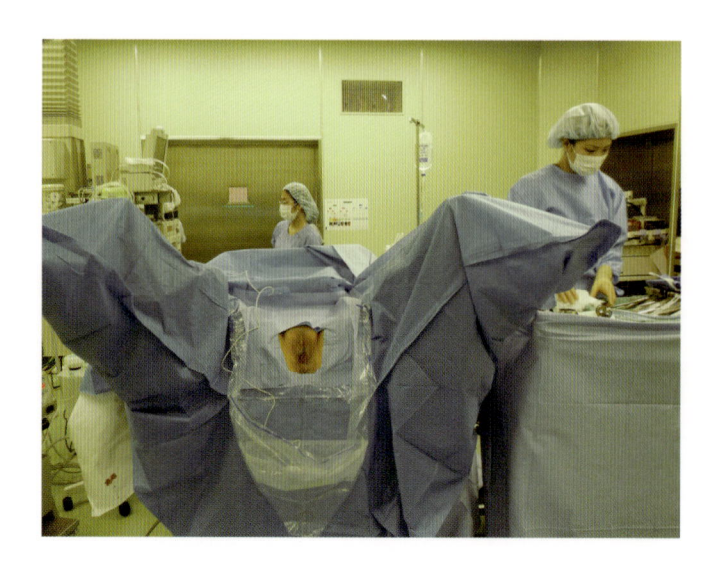

泌尿器科医の行うTVM手術

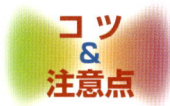

膜の手前側に入っても，そのまま閉鎖孔の内面（膀胱側腔）に到達できるので問題ない。腟壁が薄いと術後のメッシュ露出の危険性が増す。

> **コツ&注意点**
> ● 腟壁の切開長は無理に小さくする必要はない。骨盤臓器脱手術は「剥離が命！」である。最適な剥離層を得るためには，ゆとりのある視野確保が重要であり，小さな切開で無理な手術を行う必要はまったくない。ただ，メッシュを縫合する部分は術後露出の危険性が高いので，切開，縫合部と重ならないように，「隠す」ようにしたほうがよい。

3 前方穿刺：第1穿刺，第2穿刺（図4, 5）

前方，つまりa-TVMの穿刺は左右2本ずつ，計4本行う。穿刺ポイントは，第1穿刺は，外尿道口〜陰核の高さで，恥骨外縁より約2横指外側の（載石位で皮膚の最も窪んだ）位置，第2穿刺は第1穿刺部より外側へ1cm，下方（後方）へ2cmの位置

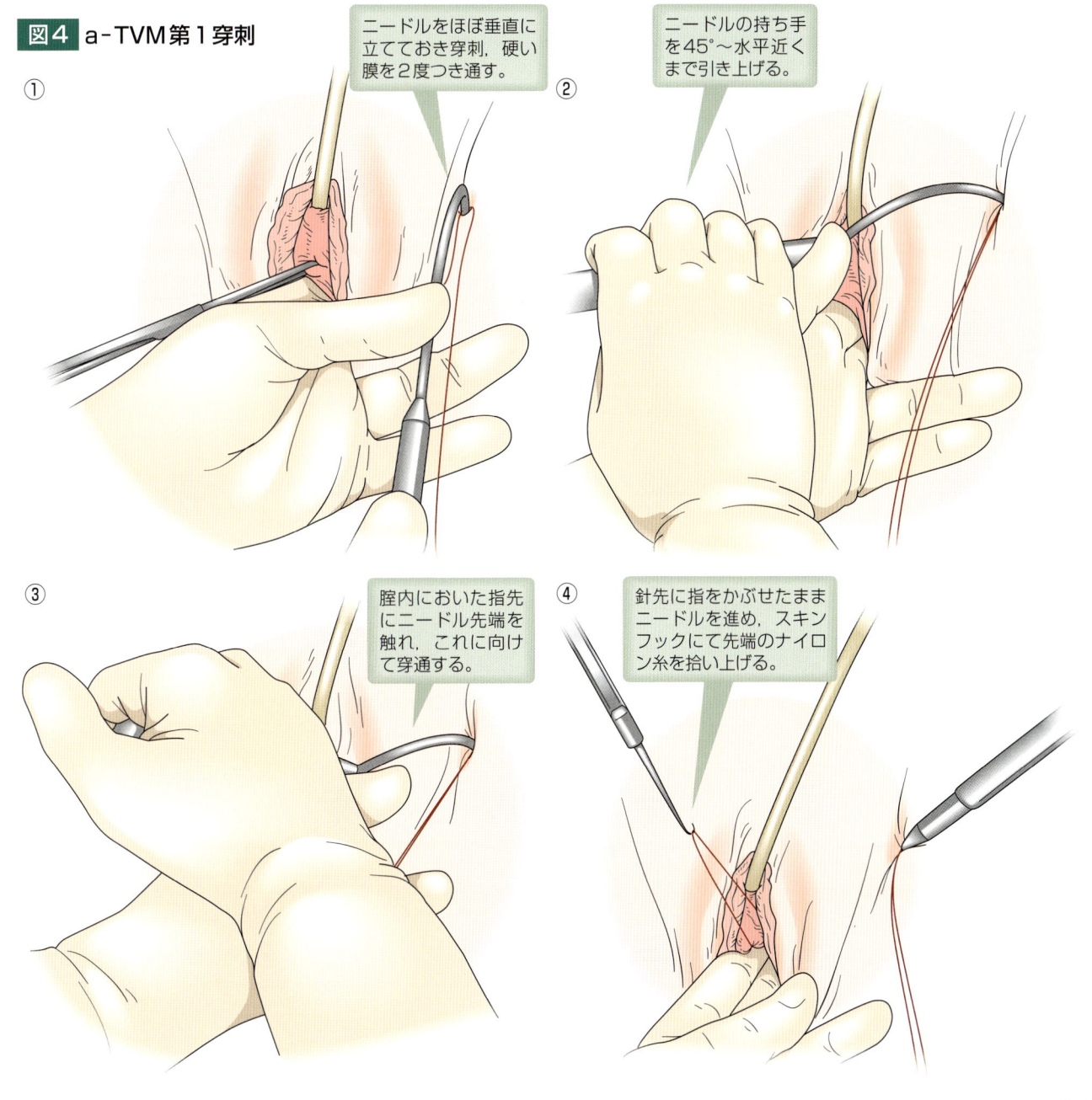

図4 a-TVM第1穿刺

① ニードルをほぼ垂直に立てておき穿刺，硬い膜を2度つき通す。

② ニードルの持ち手を45°〜水平近くまで引き上げる。

③ 腟内においた指先にニードル先端を触れ，これに向けて穿通する。

④ 針先に指をかぶせたままニードルを進め，スキンフックにて先端のナイロン糸を拾い上げる。

である。ここに小切開をおき，これより第1穿刺では島田ニードルa-TVM針を使って穿刺する**（図4）**。まず針を立てておき，まっすぐ穿刺，筋膜を突き抜けるときに2回硬い抵抗を触れる。これを抜けたら把持している柄の部分を内側方向に回転させ，30～45°にして針をさらに起こして穿刺を進める。腟内の一方の指先に針先端を触れたら，指で先端を隠して腟内へ誘導する。針先についているナイロン糸を把持し針をもとに戻して抜き，糸を渡す。

　第2穿刺は，第1穿刺の1cm外側で2cm下方（後方）のポイントから穿刺するが，P-1針を用いている。ただし前腟壁が小さいときには，メッシュのサイズを小さくして第1穿刺と同じa針で穿刺することもある。針先が出たらここについている糸を，フック，または攝子にて拾い，針をもとに抜き去り糸を通しておく。

図5 a-TVM第2穿刺

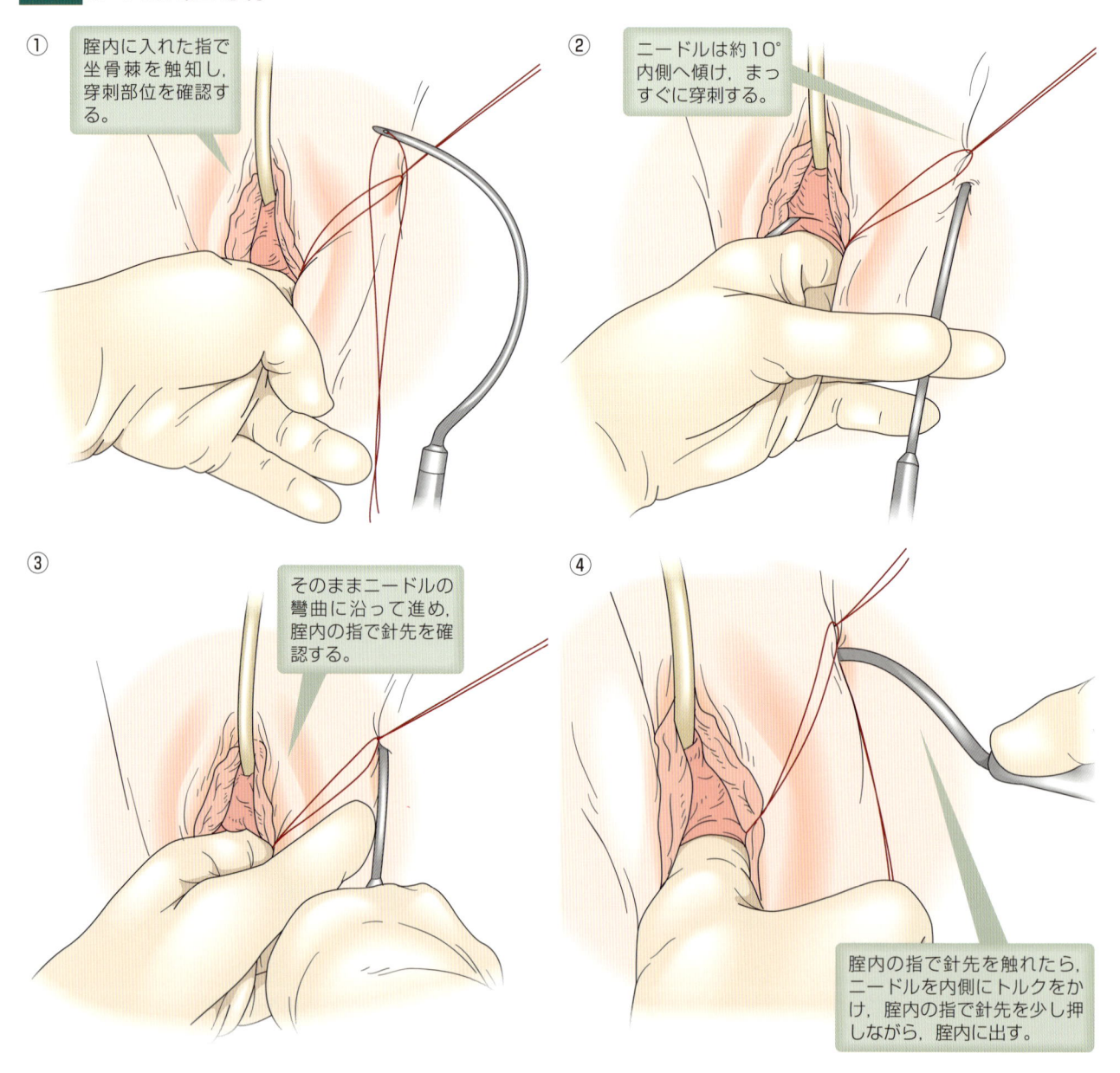

① 腟内に入れた指で坐骨棘を触知し，穿刺部位を確認する。

② ニードルは約10°内側へ傾け，まっすぐに穿刺する。

③ そのままニードルの彎曲に沿って進め，腟内の指で針先を確認する。

④ 腟内の指で針先を触れたら，ニードルを内側にトルクをかけ，腟内の指で針先を少し押しながら，腟内に出す。

コツ&注意点

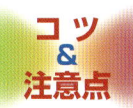

第2穿刺のコツ

- 筆者らの第2穿刺は，ほぼATFP上を目指し**（図5）**，メッシュサイズの小さいときはa針，平均的にはP-1針を用いている。穿刺開始はニードルを垂直に立てるかわずかに内側に置き，真っ直ぐ刺して恥骨を超えたらニードルをそのまま起こしていく。ある程度針先が進むと，腟内に置いた指先に膜組織を介してニードル先端が触れるので，ATFPの位置まで進め，ニードルのアーム部分を内側へ少し回転させ，運針するようにして起こして腟内へ出す。この際ニードルの手元の位置をそのままで，捻って出そうとするのは針に無理な力がかかるのでよくない。つまりニードルは3次元の動きをする。ちなみに竹山らは膀胱後面全体を覆う大きめのサイズのメッシュを使っているので，p-3針（竹山針）を用い深く座骨棘を目指して穿刺する。これは第2穿刺が浅いとメッシュが「しわ」になり折り重なるので，術後メッシュびらん発生の合併症を予防するためである**（図6）**。

4 前方メッシュ貼付

　メッシュのフォームは前述のように基本的に台紙のものを用いるが，患者に合わせてトリミングして用いる。筆者はTVM手術開始当初各々の症例ごとに腟のサイズを計り，これに20〜30％プラスしたサイズを平均化してメッシュの大きさを決定していたが，やや小さめであったので，300例を超えたあたりから少し大きめのサイズに変更した。ただ，腟のサイズは個人差が大きく，すべてに同じサイズのものは適応できないので，a-TVMは平均的に**図2**のものを用い，前腟壁の明らかに小さいものに対しては，横径をカットするか，もしくは，はじめから小さく補正して作成し使用している。

　貼付は，まず膀胱頸部にメッシュの中央上端を3-0 Vicryl®で1針縫合，固定する。メッシュの下端は子宮頸部に2-0 プロリンで1針縫合固定する。術後しばらくすれば周囲組織がメッシュの中に入り込んできて固定されるので，針糸固定は強固である必要はない。

　アームを引き抜き，メッシュを貼るが，将来的に平均20％縮化するので緩めに調整する。血尿がないかどうか尿の色を確認し，必要に応じて膀胱鏡を行い，メッシュの有無等膀胱内の安全を確認する。

図6 a-TVM第2穿刺の穿刺位置
①筆者らの行っている腟の浅い場合の穿刺位置
②筆者らの行っている平均的な穿刺位置
③腟の深い場合の穿刺位置

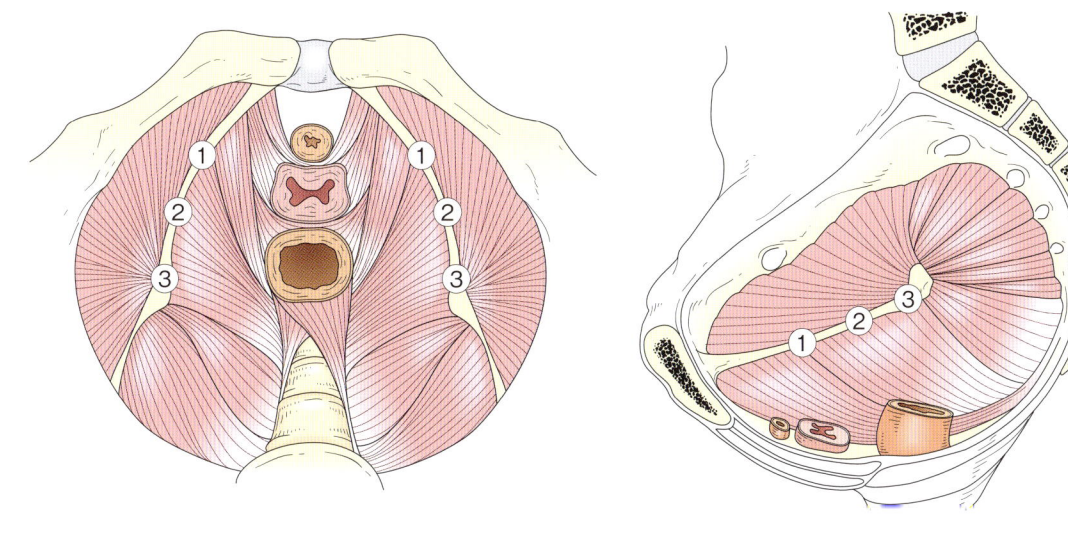

5 前腟壁縫合

腟壁は原則トリミングしない。2-0 Vicryl®を用い，インターロックをしない連続縫合で閉創する。

6 子宮頸部切断，切除

子宮腔長が正常7cmであり，これを超えて延長していた際に，子宮頸部の切断をするかどうか判断する。延長はあっても下垂の程度が軽いものでは切断は行わない。切除後はスツルムドルフ法にて頸部を修復するが，詳細は多項に譲る。

p-TVM

7 後腟壁粘膜下ボスミン加生理食塩水液注入，仙棘靭帯周囲注入

前腟壁と同様にボスミン加生理食塩水液を粘膜下に注入する。さらに傍直腸より仙棘靭帯へ向けて針を進め，左右各々20ml程度を注入する。液性剥離は重要である。

8 後腟壁切開，剥離～直腸前面～仙棘靭帯展開

後腟壁を前腟壁と同様に剥離するが，直腸腟中隔いわゆるDenonvillier膜は直腸前面をすべて覆っていないと考えられている。この膜はよく分からないことも多い。会陰体の付近は分娩時の瘢痕が残っていて，ひきつれていることがあるので，直腸損傷に注意が必要である。

仙棘靭帯の剥離～展開は直腸鉤を使い，鈍的に開きながら展開する。ブレイスキー鉤も用いられるが，筆者は好んで前述の岩田式直腸圧定鉤を使っている。挿入した指先にて座骨棘を確認し，これより仙骨に向けて走行する靭帯を鈍的に露出する。この剥離が甘いと直腸を誤穿刺する危険が増す。

9 後方穿刺

肛門から3cm横，3cm下（後方）のポイントから穿刺する。ニードルはP-2針を用い，これを45°に傾斜させ，真っ直ぐ仙棘靭帯に向けて針を進める**（図7）**。他方の手を腟内におき，仙棘靭帯の前面に指を2本おいて針先を確認～靭帯の後面中央の位置へ誘導する。この靭帯の後方から前方へ向け，2本の指先の間に穿刺する。靭帯は固く，かなりの抵抗があるが，針先を起こすようにして，突き通す。先端が出たら直腸鉤を入れ視野を確保，針先の糸をスキンフックにて拾う。ニードルを戻して引き抜く。

10 後方メッシュ貼付，テンション調節

まずメッシュの縦長を決め，トリミングを行う。筆者らは個々の患者に合ったオーダーメイドのメッシュを作成するため，腟断端または後腟円蓋に直腸鉤（平板鉤やブレイスキー鉤）の先端をあて，修復後の腟を想定して押し込み，その位置で腟口にあてた指を固定して抜去，腟長（tvl）を測定する**（図8）**。これに約20％をプラスしてメッシュをカットする。固定は，子宮側は前方と同様に2-0プロリンにて子宮頸部6

泌尿器科医の行うTVM手術

時の位置に1針縫合固定する。手前, 腟口側は3-0 Vicryl®にて会陰体の内側に1針縫合固定する。メッシュのアームをニードル穿刺にて通した糸にかけ臀部に引き抜く。

メッシュの貼りは前方同様に緩めにし, 折り重なって「しわ」にならないようにする。さらに辺縁の形態を整え折れ曲がらないようにしておくと術後のメッシュ露出の危険性が減る。

直腸診にて直腸内へ誤穿刺がないかどうか確認し, 狭くならないように直腸内側からメッシュを緩めておく。apともにドレーンは置かない。

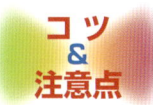

> **コツ&注意点**
>
> ● 筆者らは後方のメッシュアームを仙棘靱帯に通すに対して, アームカバー(Bard社のフォーリーバルーンの中袋を端のミシン目を落として使用)を装着するようにしている。これは, そのまま通すと仙棘靱帯通過部分でメッシュが丸まり, 臀部皮膚までのアームは「紐状」となりメッシュの特徴が活かせないからである。さらに, メッシュの張りを調節するさいの出し入れが, カバーの中で自由に動くので, 組織を傷めないというメリットがある。デメリットは多少径が増すので, 若干通りにくくなることである。このカバーはメッシュのテンションを調節した後に臀部からはずしている。

図7 p-TVMの穿刺：P-2ニードルを使用

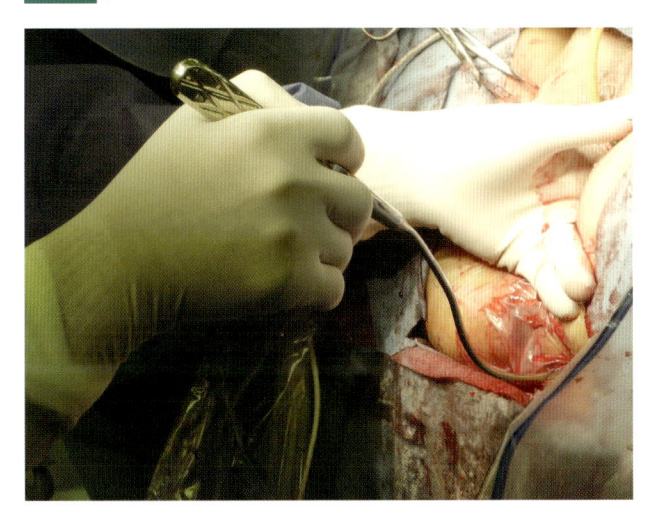

図8 p-TVM側メッシュの縦長の調節

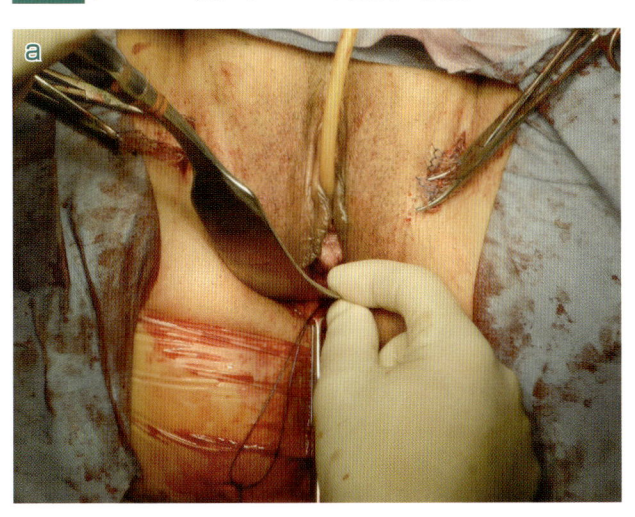

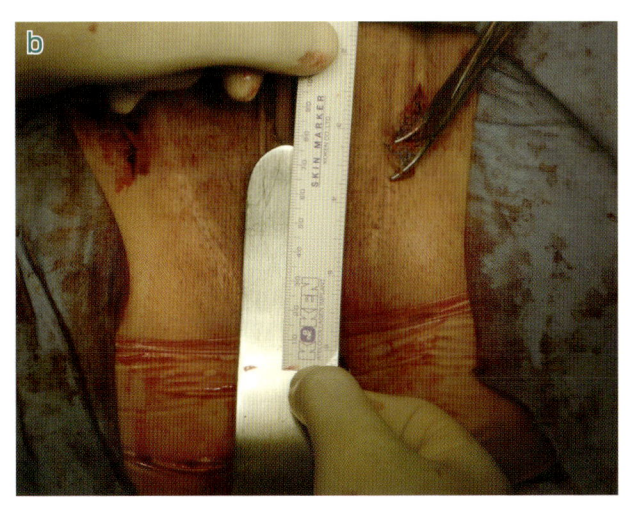

11 後腟壁縫合，皮膚縫合

2-0 Vicryl®にてインターロックしないで連続縫合にて閉創する。その後，a-TVM側の貼りを再確認し，すべての余剰アームを切断，皮膚を縫合またはダーマボンドなど接着剤で被い手術を終える。皮膚を縫合するときは，メッシュの断端に糸をかけないように注意する。終了後は2枚連結ガーゼを腟内へ挿入，皮膚創部はテガダームなどのテープで覆っておく。

術後管理

手術翌日（第1病日）腟内ガーゼを抜去し，出血の有無を確認する。バルーンカテーテルは2〜3日で抜去し，その後の排尿状態をみて退院となる。術後1カ月はメッシュの周囲組織との固定が十分ではないので，強く腹圧がかかる動作は禁じる。性交は2〜3カ月後から開始とする。

TVM手術の合併症（表1）

QOL疾患である骨盤臓器脱に対する手術であるからこそ，合併症を理解し，回避する術および起こしたときの対策を知っておくことは大変重要である。

術中合併症

●膀胱損傷・尿管損傷

TVM手術において膀胱損傷・尿管損傷は最も注意すべき合併症の1つである。膀胱損傷を避けるためには剥離がすべてといっても過言ではない。十分な液性剥離を施

表1 合併症発生頻度

	n	観察期間	膀胱損傷	直腸損傷	尿管損傷	血腫	出血	感染	疼痛	性交痛	メッシュびらん	VVF/RVF	urgency/SUI
Sung (review)			1〜4	1			1	3	1〜3	0〜61	17.3〜29.0	1/	18/
Ouzaid	28	12M	3.5			3.5					3.5		7/3.5
Takahashi	310	12M	1.6	0		1.6		0.3	7	3.5	3.2		0.6/2.6
Caquant	684	6M	0.7	0.15				0.29	1		11	0.29/0.15	/5.4
Letouzey	63	79M	1.6	0					12		1.6		
Moore	114	24M	1	0		1			4	14	10.5		
Araco	36	35M	5.6						4.4	5.3	8.3		5.6/10
Kusanishi	360		1.1	1.1	0.28	1.1	0.27	0					
Tawada	100		3	1		1		0			3		/11
Takeyama	561	2.1M	0.4			1.6	0.2	0			1.4		
Kato	100		2	1		6		0					
Shimada	201	2〜23M	1	0	0		1						/13.4

（種々の文献より作成）

行し，恥頸筋膜の膀胱側，いわゆるライチの層を剥離していくが，このときに膀胱側に進んでしまうと，膀胱損傷および尿管損傷を引き起こすこととなる。そのため剥離は膀胱側を見ながら剥離するのではなく，腟壁側を見ながら剥離するのがいいと考えられる。また，剥離方法としては，閉鎖孔に入るまではメッツェンバウム剪刀で鋭的に創部をみながら剥離を進め，その後は指で鈍的に剥離する。直腸鉤にて膀胱が閉鎖孔と十分に離れたことを確認する。穿刺は，まず脱出臓器をすべて従来の位置に押し戻して施行することが大切である。

尿管はよく探すと指先に触れるケースも多いが，先に述べた剥離をしておけば，安全に穿刺できる。剥離が適切でない場合，第一穿刺時に膀胱と尿管の間を穿刺してしまい，アームが尿管を屈曲させ，閉塞起点となることがある。また，止血操作時に尿管を部分的に結紮し尿管狭窄となることもあるので注意したい。前腟壁の操作が終了した後に膀胱鏡を施行し，膀胱誤穿刺および尿管損傷がないことを確認する。インジゴカルミンを静脈注射し尿管口からの流出を観察することによって，メッシュアームが尿管と絡み不自然な方向へテンションをかけていないことが確認できる。

●膀胱損傷・尿管損傷時の対策

膀胱損傷となったときには，膀胱鏡で損傷部，尿管との関係等を観察する。尿管口がある程度離れていることを確認し，腟壁側から2～3層で縫合し，再度正しい層で剥離をし，穿刺をする。尿管口に近い場合は，尿管ステントの留置も考慮する。損傷が大きいときにはメッシュを挿入せず，膀胱修復後，手術を終了，後日の対応とする。

術中に膀胱損傷に気づくことができなかった場合は，大抵膀胱内のメッシュに結石を伴って発覚する。術後水腎症にて尿管損傷が発覚した場合，症例により異なるが，ステント留置と同時に尿路造影にて閉塞原因を考察し，必要によりあらためて開腹手術にてメッシュ除去を行う。

●直腸損傷

直腸内に便が残っていると損傷の危険が増すので，術前に腸管処置をしておく。直腸損傷を防ぐために必要なことも十分な剥離である。液性剥離を施行し，適切な層で剥離するが，前腟壁に比較すると，後腟壁は薄いので注意する。穿刺する際にはニードルをベッドと水平に進めていき，直腸から遠ざかるようにすることが大事である。

損傷した場合には，外科医師の協力・指示を仰ぎ，経直腸的または経腟的に縫合・修復するが，損傷が大きいと一時的人工肛門の造設が必要となることもある。直腸損傷の場合は，メッシュは挿入してはならない。

●出血～（術後）血腫形成

術中出血が認められたらその都度止血を行う。静脈性であれば，圧迫にて止血されうるが，動脈性の場合は，直腸鉤等を用いて視野を展開し縫合止血する。p-TVM穿刺では，Alcock管から出てくる血管群があるので，坐骨棘の近くには寄らないように注意する。止血不十分の場合腟内に血腫形成し，まれに巨大な骨盤内血腫となる。自然吸収される場合も多いが，貧血が進行する場合には，血腫除去および止血のための再手術，または血管塞栓術が必要となることもある。

術後合併症

●感染

現在日本で使用されているtype 1のポリプロピレンのモノフィラメントメッシュ

は，感染しにくいといわれているが，感染の報告もあがっている。予防としては，便からの汚染を可能な限り防ぐ，直腸損傷時にはメッシュは使用しないなどである。保存的に抗生剤投与しても治癒する可能性は低く，たいていは手術を要する。手術では可能な限り大きくメッシュを除去する。感染していない部位のメッシュは周囲組織と強固に癒着しているが，感染部位はメッシュを引っ張るだけで容易に除去できる。

●メッシュびらん

メッシュを挿入するからこそ起こる合併症のうち，最も多いのは腟壁びらんである。メッシュをなるべく伸ばしてフラットに貼ること，また腟壁は恥頸筋膜と膀胱の間を剥離することで予防できる**（表2）**。

Grade 1～2**（表3）**のびらん発生時は外来にて切除，エストロゲン製剤投与とするが，それでも治癒しない場合もしくはGrade 3のびらんは，手術室にて麻酔下に手術する。まず腟壁と露出部のメッシュを剥離し，露出部分のメッシュを腟壁よりも大きく切除し，腟壁を縫合する[3]。このとき腟壁の断端はトリミングすることで創部が治癒しやすくなる。

腟壁びらんを術後比較的初期に発覚することが多いが，数年経過してから直腸や膀胱にびらんを呈することもある（Grade 5）。膀胱内の露出時は膀胱損傷の対策に準じる。直腸への露出時には，一時的であっても人工肛門を造設することは避けられない。

表2 メッシュ露出を防ぐ10のルール

1	エストロゲンの局所投与
2	ポリプロピレンメッシュの使用
3	子宮温存
4	子宮摘出時は"T字切開"を避ける
5	切開創は小さくする
6	腟と恥頸筋膜の間の剥離は避ける
7	液性剥離の使用
8	腟壁切除はしない（断端のトリミングのみ）
9	虚血となる縫合はしない
10	腟とメッシュは縫合しない

＋経験のある術者

（B.Jacquetin　IUGA2009　Workshop2より）

表3 メッシュびらんの重症度分類

Grade	部位	大きさ
1	創部の腟壁びらん	$< 0.5\,cm^2$ わずかな繊維
2	創部の腟壁びらん	$< 1\,cm^2$
3	創部の腟壁びらん	$> 1\,cm^2$
4	創部から離れた腟壁びらん	
5	周辺臓器へのびらん	膀胱 直腸 尿管 皮膚

（B.Jacquetin　IUGA2009　Workshop2より引用）

表4 メッシュ縮化に関する術後疼痛の重症度分類

Grade			
1	asymptomatic		
2	Provoked pain only (during vaginal examination)		
3	dyspareunia	Occasionally：+ Usually：　++ Always：　+++	Degree of retraction A：<1/3 B：>1/3, <2/3 C：>2/3
4	Pain during physical activities	Occasionally：+ Usually：　++ Always：　+++	
5	Spontaneous pain	Occasionally：+ Usually：　++ Always：　+++	

(M.Cosson IUGA2009 Workshop2より引用)

● メッシュ縮化

　術後の創傷治癒による一過性の疼痛を過ぎても，骨盤内疼痛や性交痛を認める場合がある。日本人は欧米に比較し性交渉をする割合が低いためか，実際に性交痛を訴える患者はあまりいないが，術後慢性的な疼痛を訴える患者は少ないが存在する。文献的には特に後腟壁メッシュを挿入した場合性交痛が出現する確率が上昇するという報告もある[4]。これらはすべてメッシュの縮化よる疼痛だと考えられており**(表4)**，超音波にて縮化の程度や部位を確認することは大切である。対策としては内服による疼痛コントロール，局所麻酔の使用などでよくなることがほとんどであるが，最悪メッシュ除去等の処置が必要になると考えられる。

● 尿失禁・LUTS

　de novoの腹圧性尿失禁（SUI）は，TVM手術においては一定の割合で必ず起こるものだと考えられる。術直後にSUIを認めても，徐々に改善するものも少なくない。筆者らは術後6～12カ月経過してから，二期的にTOT手術もしくはTVT手術を施行するようにしている。

　一方，術前からSUIの訴えが強く，ペッサリー挿入にてSUIが悪化する症例や手で骨盤臓器脱を本来の位置に戻しての咳テスト陽性例については，TVM手術と同時にTOT手術，TVT手術を併用することもある。どのような症例に一期的にTOTやTVT手術を併用すればいいのかは，いまだ解決されておらず，今後の課題である。

　また，メッシュという異物の刺激によるde novoの頻尿，切迫性尿失禁（UUI）などのOAB症状もときに発生する。多くは一時的で，抗コリン剤など保存的な治療で軽快するが，これも今後の課題である。

■文献
1) 島田　誠：女性骨盤底治療における最近の知見．泌尿器外科2008；21（臨増）：251-6．
2) 銭　鴻武，古山将康：Tension free vaginal mesh法の光と影～予後と合併症．日本女性骨盤底医学会誌 2010；7（1）：13-20．
3) 島田　誠，井上克己：「TVM手術の光と影」中間成績と合併症．日本女性骨盤底医学会誌 2010；7（1）：29-32．
4) Milani R, Salvatore S, Soligo M：Functional and anatomical outcome of anterior and posterior vaginal prolapse repair with prolene mesh. BJOG 2005；112：107-11．

腟中央閉鎖術（Le Fort 術式）

京都大学大学院医学研究科婦人科学産科学
小西郁生

術式の特徴とストラテジー

- 完全子宮脱や子宮全摘術後の完全腟脱に対して腟閉鎖術を行う場合がある。本手術には性交が不可能になるという大きな欠点を有しているため，高齢あるいは高度の合併症を有する場合で性生活のない患者が適応となる。また，術後は子宮腟部を直視できなくなり，子宮頸部細胞診を施行しにくくなるという欠点がある。
- 本手術の施行は，女性のセクシュアリテイを守るという産婦人科医の使命と矛盾するため，あくまでも最後の手段といえる。

骨盤臓器脱に対する基本的アプローチ

ヒトは四つ足歩行から立ち上がり二本足歩行を始めることで進化したが，直立歩行には骨盤形態の変化に加えて，重力に抗して体内臓器を支えるための種々の支持装置を必要とした。さらに，女性の場合は骨盤内中央に子宮という臓器が位置し，これを保持する必要があり，かつ妊娠・分娩によりダイナミックな変化をきたす。特に，分娩時には支持装置をかいくぐって児を娩出しなければならず，その結果，支持装置に障害を与えることとなる。女性は骨盤臓器脱をきたす宿命を負っているともいえる。

骨盤臓器脱に対する手術的アプローチとして，従来から，閉経後で膀胱瘤を伴う子宮下垂・脱の基本手術は「腟式単純子宮全摘術＋前後腟壁・会陰形成術」であり，閉経前で頸部延長症があり膀胱瘤は伴わない子宮脱には「マンチェスター手術」が行われ，高齢あるいは高度の合併症があり，かつ性生活を考慮しなくてよい場合には「腟中央閉鎖術」が行われてきた。近年では，尿失禁に対する吊り上げ法やメッシュなど新素材も用いた修復手術も普及してきているが，メッシュ法の長期予後はいまだ明らかではない。専攻医は古典的な腟壁形成術や会陰形成術の方法もしっかりとマスターする必要がある。実際の診療では，種々の手術法の特性や自分の手技熟練度を考慮しつつ，個々の患者に対する治療方針を立てる。

そのような中で，腟中央閉鎖術について改めて考察すると，この手術は他の方法とは明らかに異なり，術後に通常の性交を行うことができなくなることが大きな特徴である。近年，平均寿命が延びたことに伴い，男女にかかわらず，高齢者の性が注目される時代となっている。性交の機会が今はなくとも，明日には必要となる可能性があり，男女にかかわらず性機能を保持することは，人間としてとても大切なことである。筆者も初期研修で関連病院に赴任した際に，先輩から教わって3人の患者にこの手術を行ったが，以降はまったく行っていない。ある限定的な条件下で行う手術であり，十分なインフォームド・コンセントを得たうえで行うべきである。

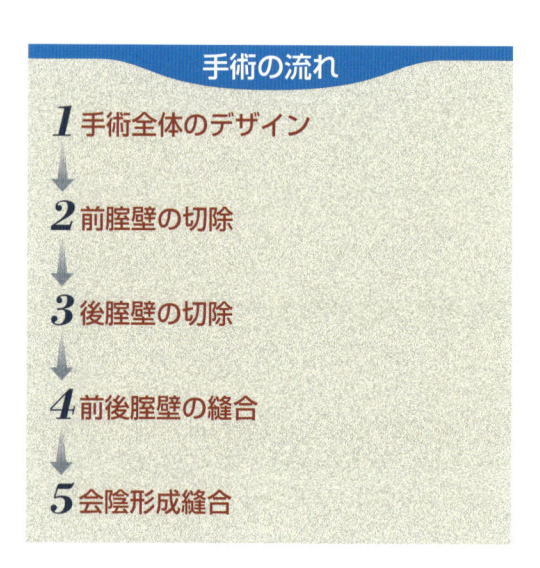

手術の流れ

1. 手術全体のデザイン
2. 前腟壁の切除
3. 後腟壁の切除
4. 前後腟壁の縫合
5. 会陰形成縫合

手術の実際

1 手術全体のデザイン

　子宮脱の状態を観察し**（図1）**，前後の腟壁を閉じた場合にどのような状態にできあがるかを予測し**（図2）**，切除範囲を決定する。切除する腟壁は，通常，子宮腟部側を底辺とする三角形とする。三角形の先端は外尿道口よりも1cm以上離しておく。
　子宮頸管や内腔からの分泌物の通路を確保しておく必要があり，左右の腟粘膜をある程度残しておく。

2 前腟壁の切除

　子宮腟部にミュゾー鉗子または塚原鉗子をかけて下方に牽引しながら，前腟壁の切除範囲を決定し，マーキングしておく**（図3）**。子宮腟部に近い切開線は前後に縫合した際に子宮腟部を収納できるよう十分に余裕をもたせておく。
　腟壁の切除はあくまでも薄い腟粘膜のみを切除し，膀胱腟中隔の筋膜には入らない深さで行う。膀胱腟中隔は術後の支持機能を保持するうえで重要である。これには最初にメスで浅い切開を加えた後に，メスの刃を腟粘膜に鈍的にあてながら，擦るようにして膜を剝いでいくイメージで進めていく**（図4）**。このようなメスの使用法は他にも応用可能であり，専攻医が習得すべきテクニックの1つである。出血に対しては電気凝固で対応する。<u>止血を完全にしておくことが死腔形成を予防するうえで重要で</u>ある。

3 後腟壁の切除

　腟部鉗子を上方に牽引しながら，後腟壁の切除範囲を，前壁と同じ形となるよう決定し，切開線をマーキングする**（図5）**。今度は上から下方へ腟壁を剝がしていく形

図1 子宮脱の状態イメージ

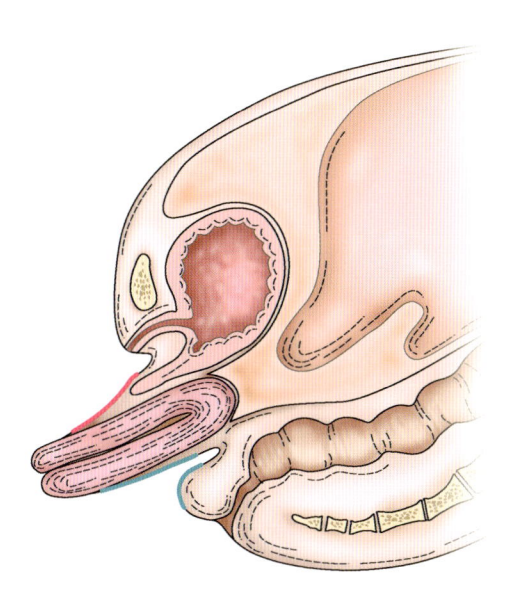

図2 腟壁を閉じた状態のイメージ

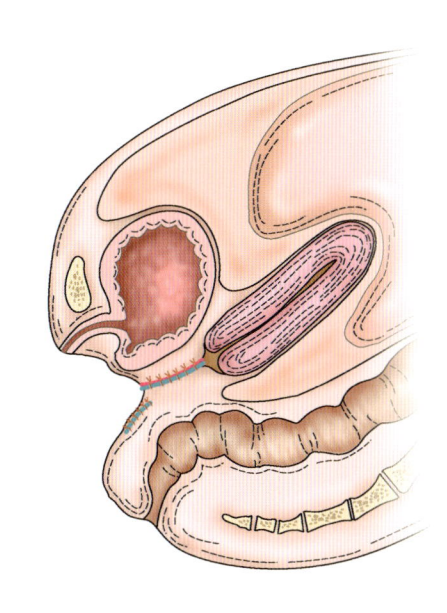

図3 前腟壁の切除範囲

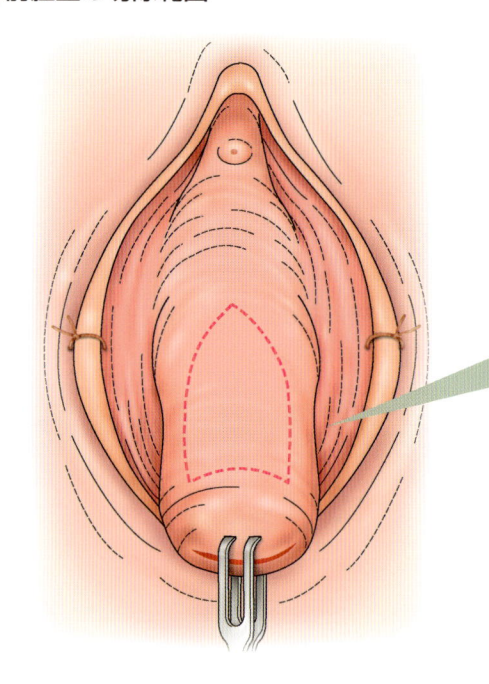

子宮腟部にミュゾー鉗子をかけて下方へ牽引し，前腟壁の切除範囲をデザインする。その形は腟入口部を頂点とする膨らんだ三角形とする。子宮腟部側の切開線は余裕をもって腟部を収納できる高さとする。

図4 前腟壁粘膜の剥離

膀胱腟中隔の筋膜に達しない深さまで切開し，メスで鈍的に剥離していく。腟の皮を剥ぐような感じで行う。

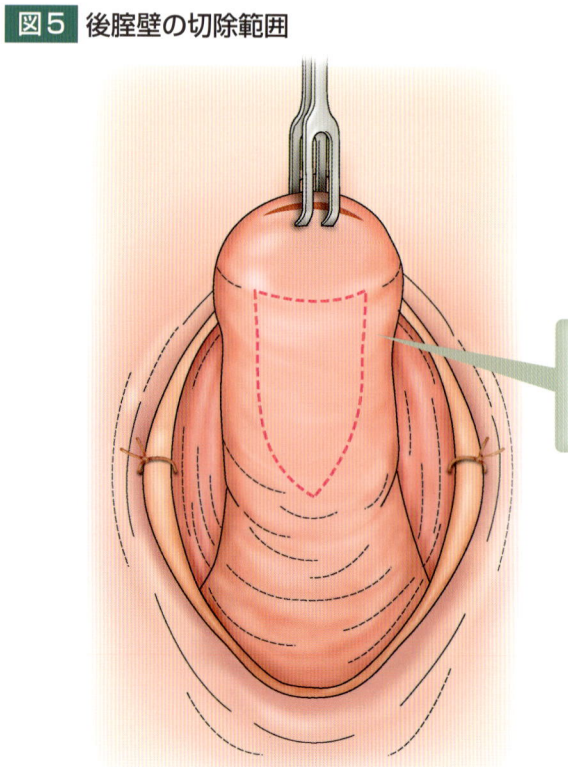

図5 後腟壁の切除範囲

さきほどの前腟壁の切除範囲と対称的になるようデザインする。

となる。前壁と同様に，直腸腟中隔を残す形とする。このためには**腟後壁の粘膜のみを剥がしていくイメージで進める（図6）**。

4 前後腟壁の縫合

子宮腟部を奥へ押し込むようにして，前後の腟壁を合わせて行くが，まずは子宮腟部に近い横切開切除線を結節縫合していく**（図7，8）**。2-0ないし0 Vicryl®が適当である。結紮断端は創部内に閉じ込めずに，可能な限り外にあるようにしたほうがよいと思われる。

この切開線の縫合が終われば，切除三角形の両辺の縫合を行っていく**（図9）**。

前後腟壁の間に，順次，死腔が生じてくるので，この部分は3-0 Vicryl®を用いて埋没縫合を置き，筋膜同士を合わせていく**（図9）**。

最後に三角形の頂点を縫合すると，腟中央閉鎖が完了する**（図10）**。

図6 後腟壁粘膜の剥離

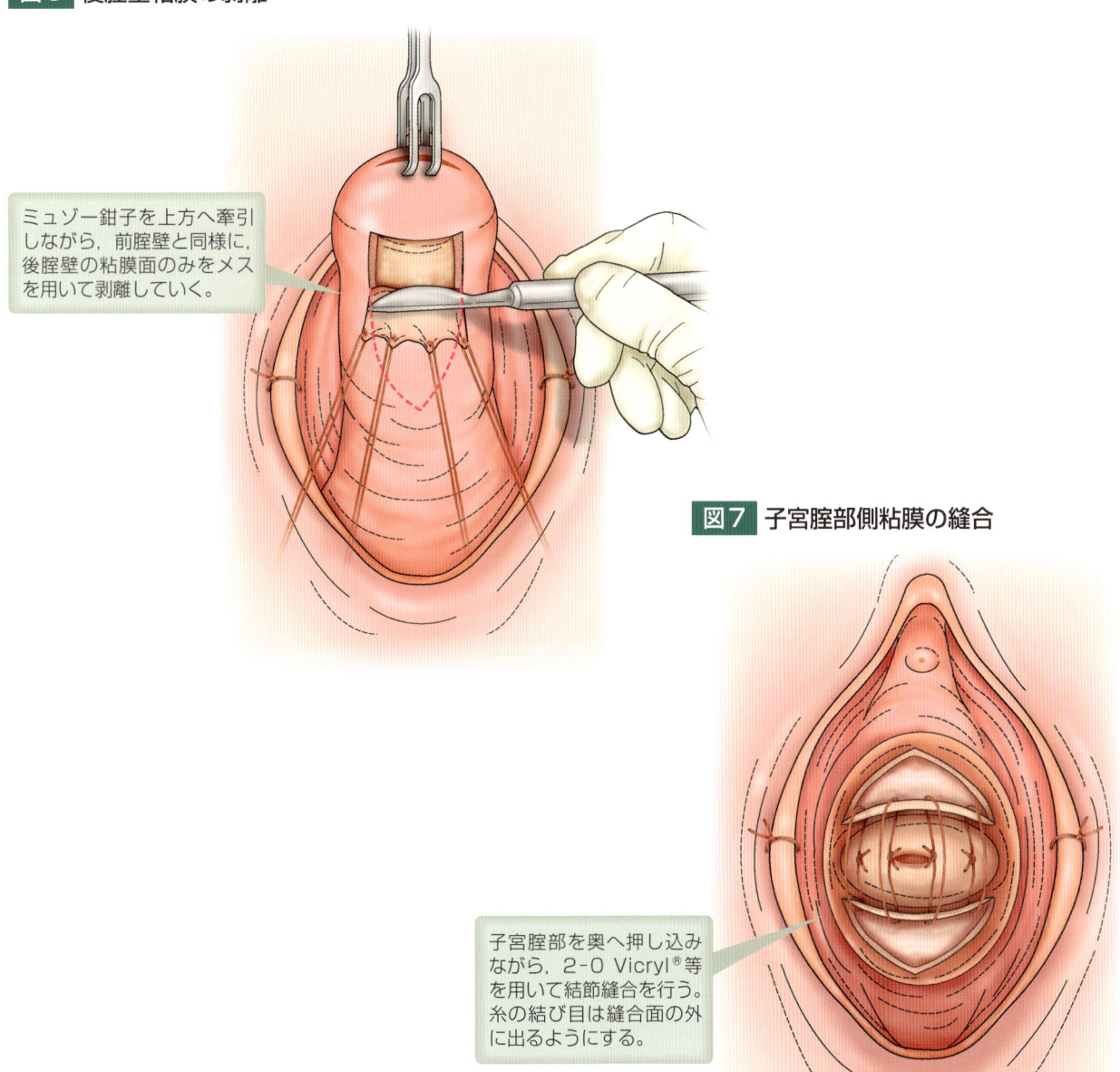

ミュゾー鉗子を上方へ牽引しながら，前腟壁と同様に，後腟壁の粘膜面のみをメスを用いて剥離していく。

図7 子宮腟部側粘膜の縫合

子宮腟部を奥へ押し込みながら，2-0 Vicryl®等を用いて結節縫合を行う。糸の結び目は縫合面の外に出るようにする。

図8 切除面の縫合・閉鎖

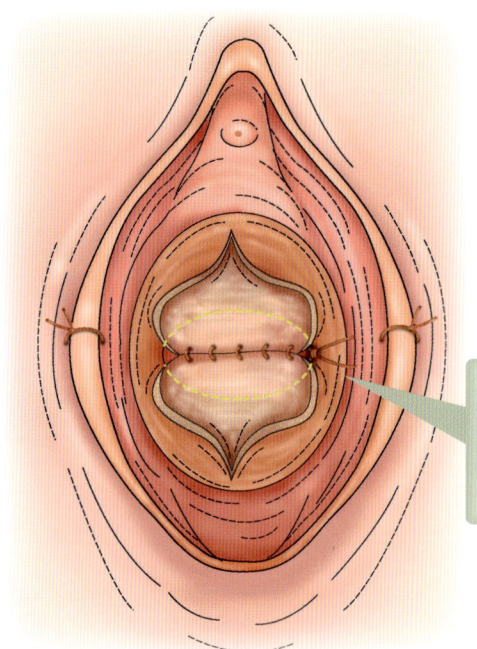

埋没縫合も適宜用いながら，切除面の縫合を行っていく。よく止血しておくこと，また死腔をつくらないことが重要である。

図9 腟中央閉鎖の完了

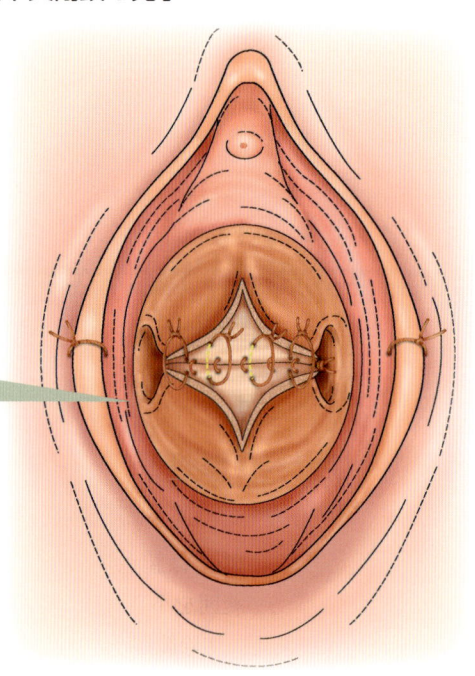

切除面の縫合を順次進めていくと，子宮腟部は次第に上方へと収納されていく。

図10 会陰切開

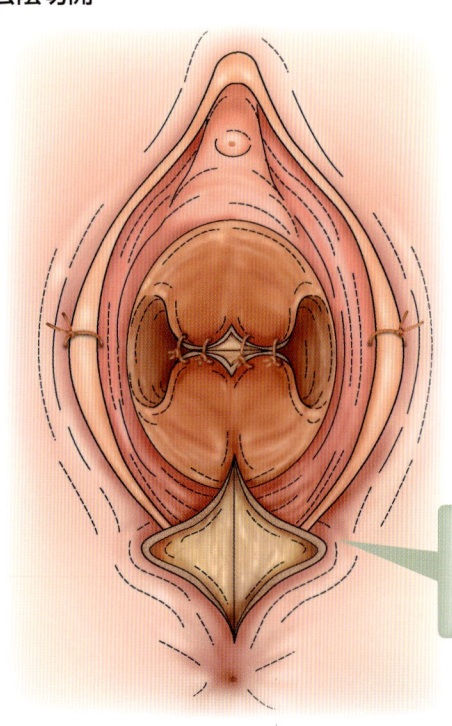

会陰切開を行い，余剰の腟粘膜および皮膚を切除する。大きく切開を加えて肛門挙筋縫合を行うこともある。

図11 会陰形成・縫合

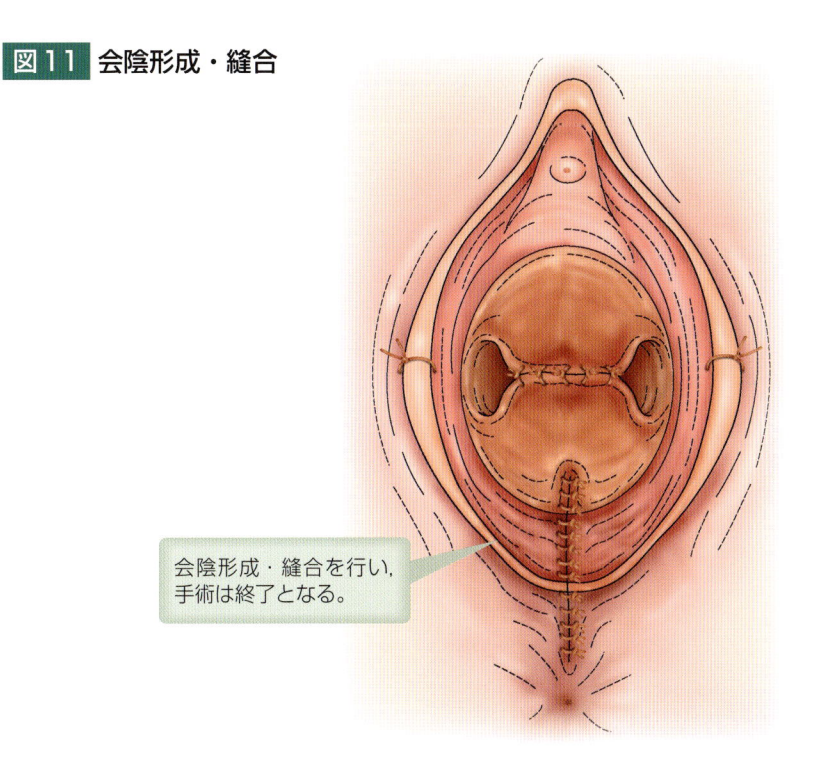

会陰形成・縫合を行い，手術は終了となる。

5 会陰形成縫合

　会陰をどのように形づくるかは患者の状況次第であるが，通常，会陰形成手術を別個に行うことが多い。産科で分娩後に行う会陰縫合と同様に，この部分の余剰な皮膚と腟後壁を切除する**（図10）**。会陰形成縫合を2-0 Vicryl®にて行い，手術を終了する**（図11）**。

Le Fort手術原法と種々の変法について

　Le Fort手術原法では腟壁切除は完全な長方形とされている。一方，Goodall-Power変法は切除範囲を小さな三角形にして，不完全ながら性交可能となるよう工夫されたものである。切除範囲を小さくしすぎると創が離開し，再発の可能性が高まる。また，膀胱腟中隔や直腸腟中隔を縫縮した後に，前後腟壁を縫合する方法や肛門挙筋縫合を加える場合もある。

■文献
1) 森　崇英，浅野　定，浮田昌彦：腟式子宮脱根治手術 −骨盤ヘルニア管の立場から−．南江堂，東京，1990.

マンチェスター手術

順天堂大学医学部附属静岡病院産婦人科
三橋直樹

術式の特徴とストラテジー

- マンチェスター手術は1888年前後の時期に英国のマンチェスター市にあった聖メアリ病院でDonaldが始めた手術といわれている。1920年ころまでにDonald.AおよびForthergill.W.E.は多数の症例にこの手術を行い報告している。
- この手術の特徴はいくつかあるが，驚くべきことは130年前に開発された術式が依然として現在でも施行されているりっぱな術式であることである。しかも現在の子宮脱の手術の主流は腟式子宮全摘術と思われるが，子宮を摘出することと子宮頸部を切断することの違いがあるだけで基本は変わらない。子宮脱を腟式の手術で治療する基本はこのマンチェスター手術から始まったといえる。
- 産婦人科の手術は術式に開発者の人名がつけられることが多いが，このマンチェスター手術名は地名から取られていることが特徴である。

手術の特徴と適応

マンチェスター手術の大きな利点は腟式のみの手術であり，腟式子宮全摘術に比較し手術が小さく短時間で終わることである。要する時間はLe Fort手術と大差がない。また腟式子宮全摘術と異なり開腹手術でないことも大きな特徴である。したがって，骨盤内の炎症や手術などの既往歴のある患者にも安全に施行できる。

また術後の性交が可能であることも利点である。妊娠，出産も可能との説もあるが，妊娠したとしても流早産の危険が高く，基本的には出産は無理と考えていたほうがよい。

マンチェスター手術は多くの利点をもっているにもかかわらず，その後いくつもの術式が出てきた理由は，この術式が2つの欠点をかかえているからである。1つは全子宮脱のように高度の脱はこの術式で修復することは困難であること，もう1つは脱の再発が多いといわれていることである。手術の適応についてはこれらの利点と欠点を考えて決定すればよい。

手術の流れ

1. 前腟壁と膀胱の処理
   ↓
2. 子宮頸部の切断と下部基靱帯の縫合
   ↓
3. 後腟壁縫縮，肛門挙筋縫合および会陰形成

手術の実際

麻酔は脊椎麻酔でも十分可能である。麻酔がかかったら砕石位を取り導尿し膀胱を空にしておく。手術器械は通常の腟式手術の器械でよい。電気メスを止血のために使用する。手術は術者と助手の2人で行う。術野を消毒後，掛け布を掛ける。

1 前腟壁と膀胱の処理

塚原鉗子など腟部鉗子で子宮を牽引し，S字の金属カテーテルを膀胱に挿入し膀胱の下端を確認しておく。

腟粘膜の粘膜下にボスミンの入った生理食塩水を注射する。これは**粘膜の剥離面を分かりやすくすると同時に出血を少なくする効果がある**。エピネフリンが入った局所麻酔剤を用いてもよい。

腟の前壁を逆T字に切開する（**図1**）。上は外尿道口から2cm程度下から膀胱下端のやや下までが適当である。

腟粘膜を膀胱から剥離していく（**図2**）。同時に膀胱を子宮から剥離し，上方に持ち上げておく。

次いで腟粘膜の下に付着している膀胱腟靱帯を左右で剥離する。

剥離した膀胱にタバコ縫合をかけ，上方に挙上しその底部を補強するために左右の膀胱腟靱帯を縫合する（**図3**）。ここまでの処理が膀胱底形成である。

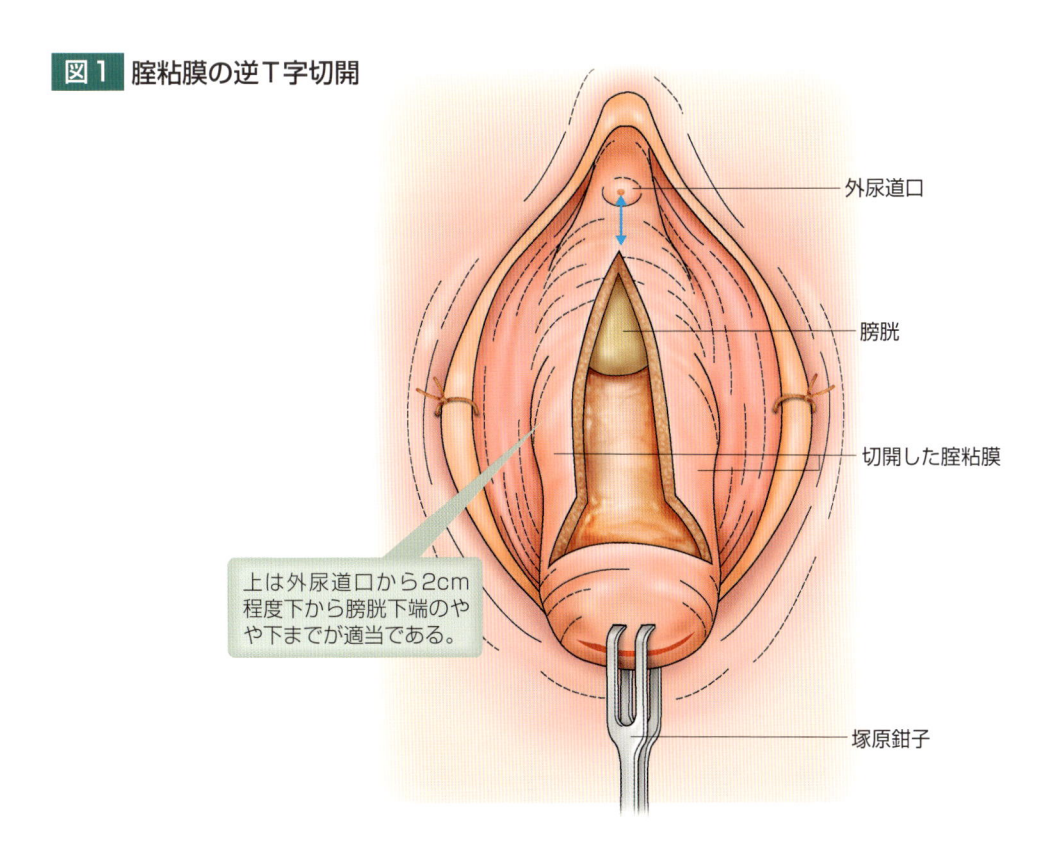

図1 腟粘膜の逆T字切開

上は外尿道口から2cm程度下から膀胱下端のやや下までが適当である。

- 外尿道口
- 膀胱
- 切開した腟粘膜
- 塚原鉗子

2 子宮頸部の切断と下部基靱帯の縫合

　逆T字切開した腟粘膜の切開を延長し，子宮頸部全周の粘膜を円形に切開する。切開前にボスミン生理食塩水を追加しておく。

　切開した腟粘膜をクーパー剪刀で挙上し，粘膜を剥離し，基靱帯の下部を露出して左右とも子宮から切断結紮しておく。断端は後に左右交差するように縫合するのでペアン鉗子などで牽引しておく。

　次いで子宮頸部を切断する（**図4**）が，その長さは個々の患者の頸部延長の程度による。切断端は電気メスで止血する。

　残った子宮頸部に先に切断してあった基靱帯を左右交差するように縫合する（**図5**）。この縫合で子宮を上方に牽引することがこのマンチェスター手術の核心である。

　最後に切開した腟粘膜の余分の部分を切り取り，上方から左右を縫合する（**図5**）。単結節縫合でもよいが，腟粘膜が十分に縫縮されるようにＺ縫合にしてもよい。子宮頸部の切断端にはスツルムドルフ縫合（**図6**）を行い，粘膜で覆うようにする。

図2　膀胱の子宮からの剥離

上方に持ち上げておく
膀胱

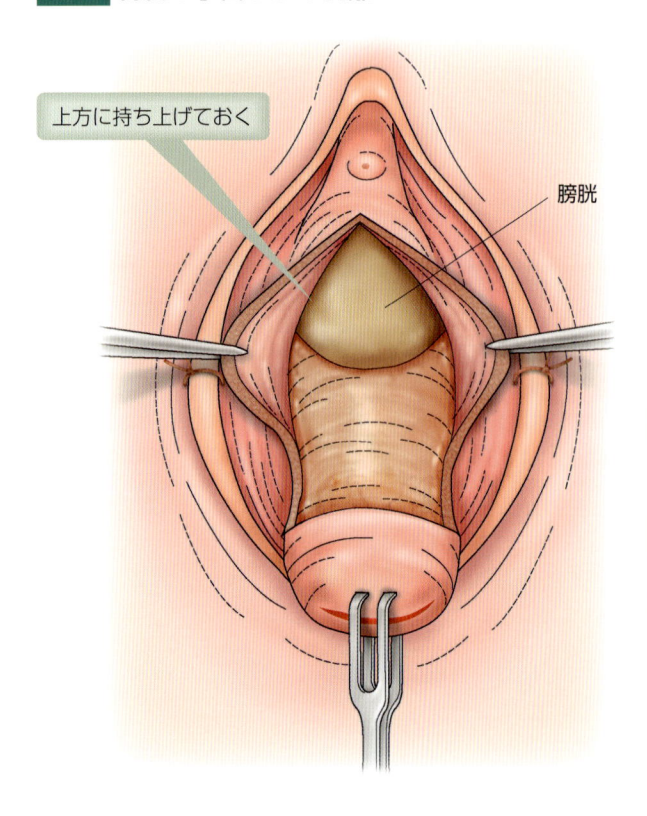

図3　膀胱底形成

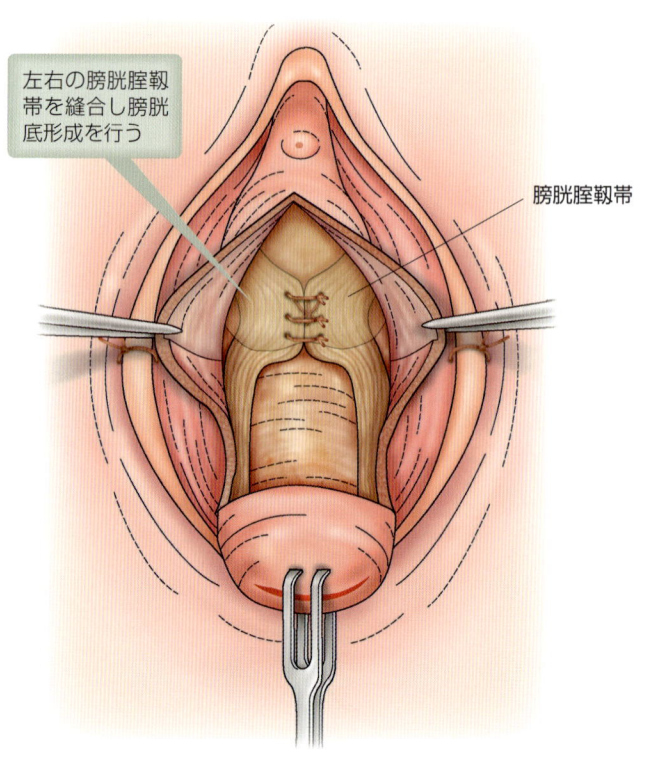

左右の膀胱腟靱帯を縫合し膀胱底形成を行う
膀胱腟靱帯

マンチェスター手術

図4 下部基靱帯の切断

下部基靱帯を切断・結合し，子宮頸部を切断する。

子宮頸部の切断

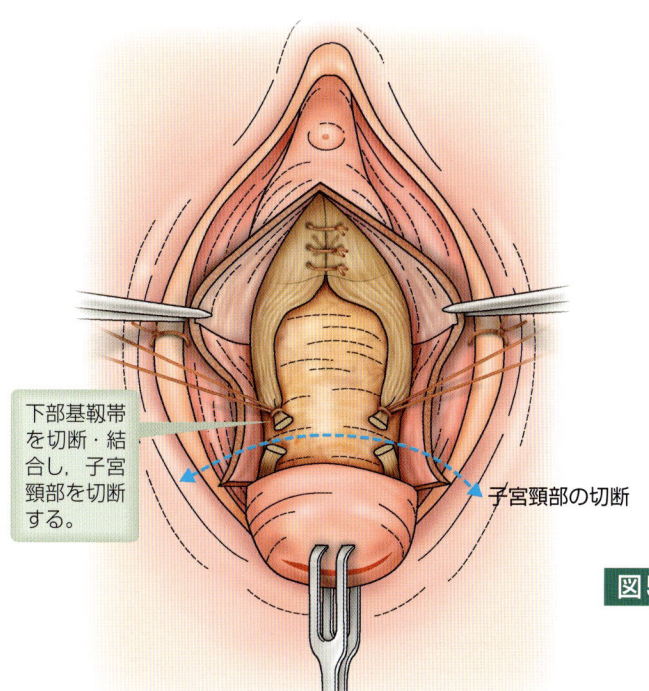

図5 左右の基靱帯の縫合と腟粘膜の縫合

残った子宮頸部に，先に切断してあった基靱帯を左右交差するように縫合する

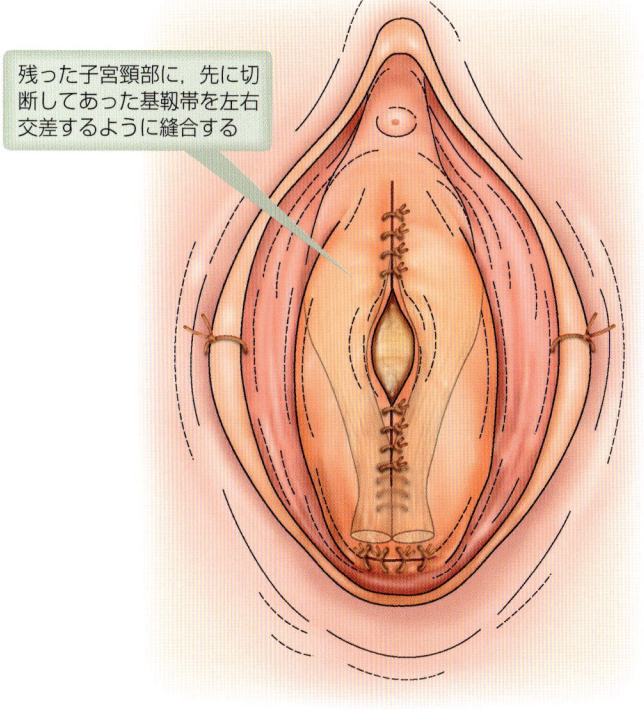

図6 スツルムドルフ縫合

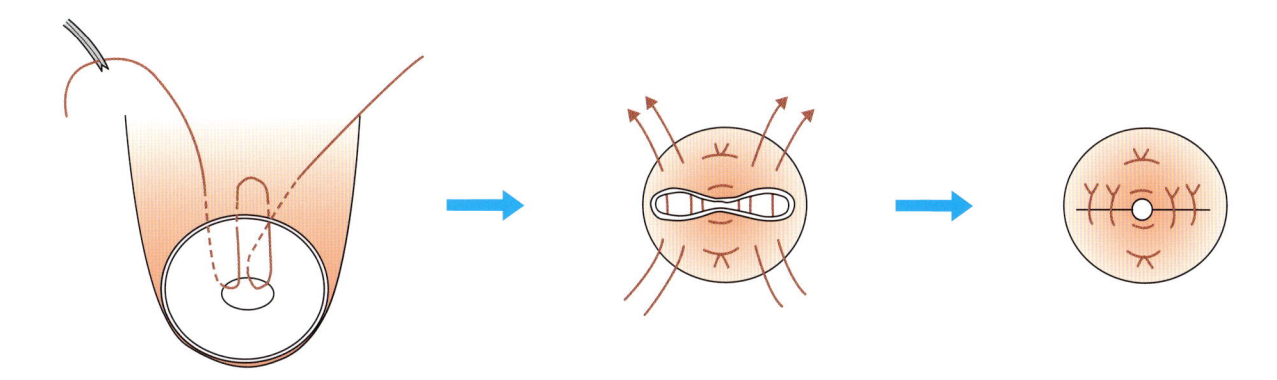

175

3 後腟壁縫縮，肛門挙筋縫合および会陰形成

次いで直腸脱の処理を行う。初期のマンチェスター手術ではこの処置はしていなかったようであるが，脱の手術では前方すなわち膀胱が上に固定されるといままで問題にならなかった直腸脱が顕在化してくることがあるので，同時に手術しておくほうがよい。

まず腟粘膜に逆T字に切開を入れる **(図7)**。前もってボスミン加生理食塩水を注射しておく。切開の上方はできるだけ高い位置がよいが，あまり高い位置だとその後の操作が困難である。下方は腟入口部であるが最後に左右を縫い合わせることになるので，腟入口の広さが指2本程度になることが適当である。

図7 後腟壁の切開

切開前にボスミン加生理食塩水を注射しておく。

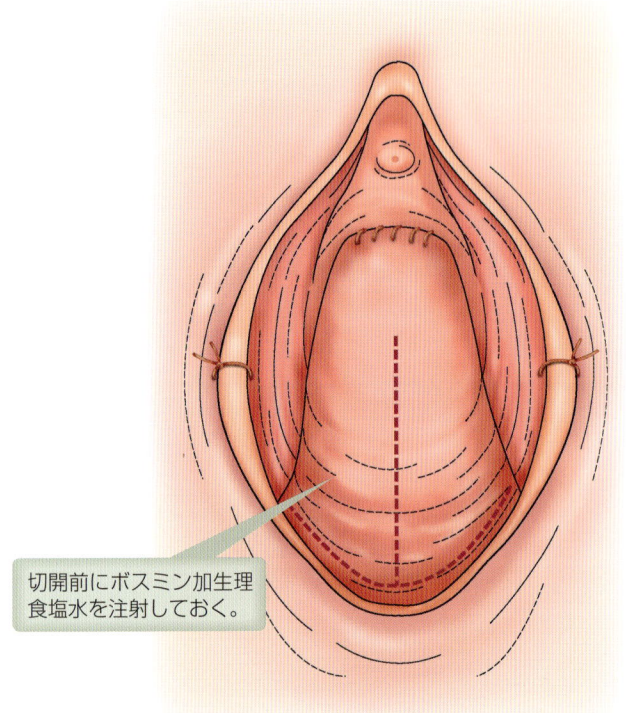

図8 肛門挙筋の縫合

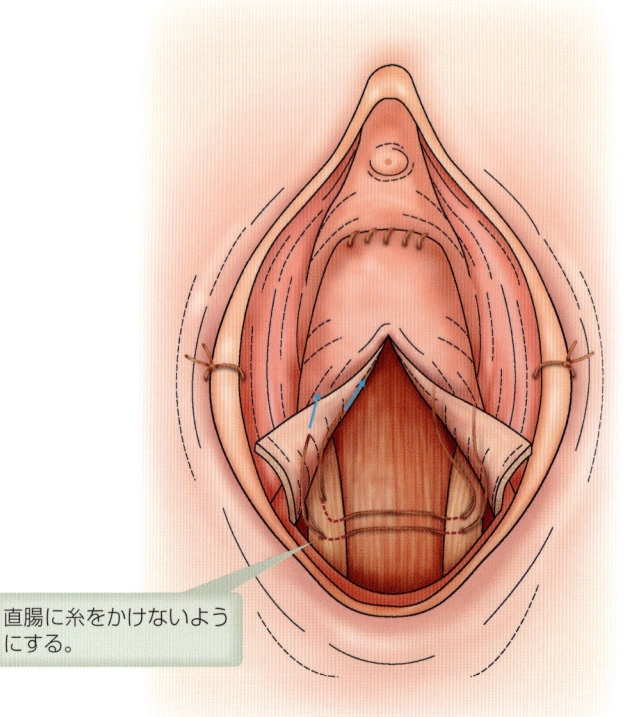

直腸に糸をかけないようにする。

図9 後腟壁の縫縮

会陰部口腔の入口が2指程度の広さになるようにする。

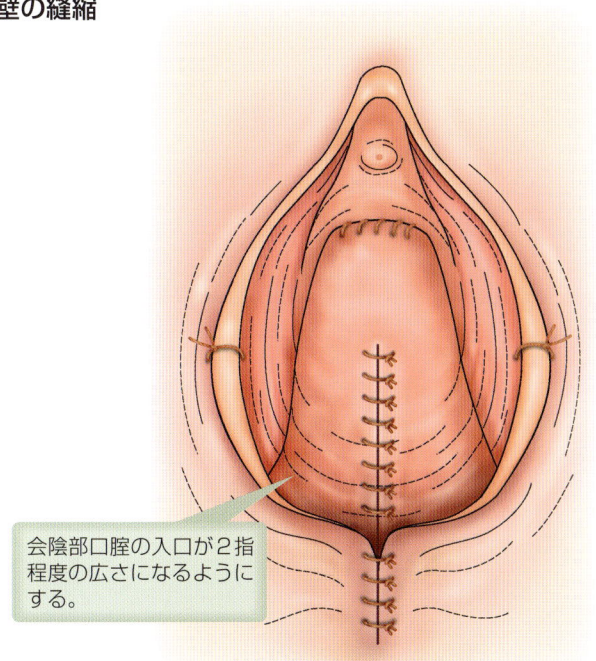

　腟粘膜を直腸から剥離する。次いで直腸を側方から手指で剥離し，肛門挙筋を露出させる。この左右の肛門挙筋を縫合する**（図8）**が，直腸に糸を掛けないように注意する。

　次いで余分の腟粘膜を切り取り，左右を縫縮する**（図9）**。前腟壁同様に単結節でもZ縫合でもよい。会陰部は腟入口が2指程度の広さになるようにする。最後に膀胱に留置カテーテルを入れ手術を終了する。

完全腟閉鎖術

岡山大学大学院医歯薬学総合研究科産科・婦人科
平松祐司

術式の特徴とストラテジー

- 腟閉鎖術には部分腟閉鎖術（Le Fort手術，Goodall-Power術式など）と完全腟閉鎖術がある。ここでは完全腟閉鎖術について解説するが，本術式は性交渉の必要を認めない，腟式および腹式子宮全摘術後の腟脱に対して行う手術手技である。

検査・診断

検査は一般の術前検査と同様で特に追加するものはない。しかし，患者が高齢者のことが多いため，各種合併症をもっている可能性がある。このため，各種合併症は術前に関係各科に紹介し，管理後に手術すべきである。

診断は，問診により子宮全摘術の既往があることを確認し，腹圧をかけたとき腟断端が脱出するのを確認する（図1）。脱出の程度により下記のように分類する（図2）[1]。

腟脱のレベル
Ⅰ度：腟断端が下降しているが腟入口部に達していないもの
Ⅱ度：腟断端が腟入口部を越えて下降するもの
Ⅲ度：腟全体が常時腟入口部外に脱出しているもの

ピットフォール

腟からの腫瘤の膨隆が大きくても，腟断端の下垂はほとんどなく，膀胱瘤や直腸瘤のことがある。子宮全摘後の症例でも腟断端両側にはわずかな窪みが観察できるため，この部の下垂があるかどうかを慎重に判断する。

手術の適応

①患者の症状が強く手術希望があること
②性生活の必要がないこと

手術するかしないかは患者の症状次第である。Ⅰ度の場合はほとんど無症状で手術の対象にならないが，膀胱瘤や直腸瘤を合併し，排尿・排便困難がある場合は，手術を行うことがある。Ⅱ度以上では，排尿・排便困難のほか外陰部違和感のため手術を希望することが多い。

治療法の選択とインフォームドコンセント

腟断端脱の治療法としては，腟閉鎖術のほか本号でも取り上げられているTVM手術，各種腟断端吊り上げ法などがある。まず，症状

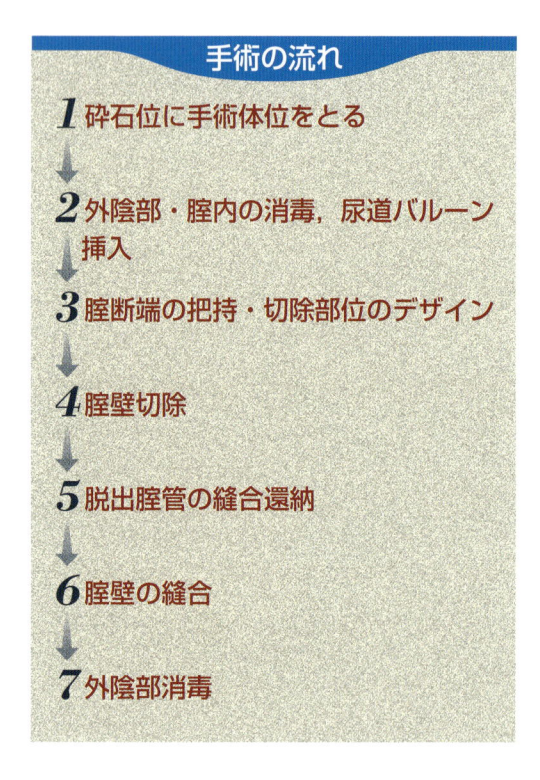

手術の流れ

1. 砕石位に手術体位をとる
2. 外陰部・腟内の消毒，尿道バルーン挿入
3. 腟断端の把持・切除部位のデザイン
4. 腟壁切除
5. 脱出腟管の縫合還納
6. 腟壁の縫合
7. 外陰部消毒

の強さ，手術希望の有無，性生活の必要性の有無を確認し，各種治療法のメリット，デメリットを説明のうえ，治療法を選択してもらうことになる。

腟閉鎖術は，術後に性交渉はできなくなるが，そのことが納得できれば，非常に侵襲の少ない手術であるため，合併症をもった高齢者にも適応できる術式である。

図1 腟脱症例
腟式子宮全摘術後の腟脱。牽引すると完全に反転しⅢ度と診断した。

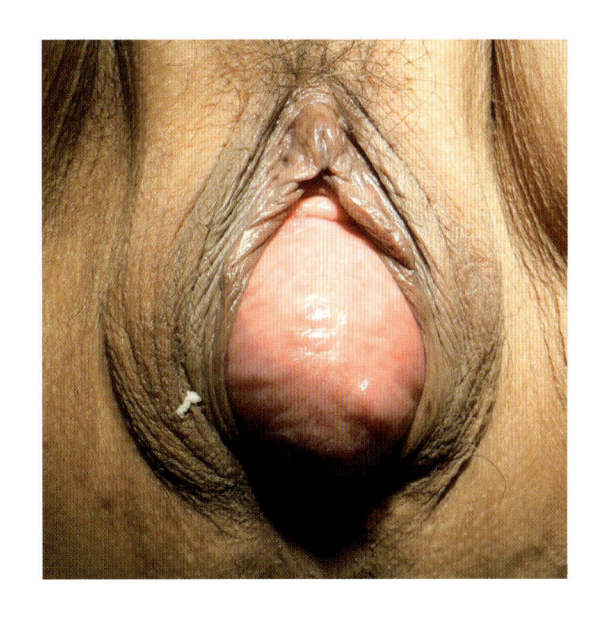

図2 腟断端脱の分類

a：Ⅰ度
腟断端が下降しているが腟入口部に達していないもの

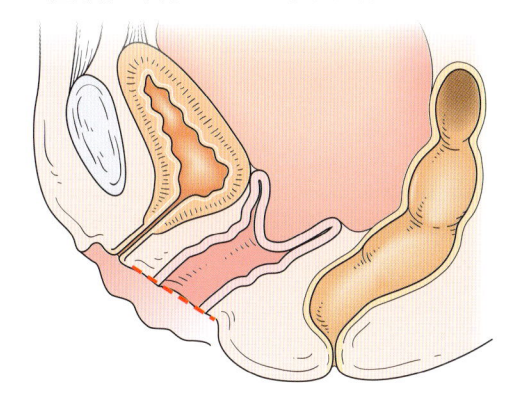

b：Ⅱ度
腟断端が腟入口部を越えて下降するもの

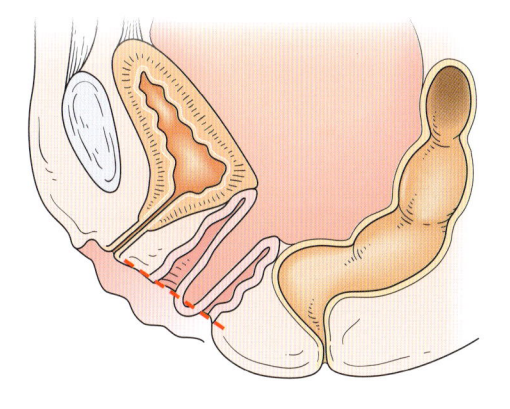

c：Ⅲ度
腟全体が常時腟入口部外に脱出しているもの

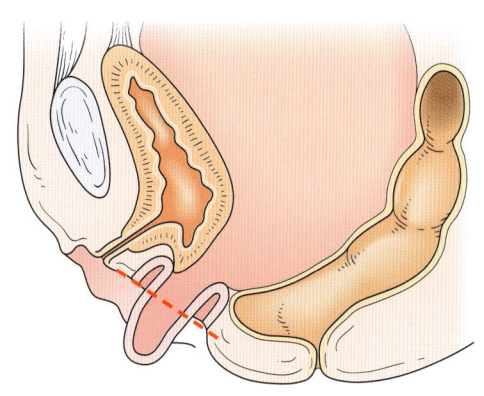

手術の実際[2, 3]

大網亜全切除あるいは大網全切除の場合

1 砕石位に手術体位をとる

砕石位の手術体位をとる。高齢者が多いため開排制限があることがある。無理のない程度に開排する。

2 外陰部・腟内の消毒，尿道バルーン挿入

外陰部および腟内を消毒し，術中に膀胱が膨隆しないようにバルーンカテーテルを挿入する。

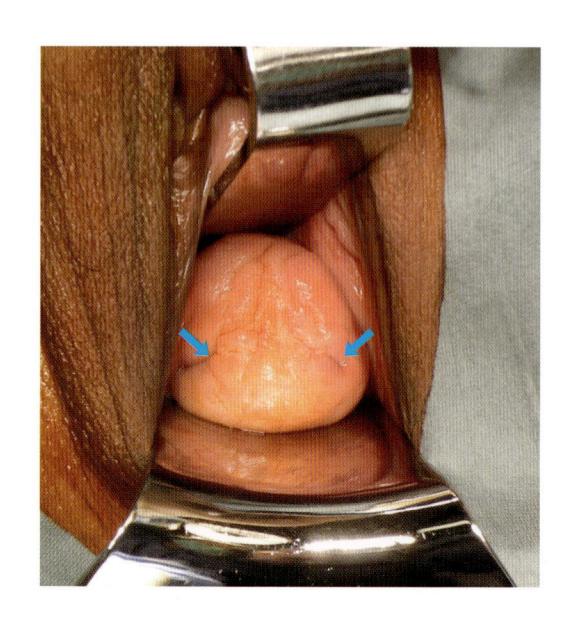

3 腟断端の把持・切除部位のデザイン

導尿し，膀胱の充満をとると，腟断端部がわずかな窪みとして確認できる（**図3**）。この部をコッヘル鉗子で把持し（**図4**），切除範囲をデザインする。通常，腟入口部から1cmくらいの粘膜を残し，あとは全粘膜を除去している。

4 腟壁切除

腟壁切除にあたっては，まず10万倍希釈ボスミン加生理食塩水を注入し，膨化する（**図5**）。腟断端を把持したコッヘル鉗子を下方へ牽引し正中をメスで切開する。そして断端を数本のアリス鉗子で把持し，**図6**のようにアリス鉗子を把持し，剥離する粘膜面に左手指を添え，粘膜の厚さを感じながら剥離していく（**図6**）。このときの剥離の厚さが大切で，腟上皮のみ切除し，筋層と内骨盤筋膜（endopelvic fascia）は腟側に残すようにする。筋層と筋膜を残し腟側を厚くしておかないと，次の縫縮時に糸を通したときの支持組織がなく縫縮効果がなく，術後再発することに

図3 腟断端の確認
導尿し膀胱の充満をとると，腟断端部がわずかな窪みとして確認できる（矢印）。

完全腟閉鎖術

図4 腟断端の把持・切除部位のデザイン

a

b

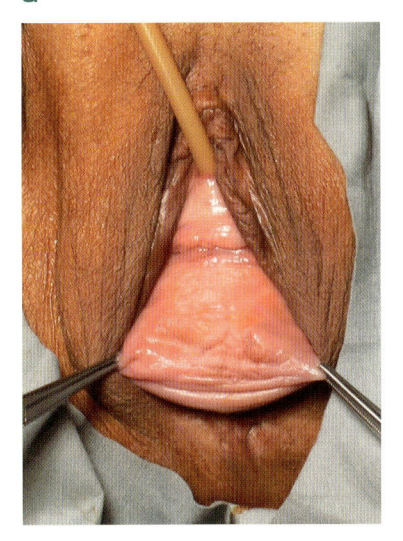

わずかな窪みとして確認できる腟断端部をコッヘルで把持し，切除範囲をデザインする。通常，腟入口部から1cmくらいの粘膜を残し，後は全粘膜を除去する。

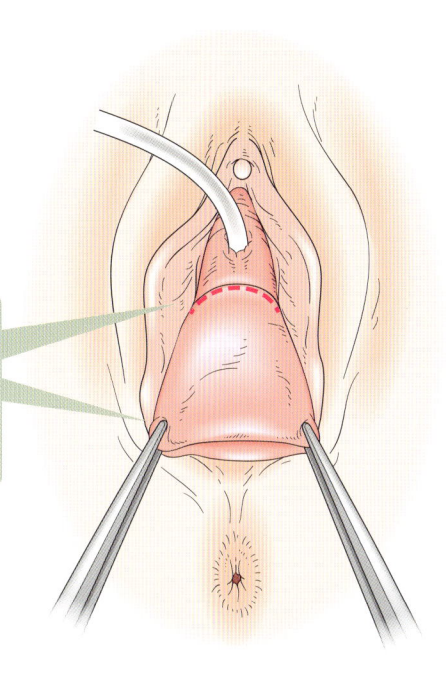

図5 腟壁切除

腟壁切除にあたっては，まずボスミン加生理食塩水を注入し，膨化する。

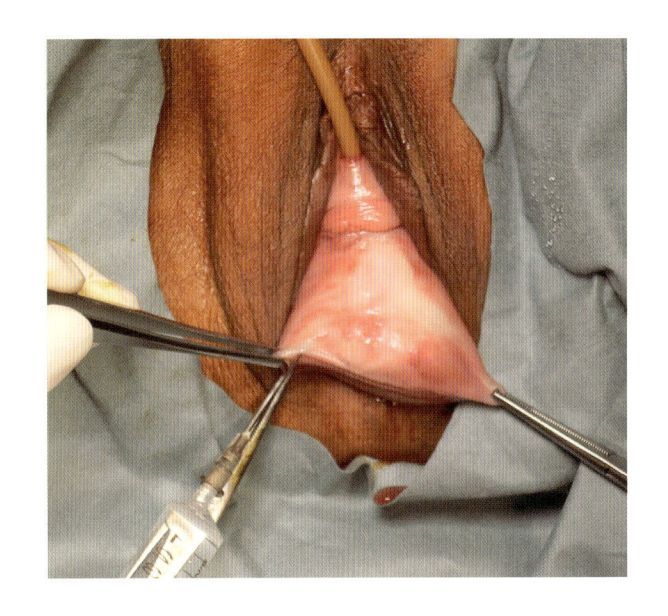

図6 腟粘膜の除去

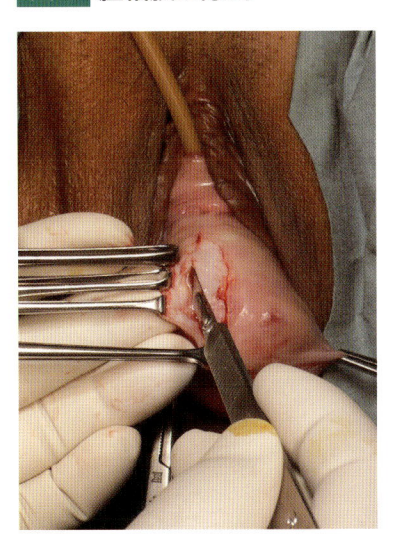

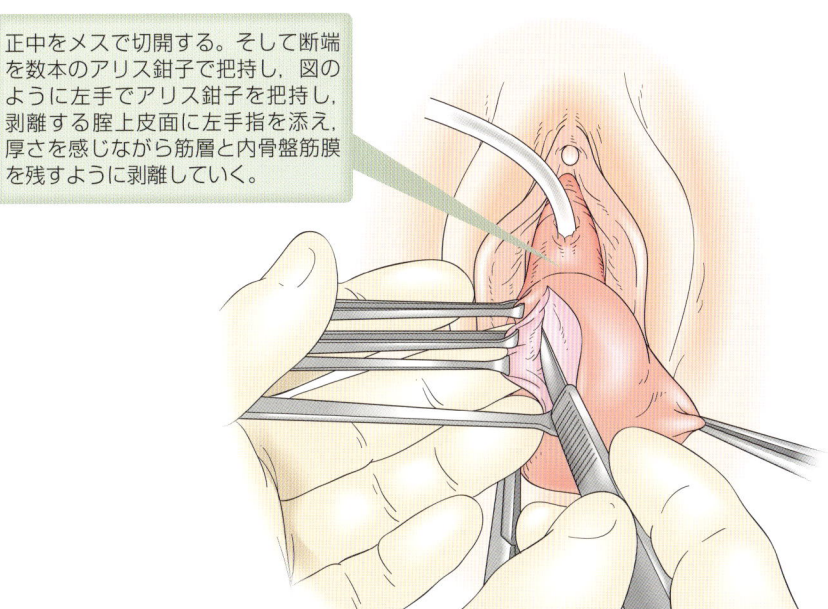

正中をメスで切開する。そして断端を数本のアリス鉗子で把持し，図のように左手でアリス鉗子を把持し，剥離する腟上皮面に左手指を添え，厚さを感じながら筋層と内骨盤筋膜を残すように剥離していく。

なる。この腟壁を厚く残すことが本手術において最も重要な点である。
　同様に後壁もボスミン加生理食塩水で膨化し，正中部に切開を入れ **(図7)**，前壁同様の手技で，直腸側に腟壁を厚く残すように腟粘膜を切除する **(図8)**。このときも指の腹を粘膜面に当て，厚さを感じながら剥離することが重要である。
　深く剥離すると縫合しにくくなったり，直腸損傷を起こす。正しい剥離層に入ると，ボスミン加生理食塩水で膨化しているため，ガーゼで押すことにより容易に剥離できる **(図9)**。
　全周にわたり腟粘膜が剥離できたら，最初のデザインに従い余剰腟壁を切除する **(図10)**。

図7 後壁腟粘膜の切開
後壁もボスミン加生理食塩水で膨化し，正中部に切開を入れる。

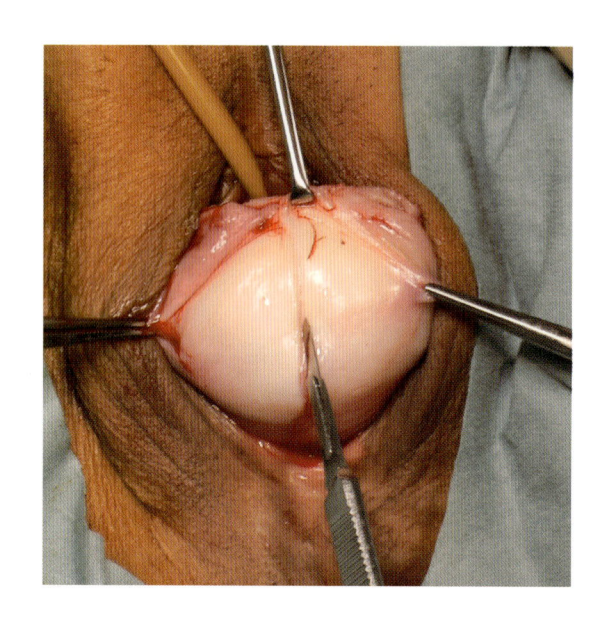

図8 後腟壁の剥離
前壁同様の手技で，直腸側に腟壁を厚く残すように腟粘膜を切除する。

> このときも指の腹を粘膜面に当て厚さを感じながら剥離することが重要である。
> 深く剥離すると縫合しにくくなったり，直腸損傷を起こす。

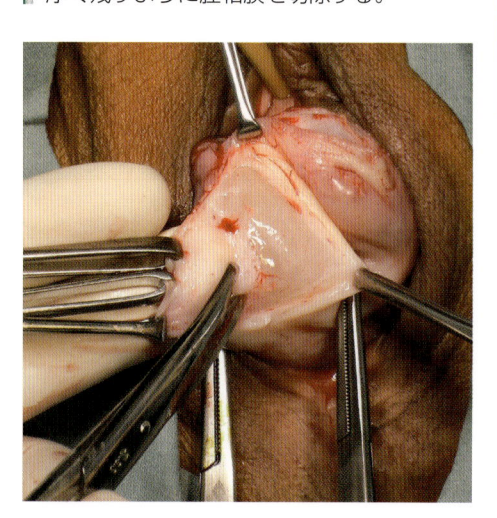

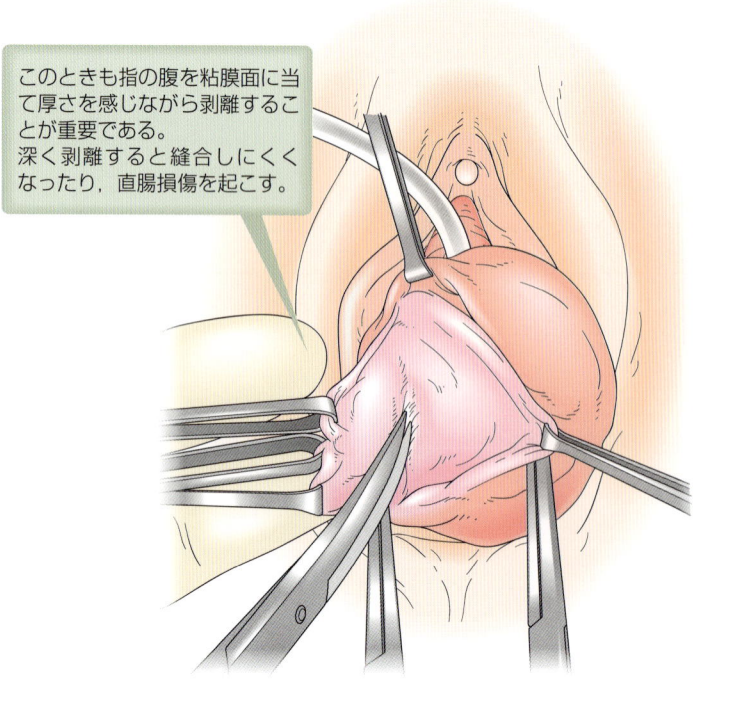

図9 後腟壁の剥離

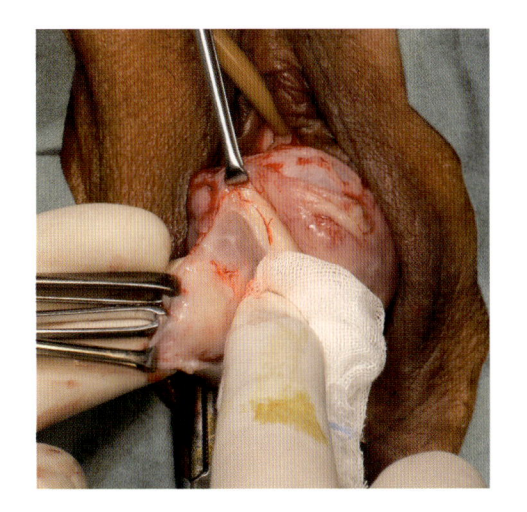

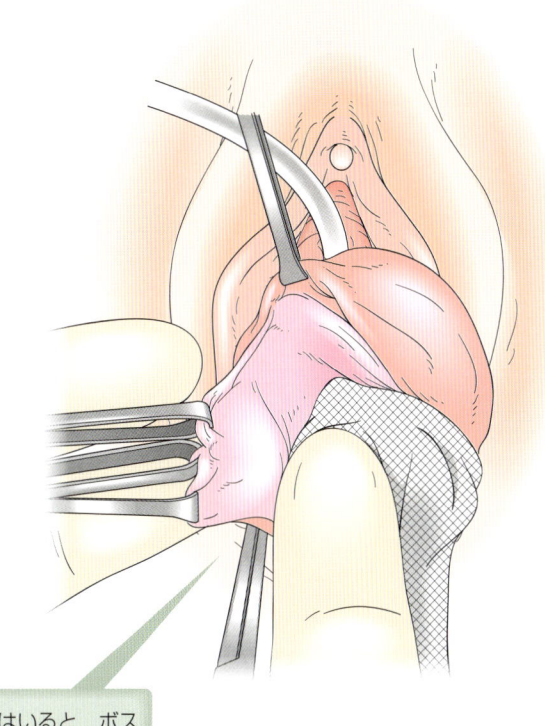

正しい剥離層にはいると，ボスミン加生理食塩水で膨化しているため，ガーゼで押すことにより容易に剥離できる。

図10 余剰腟上皮の切除

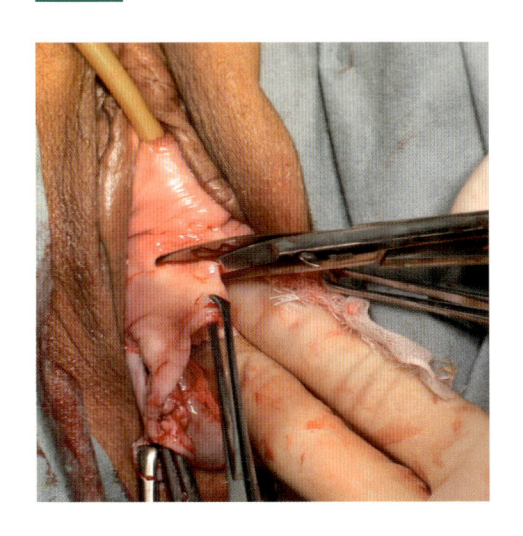

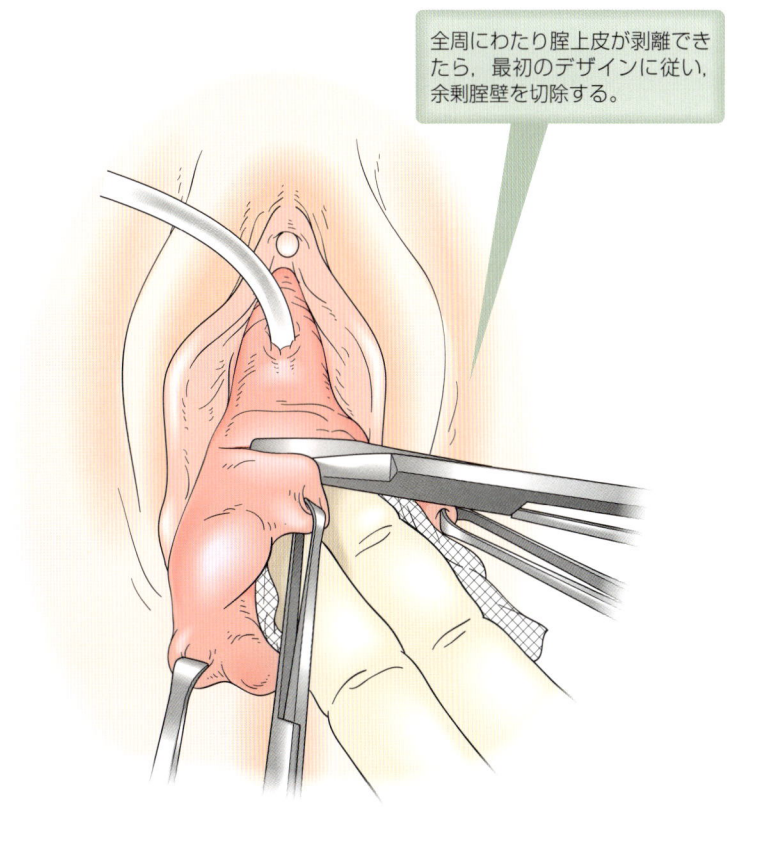

全周にわたり腟上皮が剥離できたら，最初のデザインに従い，余剰腟壁を切除する。

5 脱出腟管の縫合還納

腟断端部から順次奥に向かって，約1～1.5cmの間隔で巾着縫合を順次行う**（図11）**。縫合糸は生体内抗張力保持期間が約6週と長い2-0 PDS Ⅱを使用している**（図12）**。

全周に糸をかけたら，その前の縫合結紮糸断端をモスキートケリー鉗子かペアン鉗子で把持し，奥へ押し込むようにして結紮する。図13はほぼ脱出腟が還納できたところを示す。

図11 巾着縫合

手前から約1～1.5cm間隔で巾着縫合し，手前の組織を順次奥へ押し込む。

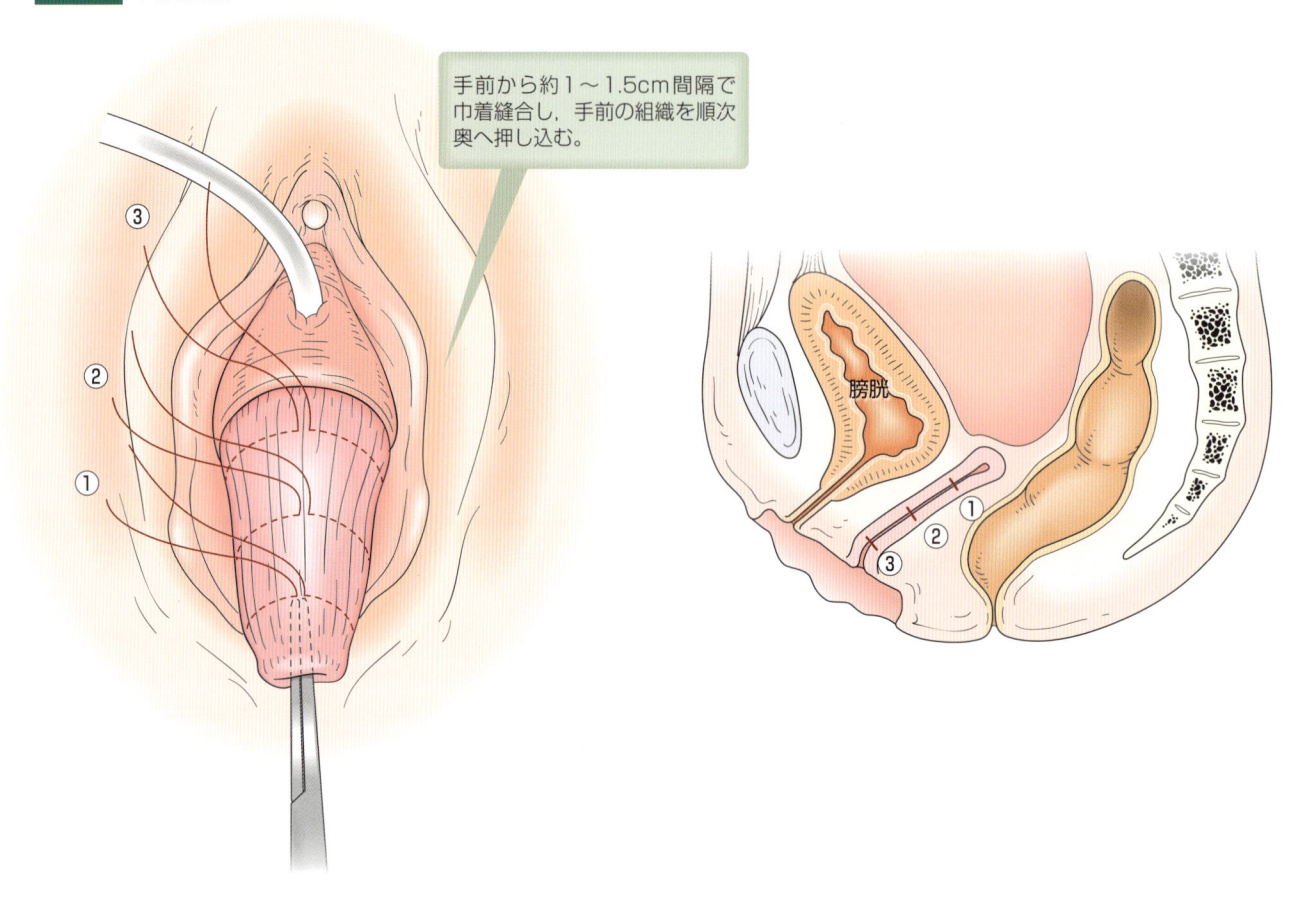

図12 脱出腟の陥入

縫合糸は生体内抗張力保持期間が約6週と長い2-0 PDS Ⅱを使用している。
あまり深く運針すると周囲組織を損傷するので，筋膜をすくう程度に浅く糸をかける。

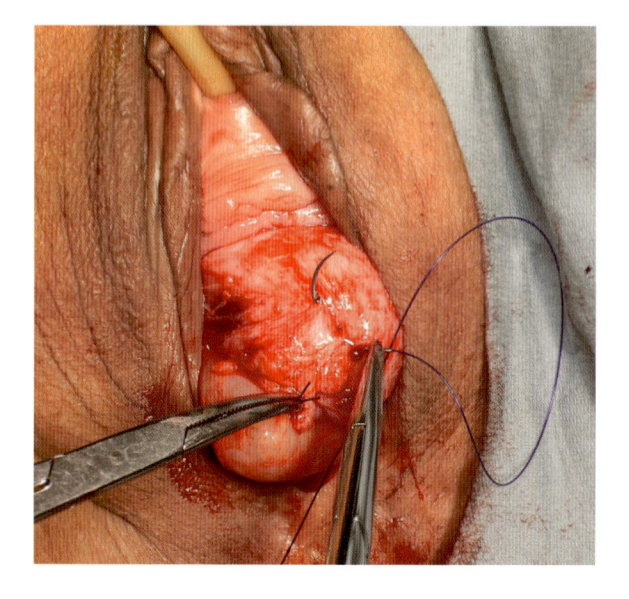

図13 脱出腟の巾着縫合
全周に糸をかけたらその前の縫合結紮糸をモスキートケリー鉗子で把持し，奥へ押し込むようにして巾着縫合する。

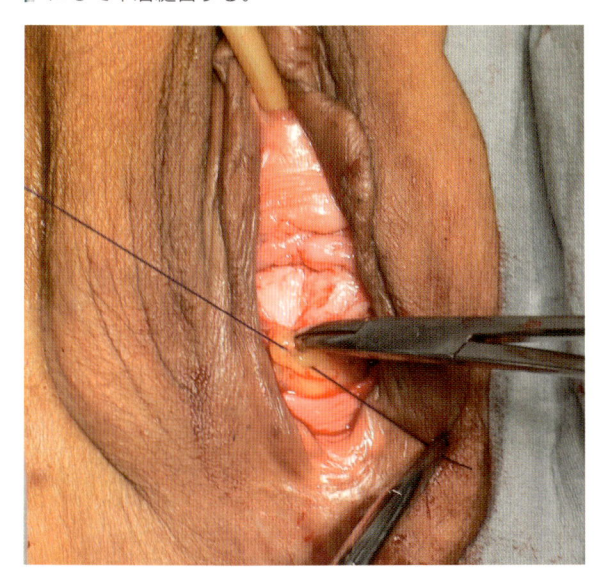

図14 腟粘膜の縫合
数回の巾着縫合で脱出腟を還納できたら，腟粘膜をPDSⅡで結節縫合する。

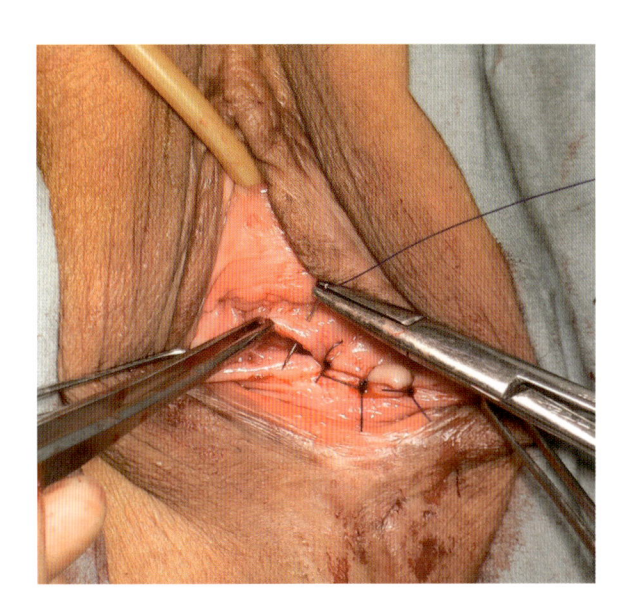

6 腟壁の縫合

　数回の巾着縫合で脱出腟を還納できたら，腟壁を結節縫合する**（図14）**。
　結紮糸の間に1本，幅約2cmのガーゼドレーンを挿入しておく。特に異常なければ，翌日このドレーンは抜去する。

7 外陰部消毒

　外陰部を消毒し手術を修了する。

術後管理

　特に特別な術後管理は必要でなく，翌日尿道カテーテルを抜去し，歩行可能である。しかし，高齢者，合併症保有者が多いため，術後の肺炎，心不全やその他の合併症悪化には十分注意を払う必要がある。

■文献
1) Beecham CT：Classification of vaginal relaxation. Am J Obstet Gynecol 1980；136：957-8.
2) 塚本直樹：子宮摘出術後の腟脱. 産婦人科図説VIEW 3 性器脱・形成手術. p150-65, メジカルビュー社, 東京, 1994.
3) Silva WA, Karram MM：Obliterative procedures for vaginal prolapse. Urogynecology and reconstructive pelvic surgery. p288-94, Mosby, 2007.

OGS NOW　No.8
骨盤臓器脱の手術　正しい診断と適切な術式の選択

2011年11月10日　第1版第1刷発行
2020年6月1日　　　　　第4刷発行

■編集委員　　平松祐司・小西郁生・櫻木範明・竹田省
　　　　　　　ひらまつゆうじ　こにしいくお　さくらぎのりあき　たけだ さとる

■担当編集委員　平松祐司　ひらまつゆうじ

■発行者　三澤　岳

■発行所　株式会社メジカルビュー社
　〒162-0845 東京都新宿区市谷本村町2-30
　電話　03(5228)2050(代表)
　ホームページ https://www.medicalview.co.jp/

　営業部　FAX 03(5228)2059
　　　　　E-mail eigyo@medicalview.co.jp

　編集部　FAX 03(5228)2062
　　　　　E-mail ed@medicalview.co.jp

■印刷所　シナノ印刷株式会社

ISBN978-4-7583-1207-3 C3347

©MEDICAL VIEW, 2011. Printed in Japan

・本書に掲載された著作物の複写・複製・転載・翻訳・データベースへの取り込みおよび送信（送信可能化権を含む）・上映・譲渡に関する許諾権は，(株)メジカルビュー社が保有しています．

・JCOPY〈出版者著作権管理機構 委託出版物〉
本書の無断複製は著作権法上での例外を除き禁じられています．複製される場合は，そのつど事前に，出版者著作権管理機構（電話 03-5244-5088，FAX 03-5244-5089，e-mail：info@jcopy.or.jp）の許諾を得てください．

・本書をコピー，スキャン，デジタルデータ化するなどの複製を無許諾で行う行為は，著作権法上での限られた例外（「私的使用のための複製」など）を除き禁じられています．大学，病院，企業などにおいて，研究活動，診察を含み業務上使用する目的で上記の行為を行うことは私的使用には該当せず違法です．また私的使用のためであっても，代行業者等の第三者に依頼して上記の行為を行うことは違法となります．

OGS NOW
Obstetric and Gynecologic Surgery

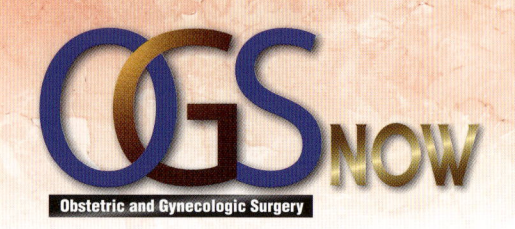

全巻案内

No.	タイトル	サブタイトル	担当編集委員	価格・ISBN
No.1	開腹・閉腹と付属器手術	基本手技の完全マスター	平松祐司	本体12,000円+税 ISBN978-4-7583-1200-4 発売中
No.2	腹式単純子宮全摘術	必須術式の完全マスター	小西郁生	本体12,000円+税 ISBN978-4-7583-1201-1 発売中
No.3	帝王切開術	基本と応用まるごとマスター	竹田 省	本体12,000円+税 ISBN978-4-7583-1202-8 発売中
No.4	産科手術	必須術式の完全マスター	櫻木範明	本体12,000円+税 ISBN978-4-7583-1203-5 発売中
No.5	子宮頸癌・外陰癌の手術	理論と実際	櫻木範明	本体12,000円+税 ISBN978-4-7583-1204-2 発売中
No.6	子宮体癌・卵巣癌の手術	基本術式と腫瘍進展に応じた戦略	小西郁生	本体12,000円+税 ISBN978-4-7583-1205-9 発売中
No.7	子宮奇形・腟欠損・外陰異常・性別適合の手術	病態理解と術式まるごとマスター	竹田 省	本体12,000円+税 ISBN978-4-7583-1206-6 発売中
No.8	骨盤臓器脱の手術	正しい診断と適切な術式の選択	平松祐司	本体12,000円+税 ISBN978-4-7583-1207-3 発売中
No.9	前置胎盤・前置癒着胎盤の手術	入念な準備で危機に対処	小西郁生	本体12,000円+税 ISBN978-4-7583-1208-0 発売中
No.10	産科大出血	危機的出血への対応と確実な止血戦略	竹田 省	本体12,000円+税 ISBN978-4-7583-1209-7 発売中
No.11	子宮筋腫 こんなときどうする？	叡智を結集して安全手術	平松祐司	本体12,000円+税 ISBN978-4-7583-1210-3 発売中
No.12	子宮内膜症・子宮腺筋症 こんなときどうする？	難易度の高い手術を安全，確実に行うための基本手技マスター	櫻木範明	本体12,000円+税 ISBN978-4-7583-1211-0 発売中
No.13	機能温存の手術	疾患治療と妊娠・性機能の予後に配慮して	平松祐司	本体12,000円+税 ISBN978-4-7583-1212-7 発売中
No.14	婦人科がん手術 こんなときどうする？	がんの根治とQOLの改善をめざして	小西郁生	本体12,000円+税 ISBN978-4-7583-1213-4 発売中
No.15	妊娠中の手術・胎児手術 こんなときどうする？	妊娠の生理・病態理解と術式マスター	竹田 省	本体12,000円+税 ISBN978-4-7583-1214-1 発売中
No.16	合併症対策＆知っておきたい他科の手術手技	困難な状況に対処するために	櫻木範明	本体12,000円+税 ISBN978-4-7583-1215-8 発売中
No.17	知っておくと役立つ腟の展開法，鉤の使い方	エキスパートの長年の経験から学ぶ	平松祐司	本体12,000円+税 ISBN978-4-7583-1230-1 発売中
No.18	よりよい婦人科手術のための器具の使い方	この操作ではこの手術器具をこう使う	小西郁生	本体12,000円+税 ISBN978-4-7583-1231-8 発売中
No.19	腹腔鏡・子宮鏡手術［基本編］	上達をめざす基本手技の完全マスター	櫻木範明	本体12,000円+税 ISBN978-4-7583-1232-5 発売中
No.20	腹腔鏡・子宮鏡手術［応用編］	悪性腫瘍手術および合併症の予防・対処法	竹田 省	本体12,000円+税 ISBN978-4-7583-1233-2 発売中
No.21	婦人科ロボット支援手術	その準備と実践	平松祐司	本体12,000円+税 ISBN978-4-7583-1241-7 発売中
No.22	手術を要する産婦人科救急	こんなときどうする？	竹田 省	本体12,000円+税 ISBN978-4-7583-1242-4 発売中
No.23	覚えておきたい手術の工夫と周術期管理	さまざまな局面で役立つ手技と知識	櫻木範明・小西郁生	本体12,000円+税 ISBN978-4-7583-1243-1 発売中
No.24	伝えたい私の手術　ArtとScienceの融合	動画で伝授する産婦人科手術の究み	平松祐司・小西郁生・櫻木範明・竹田 省	本体12,000円+税 ISBN978-4-7583-1244-8